实用传染病管理——

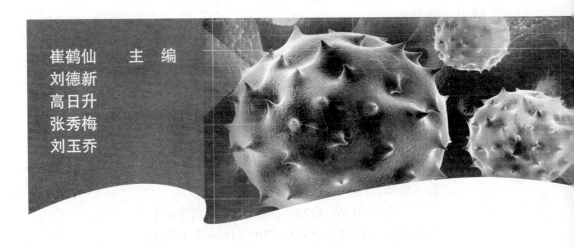

崔鹤仙　主　编
刘德新
高日升
张秀梅
刘玉乔

SHIYONG CHUANRANBING GUANLI

中国环境出版社·北京

图书在版编目（CIP）数据

实用传染病管理/崔鹤仙等主编 . —北京：中国环境出版社，2014.8

普通高等教育规划教材

ISBN 978-7-5111-2023-6

Ⅰ.①实… Ⅱ.①崔… Ⅲ.①传染病防治 – 卫生管理 – 高等学校 – 教材 Ⅳ.①R183

中国版本图书馆 CIP 数据核字（2014）第 164553 号

出 版 人	王新程
责任编辑	周艳萍
责任校对	扣志红
封面设计	彭　杉

出版发行　中国环境出版社

（100062　北京市东城区广渠门内大街 16 号）

网　　　址：http://www.cesp.com.cn

电子邮箱：bjgl@cesp.com.cn

联系电话：010-67112765（编辑管理部）

010-67112738（管理图书出版中心）

发行热线：010-67125803，010-67113405（传真）

印　　刷	北京中科印刷有限公司
经　　销	各地新华书店
版　　次	2014 年 8 月第 1 版
印　　次	2014 年 8 月第 1 次印刷
开　　本	787×960　1/16
印　　张	20.25
字　　数	320 千字
定　　价	48.00 元

《实用传染病管理》
编　委　会

前 言

　　传染病是危害人民身体健康、威胁人民生命的最严重的疾病之一。党和政府历来高度重视，为保障人民的生命健康，采取了各种防治传染病的措施，消灭了天花，使一些危害严重的传染病得到较好的控制。尽管我国传染病防治工作取得很大成绩，但是在我国，传染病对人民群众的危害依然存在，有时还十分严重。虽然多数传染病得到一定控制，但一些已趋于消除的传染病又有复发的趋势，一些新的传染病（如艾滋病等）也已传入我国。因此，目前我国仍存在传染病发生、流行的社会环境，预防、控制传染病发生与流行的任务是十分艰巨的。

　　随着医学模式向"生物—心理—社会医学模式"的转变，医护人员和疾病预防控制人员的综合素质、业务水平直接影响传染病预防和控制工作；与此同时，一个地区经济状况、文化水平以及人民群众的卫生知识和防病意识也会影响传染病的防治工作。因此，提高医护人员、疾病预防控制人员以及广大人民群众传染病基本预防、控制知识，是控制、消灭传染病的发生、传播最有效的途径。

　　针对上述情况，我们组织有关专家编写了《实用传染病管理》一书。本书共分两篇十三章，第一篇为总论，介绍了实用传染病管理概论、调查方法、管理、法律责任、流行病学、疾病预防控制、计划免疫和免疫接种；第二篇为各论，阐述了肠道、呼吸道、虫媒、动物源性、蠕虫性和其他传染病的概念、流行病学、临床表现、治疗与预防。为方便读者阅读及使用，另附有有关法律法规。

　　在编写过程中，我们参考了近年来国内外传染病防治研究的新进展，结合多年的工作实践，做到理论联系实际，突出科学性、先进性、实用性的统一。本书适于广大医护人员、疾病预防控制人员、传染病卫生监督人员以及广大人民群众学习参考，旨在普及常见传染病的预防与控制知识，成为其传染病防治的工具书、参考书和生活用书。本书得到河北联合大学、河北省疾病预防控制中心、河北省人民医院、邯郸市第一医院、石家庄科技工程职业学院、华北石油管理局总医院、井陉矿务局总院、沧州市疾病预防控制中心等单位领导及中国环境出版社的大力支持。在此，一并表示真挚的谢意。

由于编者水平所限，加以时间仓促，如有错漏之处，殷切盼望读者及医学界同仁不吝指正。

编　者

2014 年 8 月

目　录

第一篇　总　论

第一章　实用传染病管理概述 ……………………………………… 3
　第一节　传染病概念、分类 ………………………………………… 3
　第二节　传染病的病原学 …………………………………………… 5
　第三节　传染病的特征 …………………………………………… 10
　第四节　传染病的临床表现 ……………………………………… 11
　第五节　传染病的治疗 …………………………………………… 14

第二章　传染病调查方法 ………………………………………… 16
　第一节　疾病的分布 ……………………………………………… 16
　第二节　流行病学研究方法 ……………………………………… 19
　第三节　传染病调查抽样及偏倚控制 …………………………… 24
　第四节　传染病暴发调查处理 …………………………………… 29

第三章　传染病管理 ……………………………………………… 41
　第一节　传染病管理概念 ………………………………………… 41
　第二节　传染病管理特点 ………………………………………… 43
　第三节　传染病管理内容和方法 ………………………………… 44
　第四节　传染病管理分类 ………………………………………… 45
　第五节　传染病隔离管理 ………………………………………… 47
　第六节　传染病疫区管理 ………………………………………… 48
　第七节　传染病监督管理 ………………………………………… 50

第四章　传染病防治法 …………………………………………… 52
　第一节　《传染病防治法》概述 ………………………………… 52

第二节　传染病预防和控制的法律规定 ························ 54

第三节　传染病监督管理的法律规定 ························· 62

第四节　《传染病防治法》的法律责任 ······················· 69

第五章　传染病流行病学 ································· 72

第一节　传染源 ······································ 72

第二节　传播途径 ···································· 75

第三节　易感人群 ···································· 79

第四节　疫源地与流行过程 ······························ 81

第五节　传染病预防措施 ······························· 83

第六章　传染病预防与控制 ······························ 89

第一节　传染病预防与控制的原则 ······················· 89

第二节　传染病防治分类管理原则 ······················· 90

第三节　传染病防治规划 ······························· 91

第四节　传染病预防和控制措施 ························· 92

第五节　传染病预防 ·································· 93

第六节　疾病预防 ···································· 101

第七节　疾病三级预防 ······························· 104

第八节　消毒与杀虫 ·································· 106

第七章　计划免疫与免疫接种 ····························· 116

第一节　免疫接种基本知识 ····························· 116

第二节　疫苗接种 ···································· 118

第三节　计划免疫实施和管理 ························· 122

第四节　常用的免疫接种疫苗 ························· 127

第五节　预防接种反应 ······························· 131

第六节　常见疑似预防接种异常反应的诊治原则 ··············· 134

第二篇　各　论

第八章　肠道传染病 ··································· 151

第一节　病毒性肝炎 ·································· 151

第二节　脊髓灰质炎 ·································· 159

第三节　伤寒 …………………………………………………………………… 162

第四节　霍乱 …………………………………………………………………… 165

第五节　细菌性食物中毒 ……………………………………………………… 167

第六节　细菌性痢疾 …………………………………………………………… 171

第七节　阿米巴痢疾 …………………………………………………………… 174

第八节　肠出血性大肠杆菌 O157：H7 感染性腹泻 ………………………… 176

第九章　呼吸道传染病 …………………………………………………………… 180

第一节　流行性感冒 …………………………………………………………… 180

第二节　猩红热 ………………………………………………………………… 182

第三节　麻疹 …………………………………………………………………… 185

第四节　白喉 …………………………………………………………………… 188

第五节　百日咳 ………………………………………………………………… 191

第六节　流行性脑脊髓膜炎 …………………………………………………… 194

第七节　流行性腮腺炎 ………………………………………………………… 198

第八节　风疹 …………………………………………………………………… 200

第十章　虫媒传染病 ……………………………………………………………… 203

第一节　流行性乙型脑炎 ……………………………………………………… 203

第二节　流行性斑疹伤寒 ……………………………………………………… 207

第三节　地方性斑疹伤寒 ……………………………………………………… 210

第四节　回归热 ………………………………………………………………… 213

第五节　疟疾 …………………………………………………………………… 215

第六节　黑热病 ………………………………………………………………… 218

第七节　登革热 ………………………………………………………………… 221

第十一章　动物源性传染病 ……………………………………………………… 225

第一节　肾综合征出血热 ……………………………………………………… 225

第二节　狂犬病 ………………………………………………………………… 228

第三节　布鲁氏菌病 …………………………………………………………… 231

第四节　鼠疫 …………………………………………………………………… 233

第五节　炭疽病 ………………………………………………………………… 236

第六节　钩端螺旋体病 ………………………………………………………… 239

第十二章　蠕虫传染病 ··· 244

　第一节　血吸虫病 ··· 244

　第二节　弓形虫病 ··· 246

　第三节　蛔虫病 ··· 249

　第四节　肠绦虫病 ··· 252

　第五节　丝虫病 ··· 255

　第六节　姜片虫病 ··· 257

　第七节　蛲虫病 ··· 259

　第八节　包虫病 ··· 261

第十三章　其他传染病 ··· 265

　第一节　传染性单核细胞增多症 ·· 265

　第二节　破伤风 ··· 267

　第三节　梅毒 ··· 269

　第四节　淋病 ··· 273

　第五节　急性出血性结膜炎 ·· 276

附录1　中华人民共和国传染病防治法 ·· 279

附录2　中华人民共和国传染病防治法实施办法 ·························· 295

**附录3　各种传染病的潜伏期、传染期、隔离期、接触者观察及其
　　　　管理办法** ··· 308

参考文献 ·· 311

第一篇　总　论

第一章　实用传染病管理概述

第一节　传染病概念、分类

传染病在历史上曾经为不发达国家及地区的人民带来巨大的灾难。在我国，党和政府高度重视传染病防治工作，制定了一系列"预防为主"的方针、政策，出台了传染病管理法律法规，建立了各级卫生防疫机构，传染病防治工作取得了举世瞩目的成绩。《中华人民共和国传染病防治法》的颁布将我国传染病防治工作纳入法制化管理。

一、传染病概念

传染病是由各种病原体引起的一组具有传染性的疾病。病原体是指外界环境中能够侵袭人体、导致疾病的病原微生物、寄生虫和其他生物。病原微生物有病毒、朊蛋白（朊毒体）、螺旋体、细菌、真菌；寄生虫有原虫、蠕虫及某些节肢动物；其他生物主要有衣原体、支原体、立克次体。

尽管我国传染病防治工作取得很大成绩，但仍有很多工作要做，许多传染病并未消灭，在一定条件下，依然可以发生暴发、流行；已经被消灭的传染病死灰复燃，如结核病、疟疾、霍乱等；新的传染病不断侵入我国，如艾滋病、传染性非典型肺炎、禽流感等；一些传染病仍广泛存在，如病毒性肝炎、结核病和感染性腹泻等；这些依然威胁着人民健康。因此，传染病的防治工作仍然是一项长期艰巨的任务。

二、传染病分类

目前，有几种分类方法。根据发病快慢分为急性传染病和慢性传染病；根据显隐特点分为显性传染病和隐性传染病；根据病程的长短可分为急性、亚急性和慢性；根据病情轻重可分为轻型、中型、重型和暴发型；根据临床特点可分为典型（中型或普通型）、不典型（轻型、重型、暴发型）。

《中华人民共和国传染病防治法》颁布，将其分为甲类、乙类和丙类三种法定传染病。

甲类传染病：鼠疫、霍乱。

乙类传染病：病毒性肝炎、细菌性和阿米巴性痢疾、伤寒和副伤寒、艾滋病、淋病、梅毒脊髓灰质炎、麻疹、百日咳、白喉、流行性脑脊髓膜炎、猩红热、流行性出血热、狂犬病、钩端螺旋体病、布鲁氏菌病、炭疽、流行性和地方性斑疹伤寒、流行性乙型脑炎、黑热病、疟疾登革热。

丙类传染病：肺结核、血吸虫病、丝虫病、包虫病、麻风病、流行性感冒、流行性腮腺炎、风疹、新生儿破伤风、急性出血性结膜炎。除霍乱、痢疾、伤寒和副伤寒以外的感染性腹泻病。

按照发生机体系统和病原学分类：

（1）肠道传染病：病毒性肝炎、脊髓灰质炎、伤寒、霍乱、细菌性食物中毒、细菌性痢疾、阿米巴痢疾、肠出血性感染性腹泻等。

（2）呼吸道传染病：流行性感冒、猩红热、麻疹、白喉、百日咳、流行性脑脊髓膜炎、流行性腮腺炎、风疹等。

（3）虫媒传染病：流行性乙型脑炎、流行性斑疹伤寒、地方性斑疹伤寒、回归热、疟疾、黑热病、登革热等。

（4）动物源性传染病：肾综合征出血热、狂犬病、布鲁氏菌病、鼠疫、炭疽病、钩状螺旋体病等。

（5）蠕虫性传染病：血吸虫病、弓形虫病、蛔虫病、肠绦虫病、丝虫病、姜片虫病、蛲虫病、包虫病等。

（6）其他：传染性单核细胞增多症、破伤风、梅毒、淋病、急性出血性结膜炎。

国务院可以根据情况，增加或减少甲类传染病病种，并予公布；国务院卫生行政部门可以根据情况，增加或减少乙类、丙类传染病病种，将传染性非典型肺炎、人感染高致病性禽流感、艾滋病列入乙类传染病。

第二节　传染病的病原学

传染是病原体对人体的寄生过程，彼此相互作用、相互斗争，又称感染。传染过程的病原体、人体及环境三种因素共同存在，相互联系，缺一不可。病原体进入机体是否发病，取决于病原体的毒性、数量及机体的状态和环境因素，临床上有 5 种传染表现，称感染谱。

一、病原体在机体内的感染谱

1. 病原体被清除

病原体被机体清除的途径包括：①被机体防御第一线的非特异免疫屏障所清除；②被事先存在于机体的特异性被动免疫（来自母体的抗体或人工注射的抗体）中和；③被特异性主动免疫（预防接种或感染后获得的免疫）所清除。机体保持健康状态。

2. 隐性感染

又称亚临床感染，是指病原体侵入人体后，导致机体发生特异性免疫应答，而不引起或只引起轻微的组织损伤，因而在临床上不显出任何症状、体征，甚至亦无生化改变，只能通过免疫学检查才能发现的感染。对大多数传染病（如脊髓灰质炎、乙型脑炎、甲型病毒性肝炎），隐性感染是最常见的类型，其数量远远超过显性感染。大多数隐性感染都可使人体获得不同程度的特异性免疫，病原体被清除。少数人可转变为病原携带状态。体内持续存在病原体而不发生明显病理损害者，称为健康携带者。

3. 显性感染

又称临床型感染，是指病原体侵入人体后，不但引起机体发生免疫应答，而且通过病原体本身的作用或机体的变态反应而导致组织损伤，引起病理改变和临床表现。

4. 病原携带状态

按病原体的种类不同而分为带病毒者、带菌者与带虫者。携带者持续排出病原体而无明显症状，不引起人们注意，成为许多传染病的传染源；发生于隐性感染者的，称健康携带者；发生于显性感染者的，称恢复期携带者。携带病原体持续时间不足 3 个月的为急性携带者，超过 3 个月的为慢性携带者。

5. 潜伏性感染

病原体感染人体后，由于机体免疫功能不足以消除病原体，而将其局限化，但不引起显性感染，于是病原体长期潜伏于机体内，如机体免疫力下降，则引起显性感染。常见的潜伏性感染有单纯疱疹病毒、带状疱疹病毒、疟疾、结核病等。潜伏性感染期间，病原体一般不排出体外，这是与病原携带状态不同之处。

上述感染的 5 种表现形式在不同传染病中各有侧重，一般来说，隐性感染最常见，病原携带状态次之，显性感染所占比重最低，但一旦出现，则容易识别。这 5 种传染表现并不是一成不变的，在一定条件下可以相互转化，但对于不同传染病中有所区别。

二、病原体的致病力

病原体侵入人体后能否发病取决于病原体的侵袭力、毒力和入侵病原体的数量、变异力以及机体免疫功能等因素。致病能力包括以下几方面。

1. 病原体侵袭力

侵袭力是指病原体侵入机体并在体内扩散的能力。有些病原体可直接侵入人体，如钩端螺旋体和钩虫丝状蚴；有些细菌（如霍乱弧菌）需先黏附于肠黏膜表面才能定居下来分泌肠毒素；有些细菌的表面成分有抑制吞噬作用的能力，从而促进病原体扩散。包括以下三方面。

（1）黏附作用。与细菌的菌毛、荚膜多糖和细胞壁上的脂肪壁酸有关。细菌在定居过程的各个阶段分泌出不同的黏附素通过宿主细胞上的受体起作用。流感病毒的黏附素称红细胞凝集素（hemagglutinin，HA）。HA 是流感病毒感染所必需的因子，通过宿主蛋白酶的作用可转化为 HA1 和 HA2；溶组织阿米巴原虫通过其半乳糖黏附素而黏附于结肠黏膜细胞上，促进细胞溶解。

（2）菌毛。菌毛是围绕在细菌表面上的蛋白样棒状物，直径 2～7 nm。每个细菌上有 100～1 000 个。菌毛不同于鞭毛，鞭毛直径约为 20 nm。泌尿系统致病性大肠杆菌的 P 菌毛可与泌尿系统上皮细胞膜上的特异性受体结合而引起感染。

（3）定植因子。引起腹泻的大肠杆菌能表达受体和肠细胞结合，称为定植因子。霍乱弧菌则使用两种不同的菌毛参与定植过程。

2. 病原体毒力

毒力包含毒素和其他毒力因子。毒素包括内毒素和外毒素；内毒素是指革兰阴性细菌细胞壁的成分的磷脂、多糖和蛋白质的复合物，通过激活单核－巨噬细胞释放细胞因子而起作用。如伤寒杆菌、菌痢杆菌产生内毒素，可引起发热、循环障碍、脏器损伤等。外毒素是任何细菌在对数生长期所分泌的具有蛋白质特征的、针对靶细胞或实验动物的有毒性作用的物质，既包括细菌溶解后释放的细胞内有毒的蛋白质（细胞内或与细胞相关的毒素），也包括细菌所释放的一切有毒性的蛋白质；外毒素可引起组织细胞变性坏死或细胞功能障碍。外毒素以白喉、破伤风和霍乱肠毒素为代表；内毒素以革兰阴性杆菌的脂多糖为代表。

3. 病原体数量

在同一传染病中，入侵病原体的数量一般与致病能力成正比。数量越多，发病越快。不同的传染病，引起发病的最低病原体数量有所不同，例如伤寒杆菌为10万个菌体，而志贺痢疾仅为10个。

4. 病原体变异

病原体可因环境或遗传等因素而发生变异。一般来说，在人工培养多次传代的环境下，可使病原体的致病力减弱，如卡介苗（BCG）。在宿主之间反复传播可使致病力增强，如肺鼠疫。病原体的抗原变异可逃避机体的特异性免疫作用而继续引起疾病，如流行性感冒。许多病毒，如流感病毒、丙型肝炎病毒和人免疫缺陷病毒能够在人体内不断发生变异而逃避机体免疫系统的杀伤力，从而导致在人群中周期性流行和感染慢性化。新生儿注射乙型肝炎疫苗后，可使乙型肝炎病毒发生变异形成免疫逃避株，被接种者血清中可同时检出 HBsAg 和抗 HBs。

三、人体的免疫作用

机体的防御能力又称免疫应答，有保护性免疫应答和病理改变性变态反应两类，保护性免疫应答有非特异性免疫和特异性免疫两种，变态反应均为特异性免疫。

1. 非特异性免疫

机体天生存在对侵入病原体的一种清除机制，叫非特异免疫，又称先天性免疫或自然免疫。包括天然屏障、吞噬作用和体液因子；天然屏障有外部屏障和内部屏障，前者包括皮肤、黏膜和分泌物，后者有血脑屏障和胎盘屏障；吞噬作用具有非特异的吞噬功能，可吞噬体液和组织中的病原体，如单核－巨噬细胞系统包括血液中的单核细胞、中性粒细胞和组织中固定的吞噬细胞；体液因子如补体、溶菌酶、干扰素等均可清除病原体。

2. 特异性免疫

指对抗原特异性识别而产生的免疫，不同病原体的抗原不同，一种特异性免疫只针对一种传染病，即特异性。特异性免疫包括细胞免疫和体液免疫。

（1）细胞免疫。T 细胞受到某种抗原刺激后致敏，再次与相应抗原相遇时，通过细胞毒作用和淋巴因子杀伤病原体及其所寄生的细胞。细胞免疫不仅对寄生在细胞中病原体（如病毒、真菌、原虫和细菌）有重要清除作用，而且还具有调节体液免疫的功能。

（2）体液免疫。B 细胞受到某种抗原刺激后致敏，再次受到相应抗原刺激后，即转化为浆细胞并产生与相应抗原结合的抗体，即免疫球蛋白（Ig）。抗体可促使细胞吞噬功能，清除细胞外的微生物，抗体分为抗毒素、抗菌性抗体、调理素等。

免疫球蛋白分为 IgG、IgA、IgM、IgD、IgE 五类。IgM 是感染过程中最先出现，持续时间短，是近期感染的标志。IgG 随后出现，持续时间较长，临近恢复期出现，是唯一能通过胎盘的抗体。IgA 是呼吸道、消化道黏膜的局部抗体。IgD 与变态反应有关。IgE 主要作用于原虫和蠕虫。

总之，抗感染的过程中，非特异免疫首先发挥作用，继之特异性免疫形成，两者共同作用将病原体清除或杀灭。特异性免疫反应既可表现为有益于人体的抗感染免疫，在其发生异常时也可转变为有害于人体的变态反应。

3. 变态反应

人体受抗原刺激后产生的异常或病理性的免疫反应，可引起组织损伤和生理功能紊乱。变态反应在传染病的发病机制中有重要作用。

四、病原体感染的发生

感染性疾病的发生与发展具有阶段性，发病机制的阶段性与临床表现的阶段性大多是吻合的，但有时并不相符。例如在患肠伤寒时，第 1 次菌血症时还未出现症状，第 4 周体温下降时肠壁溃疡还未愈合。

1. 入侵门户

病原体的入侵门户与发病机制有密切关系，入侵门户适当，病原体才能定居、繁殖及引起病变。如志贺菌属和霍乱弧菌都必须经口感染，破伤风杆菌必须经伤口感染才能引起病变。

2. 机体内定位

病原体入侵成功取得立足点后，或者在入侵部位繁殖，分泌毒素，在远离入侵部位引起病变（如白喉和破伤风）；或者进入血循环，再定位于某一器官（靶器官）引起该脏器的病变（如流行性脑脊髓膜炎和病毒性肝炎）；或者经过一系列的生活史阶段，最后在某个脏器定居（如蠕虫病）。每种感染性疾病都有其自身的规律：病原体的组织亲和性与机体内定位密切相关，如肝炎病毒对肝脏、人类免疫缺陷病毒（HIV）对 OD4/T 细胞、疱疹病毒对神经组织和黏膜的亲和性等。

3. 排出途径

排出病原体的途径称为排出途径，是患者、病原携带者和隐性感染者有传染性的重要因素。有些病原体的排出途径是单一的，如志贺菌属只通过粪便排出；有些是多个的，如脊髓灰质炎病毒既可通过粪便又可通过飞沫排出；有些病原体则存在于血液中，当虫媒叮咬或输血、注射时才离开人体（如疟疾）。病原体排出体外的持续时间有长有短，因而不同的感染性疾病有不同的传染期。

五、组织损伤的发生机制

组织损伤和功能受损是疾病发生的基础。在感染性疾病中导致组织损伤发生的方式有下列 3 种。

1. 直接侵犯

病原体入侵宿主组织的第一步是黏附作用。黏附素是由微生物产生的，介导微生物与宿主之间的黏附或结合。以 HIV 为例，首先由 HIV 产生的黏附素 gp120 蛋白和 T 细胞表面的 CD4 受体结合，然后通过蛋白酶的作用改变 gp120 的结构，使 gp41 的氨基末端插入 CD4 细胞膜内而导致病毒包膜和细胞膜相融合，使病毒的内容物进入细胞内。此外，病原体还可通过分泌蛋白酶（如溶组织内阿米巴原虫）直接破坏组织，或通过细胞病变而使细胞溶解（如脊髓灰质炎病毒），或通过诱发组织出现炎症过程而引起组织坏死（如鼠疫）。

2. 毒素作用

按毒素的靶细胞可分为：肠毒素、神经毒素、白细胞毒素等。按作用机制可分为腺苷二磷酸核糖化毒素（如霍乱毒素、白喉毒素、大肠埃希菌不耐热肠毒素、百日咳毒素、肉毒梭状芽孢菌的 C 毒素等）和腺苷环化酶毒素（如百日咳杆菌的腺苷环化酶毒素和炭疽杆菌的水肿因子等）。按主要生物效应可分为皮肤坏死毒素、溶血毒素、促进淋巴细胞增多毒素等。

毒素的合成受环境因素和遗传因素的调控。如白喉毒素的生成可完全被培养基中所含的铁元素抑制，霍乱毒素及伴随的毒力因子则受环境中渗透压的控制。在许多情况下，对环境敏感的调节子控制毒素和毒力因子的表达；操纵子则控制大分子毒素从细胞内向细胞外运送。

3. 免疫机制

许多感染性疾病的发病机制与免疫应答有关。有些感染性疾病能抑制细胞免疫（如麻疹）或直接破坏 T 细胞（如艾滋病），更多的病原体通过变态反应而导致组织损伤，其中以 II 型（免疫复合物）反应（见于流行性出血热等）及 IV 型（细胞介导）反应（见于结核病、血吸虫病等）最为常见。免疫介导的发病机制又称免疫发病机制。

第三节　传染病的特征

传染病具有病原体、传染性、流行性和免疫性四个基本特征。

1. 特异的病原体

每种传染病都有特异的病原体，病原体包括多种致病微生物、病毒与寄生虫。病原体是确诊传染病最基本的特征。

2. 传染特性

传染性是传染病第二基本特征，即病原体通过某种途径感染他人，它是传染病与其他感染性疾病的主要区别。传染病病人排出病原体而有传染性的时期称为传染期，每一种传染病中传染期相对固定，可作为隔离病人的依据之一。

3. 流行特性

流行特性是传染病的第三基本特性，传染病流行具备传染源、传播途径和易感人群三个基本环节，常常表现为散发、流行、大流行、暴发等。散发是指某地区某种传染病的发病率处于常年水平；流行是指某地区某病的发病率显著超过该病历年发病率的水平；大流行是指某种传染病在一定时间内迅速传播，波及全国各地甚至超出国界和洲界；暴发是某个局部地区或某个单位，在短时间内突然出现很多同一种传染病的病人。

传染病流行在时间、地区和人群三间分布。某些传染病的发病率受气温高低、媒介昆虫活动等影响，每年呈现季节性的变化，称为季节性；传染病的地区分布有地方性和外来性；某些传染病常局限于一定地区内发生，这些传染病称为地方性传染病；从外地、外国传入的某传染病则称为外来性传染病；有些传染病的发病率存在年龄和职业的差异即人群不同。

4. 免疫特性

人体感染病原体后在一定时间内对该病原体不再易感的特性即为免疫特性，分为特异主动免疫和特异被动免疫两种。主动免疫是指感染后产生免疫，免疫持续时间与传染病病种有关，麻疹、脊髓灰质炎、乙型脑炎等病毒性传染病感染后可终生免疫，流行性感冒、细菌性痢疾、钩端螺旋体病、阿米巴病等感染后免疫力持续时间较短。人体感染病原体后因免疫力的不同，表现为复发、再燃、重复感染和再感染四种形式。接种疫苗、类毒素后使机体具有对抗病毒、细菌、毒素的特异主动免疫；接种抗毒素、丙种球蛋白可使机体具有特异被动免疫。

第四节　传染病的临床表现

传染病是由病原体经侵入、蔓延扩散、定居繁殖、释放毒素和代谢产物，引起功能障碍并出现临床症状。传染病在体内经历病程发展阶段和常见症状、体征。

一、病程发展的阶段性

传染病的发生、发展和转归，通常分为四个阶段。

（1）潜伏期。是指从病原体侵入人体至出现最初临床症状出现前的时期。一般地，每种传染病的潜伏期比较固定，相当于病原体在体内繁殖、转移、定位，引起组织损伤和功能改变，导致临床症状出现之前的整个过程。潜伏期是检疫期、留验接触者的重要依据，对有些传染病有助于诊断。

（2）前驱期。指从起病至症状明显期开始为止的时期，这一时期已有传染性。主要临床表现为头痛、发热、乏力、食欲减退、肌肉酸痛等，是许多传染病共有症状，一般持续 1～3 d，起病急骤者可无前驱期。

（3）症状期。前驱期过后大多数传染病进入症状明显期和体征相继出现，病情由轻而重，逐渐或迅速到达高峰。此后随机体免疫力的产生，病情好转进入恢复期。症状明显期分为上升期、极期、缓解期。本期病情重，容易发生并发症，传染性强。

（4）恢复期。临床症状及体征基本消失，精神、体力、食欲逐步恢复正常，临床上进入恢复期。多数病人体内病原体被清除，少数病人体内仍带有病原体，可引起复发或成为病原携带者。某些传染病在恢复期可发生并发症，或转为慢性。有些传染病患者在恢复期结束后，某些器官功能长期都未能恢复正常者称为后遗症，多见于以中枢神经系统病变为主的传染病，如脊髓灰质炎、乙型脑炎、流行性脑膜炎等。当病程进入缓解期，体温尚未降至正常时，发热症状再度出现，成为再燃。

二、常见的症状、体征

1. 发热

发热是许多传染病的共同症状，有的传染病就以"热"命名，如猩红热、流行性出血热等。发热通常是体内发生炎症的一种表现，多由于致热原作用于体温调节中枢，导致体温超出正常范围。常见热型有稽留热、弛张热、间歇热、回归热、不规则发热等。了解发热及热型在传染病诊断上具有一定价值，但出于抗感染药物的及时应用，典型热型现已少见。

（1）热度：以口腔温度为标准。低热不超过38℃；中等热38.1～39℃；高热39.1～41℃；超高热41℃以上。

（2）常见热型：①稽留热。高热，体温维持在39～40℃，达数天或数周，24 h波动范围不超过1℃，见于大叶性肺炎、伤寒等。②弛张热。体温最高可在39～40℃以上，波动幅度大，24 h波动范围可超过1℃，最低体温仍高于正常水平，见于败血症、重症肺结核等。③间歇热。高热与正常体温交替有规律地反复出现，无热期可持续1天至数天，如疟疾等。④不规则热。体温在24 h内变化无一定规律，见于流行性感冒、肿瘤性发热等。

2. 出疹

出疹包括皮疹和黏膜疹，为很多传染病的特征之一。常见皮疹有斑疹、玫瑰疹、红斑疹、淤点、淤斑、疱疹、荨麻疹及黏膜疹等。皮疹的种类、形态、分布部位、出疹顺序和出疹时间在不同的传染病中都有其各自的规律性，在临床上有重要意义，如水痘、风疹多于病程的第一日出皮疹，猩红热第二日，天花第三日，麻疹第四日，斑疹伤寒第五日，伤寒第六日等。水痘的皮疹呈向心性分布，在躯干、头部先出现，然后延及面部、四肢；天花的皮疹多见于面部及四肢，呈离心性分布；麻疹的皮疹先出现于耳后、面部，然后向躯干、四肢蔓延，最后到手心、足心。

皮疹按其形态可分为四大类：

（1）斑丘疹：斑疹呈红色不凸出皮肤，可见于斑疹伤寒、猩红热等。丘疹呈红色凸出皮肤，可见于麻疹。斑丘疹是指斑疹和丘疹，多为充血疹，压之退色可见于麻疹、风疹、伤寒、猩红热及科萨奇病毒感染等传染病。玫瑰疹属斑丘疹的一种，为稍隆起的充血性皮疹，呈鲜红色，可见于伤寒、沙门菌感染等。

（2）出血疹：亦称淤点或淤斑，为散在的点状或片状出血，暗红色，压之不退色，多见于流行性出血热、登革热、流行性脑脊髓膜炎、败血症等疾病。

（3）疱疹：皮疹凸出皮肤，内含浆液。疱疹多见于水痘、天花、单纯疱疹、带状疱疹等病毒性传染病，亦可见于立克次体病及金黄色葡萄球菌败血症等。若疱疹液呈脓性则称为脓疱疹。

（4）荨麻疹：为皮肤局限性隆起水肿呈不规则片块状，速起速消，伴瘙痒。可见于血清病、寄生虫病（如蛔虫病）等。

3. 毒血症

指病原体在人体内生长繁殖或死亡时产生的代谢或分解产物组成的内毒素或外毒素，不断进入血流，引起全身功能紊乱和中毒症状，如发热、乏力、全身不适、厌食、头痛及肌肉、关节、骨骼疼痛等症状。严重者可引起神经系统的表现（如意识障碍、脑膜刺激征、中毒性脑病）和循环衰竭等。有时还可引起其他脏器病变，如肝、肾损害。

4. 菌血症

指细菌或其他病原体侵入血流，在血液中短暂停留，但不繁殖，随后被吞噬细胞吞噬消灭或随血流侵入其他组织器官，无明显临床症状。由细菌引起的称菌血症，由病毒引起的称病毒血症。

5. 败血症

指病原体在全身防疫功能减弱的情况下，侵入血流并在血液中生长繁殖，产生毒素，引起严重的中毒症状。

6. 脓毒血症

化脓性细菌在人体抵抗力高度减弱的情况下，侵入人体引起败血症，并在各组织和脏器中引起转移性化脓病灶，形成多发性脓肿。

7. 肝、脾、淋巴结肿大

在病原体及其代谢产物作用下，导致单核 – 巨噬细胞系统出现充血、增生等反应。

第五节　传染病的治疗

传染病的治疗原则是早期治疗，防治结合。目的是促进康复，制止传播。应采取综合治疗措施，同时应加强隔离、消毒工作。

一、一般治疗

一般治疗包括隔离、消毒、休息、营养等。传染病大多起病急，进展较快，病情变化多，发病早期病人应注意卧床休息，以减少体力消耗，保持体位舒适，至症状明显减轻病情好转后，可逐渐增加活动量。根据不同的疾病过程给以适当的饮食，保证足够的热量，维持水、电解质平衡，以提高机体防御能力和免疫功能。给予高热量、高蛋白、高维生素、易消化的流质或半流质饮食，鼓励病人多饮水，必要时静脉补液。

二、对症及支持治疗

对症治疗指减轻或消除病人的症状，以达到解除其痛苦或抢救目的。对症治疗不但可减轻病人痛苦，而且通过调整病人各系统的功能，达到减少机体消耗、保护重要器官、使损伤减少到最低限度的目的。例如高热时采取降温措施；抽搐时采取镇静治疗；脑水肿时采取脱水疗法；严重毒血症时应用肾上腺皮质激素等，都可帮助机体度过危险期，促进早日康复。支持治疗是支持机体防御机能，增强抗病能力（包括补充足够营养；稳定内环境；输血、血浆，给丙种球蛋白、胎盘球蛋白、特异高效价免疫球蛋白之类）。

三、病原治疗

控制与消除传染源的作用，是治疗传染病的关键措施。但是，对病毒及朊蛋白至今尚无特效药物。病原治疗常用药物有：

1. 抗生素

抗生素在传染病病原治疗中应用广泛，用于细菌性传染病的治疗有显著疗效，也可用于衣原体、支原体、立克次体、螺旋体及真菌感染的病原体治疗。临床应用时应严格掌握适应症，最好根据细菌培养及药物敏感试验的结果选药，避免滥用。注意用量适当，疗程充足，并密切观察药物副作用。

2. 化学药物

化学药物临床应用广泛，用于治疗细菌性感染及寄生虫病疗效满意，如诺氟沙星治疗肠道细菌感染、氯喹治疗疟疾、吡喹酮治疗多种寄生虫病均有较好疗效。治疗病毒性感染的化学药物疗效不理想，金刚烷胺、阿糖腺苷、利巴韦林、拉米夫定等对病毒性疾病有一定效果。

3. 抗毒素（抗毒血清）

抗毒素是应用细菌外毒素免疫动物而获得的。注射后可中和病人血液和组织液内的外毒素，达到治疗的目的，如白喉和破伤风抗毒素可用于治疗白喉、破伤风病。抗毒素属异性蛋白，可发生过敏反应，在治疗前应详细询问药物过敏史，并作皮肤敏感试验，如皮试阳性，则需采用小剂量逐渐递增的脱敏方法注射。

四、其他治疗

其他治疗包括免疫调节治疗、并发症后遗症治疗、中医中药治疗等。传染病患者可出现免疫功能紊乱，若免疫功能减弱可应用免疫增强剂，如胸腺肽、转移因子、干扰素、特异性免疫核糖核酸等，中药人参、黄芪、灵芝、香菇等亦可酌情采用。对免疫功能亢进者则可使用免疫抑制剂，如肾上腺皮质激素、环磷酰胺等。针灸在解痉、止痛、治疗瘫痪后遗症等方面有较好疗效。

第二章 传染病调查方法

第一节 疾病的分布

疾病的分布（distribution of disease）是指疾病在时间、空间和人间的存在方式及其发生、发展规律，又称疾病的三间分布。

一、疾病分布常用的测量指标

（1）发病率（incidence rate，morbidity）：指在一定期间内（一般为 1 年）特定人群中某病新病例出现的频率。分子是一定期间内的某病新发生的病例数。分母是暴露人口，指有可能发生该病的人群，那些不可能患该病的人，如传染病的非易感者（曾患某病的人）、有效接种疫苗者，不能算作暴露人口。

（2）罹患率（attack rate）：与发病率一样，也是测量人群新病例发生频率的指标；与发病率相比，罹患率适用于小范围、短时间内疾病频率的测量。

（3）患病率（prevalence rate）：指某特定时间内，总人口中现患某病者（包括新、旧病例）所占的比例。患病率的分子包括调查期间被观察人群中所有的病例，分母为被观察人群的总人口数或该人群的平均人口数。

（4）续发率（secondary attack rate）：又称二代发病率，指某传染病易感接触者中，在最短潜伏期与最长潜伏期之间发病的人数占所有易感接触者总数的百分率。

（5）感染率（infection rate）：指在某个时间内被检查的人群中，某病现有感染者人数所占的比例。

（6）病残率（disability rate）：指在一定的期间内，某人群中实际存在病残人数的比例。

（7）死亡率（mortality rate）：指在一定期间（通常为 1 年）内，某人群中死于某病（或死于所有原因）的频率。其分子为死亡人数，分母为可能发生死亡事件的总人口数（通常为年中人口数）。

（8）病死率（fatality rate）：表示一定时期内，患某病的全部患者中因该病死亡者所占的比例。

（9）存活率（survival rate）：又称生存率，指随访期终止时仍存活的病例数与全部病例数之比。

二、疾病流行强度

疾病的流行强度是指某疾病在某地区、某人群中，一定时期内发病数量的变化及各病例间联系的程度。

（1）散发（sporadic）：某病发病率维持历年的一般水平，各病例间无明显的时、空联系和相互传播关系，表现为散在发生，数量不多，这样的流行强度称为散发。

（2）流行（epidemic）：指某病在某地区的发病率显著超过历年（散发）的发病率水平。疾病流行时，各病例间有明显的时、空联系，发病率高于当地散发发病水平的 3～10 倍。

（3）大流行（pandemic）：当疾病迅速蔓延，涉及地域广，短时间内可跨越省界、国界或洲界，发病率超过该地一定历史条件下的流行水平，称为大流行。

（4）暴发（outbreak）：指在一个局部地区或集体单位中，短时间内突然出现大量相同患者的现象。

三、疾病三间分布的特征

1. 地区分布

无论哪种疾病的发生都或多或少存在地域上的差异，疾病的这种地区分布差异反映了不同地区致病因子分布的差别，与不同地区的自然环境和社会环境因素有关。一般可根据资料的性质按照国家间、国家内不同地区以及城乡等地理区域分布特征来分析。

如果一些疾病无需从外地输入，只存在于某一地区，或在某一地区的发病率水平总是较高，这种现象称为疾病的地方性（endemic）。疾病地方性的种类有自然疫源性、自然地方性、统计地方性。判断疾病地方性的依据是：①该病在当地居住的各人群组中发病率均高，并随年龄增长而上升；②在其他地区居住的相似的人群组中，该病的发病率均低，甚至不发病；③外来的健康人，到达当地一定时间后发病，其发病率逐渐与当地居民接近；④迁出该地区的居民，该病的发病率下降，患者症状减轻或呈治愈趋向；⑤当地对该病易感的动物也可能发生类似的疾病。

2. 时间分布

疾病分布随着时间的变化而不断变化，这种变化是一个动态过程，不同时间疾病分布的不同，不仅反映了致病因素的动态变化，也反映了人群特征的变化。疾病的时间分布特征有：

（1）短期波动（rapid fluctuation）：指在一个地区或一个集体的人群中，短时间内某病的发病数明显增多的现象。

（2）季节性（seasonality）：即疾病每年在一定的季节内出现发病率升高的现象。

（3）周期性（cyclic variation，periodicity）：即疾病依规律性的时间间隔发生流行。

疾病呈现周期性常见的原因有：①足够数量的易感人群，尤其新生儿积累使易感者数量增加；②该病的传播机制容易实现；③病后可以获得稳固的免疫力；④病原体变异。周期性间隔时间的长短取决于：①易感者积累的速度；②病原体变异的速度；③病后免疫持续时间的长短。

（4）长期变异：经过一个相当长的时期（通常为几年或几十年），疾病的分布状态、感染类型、临床表现等逐渐发生显著的趋势性变化，这种现象称为长期变异（secular change）。长期变异的原因有：①病因或致病因素发生了变化；②抗原型别变异。病原体毒力、致病力的变化和机体免疫状况的改变；③诊疗技术的进步、防治措施的改善；④社会人口学资料的变化及疾病的诊断、报告标准的改变等。

3. 人群分布

人群分布的特征有年龄、性别、职业、家庭、民族、行为、收入等。有些是固有的、生物性的，有些是社会性的特征，这些特征有时可能成为疾病的危险因素。研究疾病人群分布有助于确定危险人群和探索致病因素。

四、疾病三间分布的综合描述

在实际工作中疾病的描述往往是三间分布综合进行的，只有这样，才能更多获得病因线索和流行因素的信息，有利于提出病因假设。移民流行病学（migrant epidemiology）是利用移民人群综合描述疾病的三间分布，从而找出病因的一种研究方法。通过观察某种疾病在移民人群、移居地当地人群及原居住地人群中疾病的发病率或死亡率差别，区分遗传因素与环境因素在疾病发生中的作用，从而发现病因线索。

第二节　流行病学研究方法

一、概述

1. 流行病学方法分类

流行病学研究方法总体分为观察法：包括描述流行病学和分析流行病学；实验法，也称实验流行病学；数理法，也称理论流行病学。

2. 流行病学研究设计的基本内容

（1）查阅有关文献提出研究目的。

（2）根据研究目的确定研究内容。

（3）结合具体条件选择研究方法。

（4）按照研究方法确定研究对象（要区别目标人群、源人群、研究对象之间的关系）。

（5）根据研究内容设计调查表格。

（6）控制研究过程，保证研究质量。

（7）理顺分析思路得出正确结论。

二、描述流行病学

（一）描述流行病学概念

描述流行病学（descriptive epidemiology）又称描述性研究。它是将专门调查或常规记录所获得的资料，按照不同地区、不同时间和不同人群特征分组，以展示该人群中疾病或健康状况分布特点的一种观察性研究。专门调查有现况研究、生态学研究、个案调查以及暴发调查；常规记录有死亡报告、出生登记、出生缺陷监测、药物不良反应监测和疾病监测等。描述流行病学可以：①为病因研究提供线索；②掌握疾病和病因的分布状况，为疾病防制工作提供依据；③用来评价防治策略和措施的效果。

（二）现况研究

又称横断面研究或患病率研究，是描述性研究中应用最为广泛的一种方法。它是在某一人群中应用普查或抽样调查的方法收集特定时间内、特定人群中疾病、健康状况及有关因素的资料，并对资料的分布状况、疾病与因素的关系加以描述。根据研究目的，现况研究可以采用普查也可以采用抽样调查。

1. 普查

在特定时间对特定范围内人群中的每一成员进行的调查。普查分为以了解人群中某病的患病率、健康状况等为目的的普查和以早期发现患者为目的的筛检。

2. 抽样调查

（1）抽样调查概念：按一定的比例从总体中随机抽取有代表性的一部分人（样本）进行调查，以样本统计量估计总体参数，称为抽样调查。样本代表性是抽样调查能否成功的关键所在，而随机抽样和样本含量适当是保证样本代表性的两个基本原则。

（2）抽样方法：有单纯随机抽样、系统抽样、分层抽样、整群抽样、多级抽样等。

（3）样本含量的估计：抽样研究中，样本所包含的研究对象的数量称为样本含量。样本含量适当是抽样调查的基本原则。样本含量适当是指将样本的随机误差控制在允许范围之内时所需的最小样本含量。样本含量计算方法包括分类变量资料样本含量的估计方法和数值变量资料样本含量的估计方法。

三、分析流行病学

（一）分析流行病学

也称分析性研究（analytical study），它是进一步在有选择的人群中观察可疑病因与疾病和健康状况之间关联的一种研究方法。分析流行病学主要有病例对照研究和队列研究两种方法，目的都是检验病因假设、估计危险因素的作用程度。

（二）病例对照研究

1. 病例对照研究概念

病例对照研究是选择患有和未患有某特定疾病的人群分别作为病例组和对照组，调查各组人群过去暴露于某种或某些可疑危险因素的比例或水平，通过比较各组之间暴露比例或水平的差异，判断暴露因素是否与研究的疾病有关联及其关联程度大小的一种观察性研究方法。

病例对照研究有以下特点：①该研究只是客观地收集研究对象的暴露情况，而不给予任何干预措施，属于观察性研究；②病例对照研究可追溯研究对象既往可疑危险因素暴露史，其研究方向是回顾性的，是由"果"至"因"的；③病例对照研究按有无疾病分组，研究因素可根据需要任意设定，因而可以观察一种疾病与多种因素之间的关联。

病例对照研究可用作：①初步检验病因假设；②提出病因线索；③评价防治策略和措施的效果。

病例对照研究分为非匹配病例对照研究和匹配病例对照研究（又分为频数匹配和个体匹配）。

非匹配病例对照研究：即在病例和对照人群中分别选取一定数量的研究对象。仅要求对照数量等于或多于病例数量，除此之外再无其他规定。

匹配病例对照研究：

①定义：是以对研究结果有干扰作用的某些变量为匹配变量，要求对照组与病例组在匹配变量上保持一致的一种限制方法。匹配分为频数匹配与个体匹配。②匹配的目的：一是为提高研究效率，即每位研究对象提供的信息量增加，所需样本含量减少；二是为控制混杂因素，以避免研究中存在混杂偏倚。③匹配的注意事项：匹配变量必须是已知的混杂因素，或有充分的理由怀疑为混杂因素，否则不应匹配。

2. 研究对象的选择

由于该类研究一般皆为抽样调查，所以要求无论病例还是对照均应为其总体的随机样本。

（1）病例的选择需要考虑：①疾病的诊断标准；②病例的确诊时间；③病例的代表性；④对病例某些特征的限制。病例来源主要来自医院和社区。

（2）对照的选择：对照是病例所来源的人群中未患所研究疾病的人。选择对照时应考虑：①确认对照的标准；②对照的代表性；③对照与病例的可比性；

④对照不应患有与所研究因素有关的其他疾病；⑤有时可同时选择两种以上对照。对照的来源：①同一或多个医疗机构中诊断的其他疾病病例；②社区人口中未患该病的人；③病例的邻居中未患该病的人；④病例的配偶、同胞、亲戚；⑤病例的同事。

3. 病例对照研究样本含量的估计

分别有非匹配病例对照研究分类变量资料样本含量的估计和匹配病例对照研究分类变量资料样本含量的估计（具体计算方法请参阅有关教材）。

4. 病例对照研究资料的统计分析

病例对照研究采用比值比来估计暴露与疾病之间的关联强度。比值（odds）是指某事物发生的可能性与不发生的可能性之比。比值比是病例组的暴露比值与对照组的暴露比值之比。

5. 病例对照研究的优点和局限性

（1）优点：①该方法收集病例更方便，更适用于罕见病的研究；②该方法所需研究对象的数量较少，节省人力、物力，容易组织；③一次调查可同时研究一种疾病与多个因素的关系，既可检验危险因素的假设，又可经广泛探索提出病因假设；④收集资料后可在短时间内得到结果。

（2）局限性：①不适于研究暴露比例很低的因素，因为需要很大的样本含量；②暴露与疾病的时间先后常难以判断；③选择研究对象时易发生选择偏倚；④获取既往信息时易发生回忆偏倚；⑤易发生混杂偏倚；⑥不能计算发病率、死亡率等，因而不能直接分析相对危险度。

（三）队列研究

1. 队列研究概念

队列研究（cohort study）是将一个范围明确的人群按是否暴露于某可疑因素或暴露程度分为不同的亚组，追踪各组的结局并比较其差异，从而判定暴露因素与结局之间有无关联及关联程度大小的一种观察性研究方法。

2. 队列研究的用途

检验病因假设和描述疾病的自然史。

3. 队列研究分类

依据研究对象进入队列时间及观察终止时间不同，队列研究可分为前瞻性队列研究、历史性队列研究和双向性队列研究三种。它可根据队列中研究对象是相对固定还是不断变化情况，分为固定队列和动态人群。

4. 研究对象的选择

（1）暴露组的选择：要求暴露组的研究对象应暴露于研究因素并可提供可靠的暴露和结局的信息。如可根据情况选择特殊暴露人群、一般人群或有组织的团体。若研究需要，暴露组还可分成不同暴露水平的亚组。

（2）对照组的选择：队列研究的对照组应是暴露组来源的人群中非暴露者的全部或其随机样本。除研究因素之外，其他与结局有关的因素在暴露组与非暴露组间皆应均衡可比。可有内对照、外对照、总人口对照和多重对照等形式。

5. 样本含量的估计

队列研究与病例对照研究使用的样本含量估计公式一样，但队列研究比较的是结局的发生率，因而 P_0 和 P_1 分别为非暴露组和暴露组结局的发生率。

6. 队列研究资料的统计分析

队列研究中，最受关注的是暴露因素导致疾病的强度——发病率，包括累积发病率和发病密度。估计暴露与发病的关联强度一般用相对危险度、归因危险度、归因危险度百分比、人群归因危险度以及人群归因危险度百分比等。另外，当用全人口发病（死亡）率作比较时，可计算标准化发病（死亡）比。

7. 队列研究时的优点和局限性

（1）优点：①研究结局是亲自观察获得，一般较可靠；②论证因果关系的能力较强；③可计算暴露组和非暴露组的发病率，能直接估计暴露因素与发病的关联强度；④一次调查可观察多种结局。

（2）局限性：①不宜用于研究发病率很低的疾病；②观察时间长，易发生失访偏倚；③耗费的人力、物力和时间较多；④设计的要求高，实施复杂；⑤在随访过程中，未知变量引入人群，或人群中已知变量的变化等，都可使结局受到影响，使分析复杂化。

（四）实验流行病学

1. 实验流行病学

是将来自同一总体的研究对象随机分为实验组和对照组，实验组给予实验因素，对照组不给予该因素。然后前瞻性地随访各组的结局并比较其差别的程度，从而判断实验因素的效果。

2. 基本特征

①要施加干预措施；②是前瞻性观察；③必须有平行对照；④随机分组。

3. 实验流行病学分类

分为现场试验和临床试验两类。现场试验还分为社区试验和个体试验。当一项实验研究缺少前瞻性观察、平行对照、随机分组三个特征中的一个或更多时就称为类实验或准实验。

4. 临床试验的概念及设计

（1）临床试验（clinical trial）定义：是将临床患者随机分为试验组与对照组，试验组给予某临床干预措施，对照组不给予该措施，通过比较各组效应的差别判断临床干预措施效果的一种前瞻性研究。

（2）临床试验类型：可分为随机对照临床试验、同期非随机对照临床试验、历史对照临床试验、自身对照临床试验、交叉设计对照。

（3）研究对象的确定需考虑：①研究对象的诊断标准；②研究对象的代表性；③研究对象的人选和排除条件；④医学伦理学问题；⑤样本含量的估计。

（4）研究对象的随机分组：随机分组的目的是将研究对象随机分配到试验组和对照组，以使比较组间具有相似的临床特征和预后因素，即两组具备充分的可比性。常用的随机分组的方法有：简单随机分组、区组随机分组、分层随机分组。

（5）对照组：有空白对照、安慰剂对照、标准疗法对照，以及不同给药剂量、不同疗程、不同给药途径相互对照。

（6）资料收集过程的要求：盲法观察（单盲、双盲、三盲），规范观察方法，提高研究对象的依从性。

（7）常用的分析指标：有效率、治愈率、生存率。

第三节　传染病调查抽样及偏倚控制

从研究人群的全体对象中抽取一部分进行调查，根据调查结果估计出该人群的患病率或某种特征的情况，是以局部估计总体的一种调查方法。在实际工作中，如果不是为了查出人群中全部患者，而是为了揭示某种疾病的分布规律或流行水平，就不要用普查，可从该人群中有计划地抽出一定数量的人进行调查，这就称为抽样调查。被抽的人群称为总体，抽出的部分称为样本。

抽样调查比普查所需费用少、速度快、覆盖面大、正确性高。由于抽样调查范围远远小于普查范围，容易集中人力、物力，并有较充足的时间，因而工作容易做到精确细致，是值得采用的方法。抽样调查的缺点是不适用于患病率低的疾病及个体间变异过大的资料，并且设计、实施和资料的分析均较复杂。

如有下列原因尽量不用抽样方法进行调查：①由于其他原因，数据资料必须从全部人群中方能收集到；②因事件发生的太少进行全体调查才比较合理；③假定理论上提出需要抽75%人群作为样本，那么最好调查全体人群。

抽样调查最重要的问题是样本要能代表总体。为使样本能代表总体，必须做到随机化抽样和足够的样本。

随机化是指整个研究人群中的每一个单位（单位可小到一个个体，大到一户人家、一个村庄或一个县等）都有相同的概率被选入样本。随机化需要一定的技术来实现，"随机"不等于随意或随便。样本足够大是指样本应达到一定数量，样本过小时可能所抽出的样本不够代表总体；样本过大不但浪费人力、物力，而且工作量加大，容易造成调查不够细致从而造成偏倚。

一、抽样方法

在流行病学调查中所使用的抽样方法有单纯随机抽样、系统抽样、分层抽样、整群抽样、多级抽样和按容量比例概率抽样。

1. 单纯随机抽样

完全同等概率的抽样称单纯随机抽样（simple random sampling）。这种方法的基本原则是每个抽样单位被抽中选入样本的机会是相等的。抽签、抓阄的方法原则上是可取的，但实用价值很小。简便、易行随机抽样是利用随机数字表。一般先对总体中各单位进行编号，再用随机的方法选出进入样本的号码，已经入选的号码一般不能再次列入，直至达到预定的样本含量为止。例如，自某社区500名肥胖妇女中抽查100名在服减肥茶后的体重情况。可自随机数目表上取出500个四位数记在妇女的卡片上，按随机数大小排列成序，以头100张或末100张卡片为样本，也可每5张抽1张，即成含量为100的随机样本。

当总体和样本含量较大时，单纯随机抽样实际操作比较困难，故在流行病学调查时很少单独使用。但单纯随机抽样是理解随机抽样的基础，在多级抽样中也常用到，且后面估计样本大小的方法也多是基于这种抽样方法。

2. 系统抽样

系统抽样（systematic sampling）是指对全部对象系统地每隔若干单位抽取一个单位，即按一定比例或一定间隔抽取调查单位的方法。此法是按照一定顺序，机械地每隔一定数量的单位抽取一个单位进入样本。例如，某乡有5 000户，今欲抽查1/5家庭作家庭健康调查，则可每5户抽1户，抽到的户即作为调查单位。再如，某学校有2 000人，拟选一个5%的样本（即抽样比为1/20），样本量为 100 人，可先从 1～20 间随机选一个数，设为 12，这就是选出的起点，再加上 20，得 32，32 加 20 得 52……这样，12、32、52、72、92 就是第一个 100 号中人选的数字，以后依次类推。1～20 间的数，如 12 是随机选取来决定起点的。

3. 分层抽样

分层抽样（stratified sampling）是先将总体按不同特征分层，然后分别从各层随机抽样或系统抽样。即把总体按若干不同特征（如性别、年龄、居住条件、文化水平等）分为若干组（统计学上称为层），然后在每层中抽取调查单位，再合成为总体的一个样本。由于各层之间的差异已被排除，其抽样误差较其他抽样为小，代表性亦较好。

4. 整群抽样

整群抽样（cluster sampling）就是从总体中随机抽取整群对象作为调查单位，抽样单位不是个体而是群体，对被抽到的整群单位中的每个个体进行调查。例如欲调查 20 个村应约 10 000 名村民某疾病的现患率，现拟抽查 1/4 的数量，如用单纯随机抽样方法抽到对象分散在各村，调查很不方便；但若随机抽取 5 个村庄，抽到村庄的村民全部调查，则方便多了。本方法易被群众接受。整群抽样的缺点是抽样误差较大。

5. 多级抽样

多级抽样（multi stage sampling）是将上述多种抽样方法综合应用，常用于大规模社会卫生调查。从总体中先抽取范围较大的单元，称为一级抽样单元（如省、自治区、直辖市），再从每个抽中的一级单元中抽取范围较小的二级单元（县或街道），最后抽取其中部分范围更小的三级单元（村或居委会）作为调查单位。在大规模调查时可按行政区域逐级进行。我国进行的慢性病大规模现况调查大多采用此方法。

6. 按容量比例概率抽样

按容量比例概率抽样（PPS）是 WHO 推荐，现已被发展中国家广泛采用的调查免疫接种率的常规方法。首先收集人口数。按行政基层机构划分单位，列出各单位人口数及累积人口数，用总人口数除以 30 得组距，随机确定第一个抽样单位，然后依次加组距确定相继的抽样单位，在每个单位内随机确立次级抽样单位并抽取若干名适龄儿童，进行调查。

二、样本大小的确定

在抽样调查时样本大小要合适。样本过大可造成浪费，且由于工作量过大，不能保证调查质量而使结果出现偏倚；样本过小则所要调查的具有某种特征的个体可能未包括在样本之内，使样本没有代表性。

在确定样本大小时要考虑以下几个因素：①患病率（或其他类似的率）的高低。②所允许的误差（d 或 δ）。如果调查患病率时，首先确定样本患病率（p）与总体患病率（P）之间的最大允许误差为多少；在调查均数时，则样本的均数（$\bar{x}$）与总体的均数（μ）之间最大的误差为多少。允许的误差（d 或 δ）越小，即调查要求越精确，则样本量要求越大。一般情况下，误差允许为 10% 。③确定控制允许误差的概率，即显著性水平 α，一般认为 0.05 或 0.01，α 要求越小，则样本量要求越大。④调查个体之间差别的大小，即总体标准差（σ）。

具体计算样本大小的公式都是根据以上原则推导出来的。以下公式仅适用于单纯随机抽样方法和系统抽样方法产生的样本量。如果是分层抽样方法，计算的样本量应用专用公式；如果是整群抽样，应在下面公式计算出样本量后再加上 1/2 的量。

1. 对均数做抽样调查时的样本含量公式

$$n = (u_a\sigma/\delta)^2$$

式中：n 为样本含量；u_a 为在正态分布中 α 值确定后的均数值（如 $u_{0.05} = 1.960$，$u_{0.01} = 2.576$）；σ 是标准差；δ 是允许误差。也可用如下公式：

$$n = (t_a s/\delta)^2$$

式中：s 为样本标准差代替总体标准差 σ；以 t 分布中的 t_a 代替正态分布中的 u_a。当样本含量 <30 时，用后一个公式更合适。

2. 对率做抽样调查时样本含量公式

$$n = (u_a^2 pq)/d^2$$

式中：n 为样本含量；p 为总体阳性率，$q = 2 - p$。如果用相对允许误差，允许误差不大于 10% 时，$d = 0.1p$，允许样本 u_a 的率和总体率的差别不超过 10% 。

如果假设 $\alpha = 0.05$，$u_a = 1.96 \approx 2$，$d = 0.1p$ 时，

则 $n = (2^2 pq) / (0.1p)^2 = 400 \times q/p$。

此即一般通用的估计样本大小的简易公式。

例　某中学有学生 1 万余人，现需要估计该校学生患近视情况。该地区中学生患近视约 26% 。现采用抽样调查，要求允许误差为 0.10% ，计算需抽样调查人数。

$$n = 400 \times 0.74/0.26 = 1\ 138\ （人）$$

但必须注意，当流行率或阳性率明显小于 1% 时，此公式不适用。

三、现况调查中常见的偏倚控制

现况调查存在两类误差。一类是由于抽样所产生的误差，即抽样误差，是不可避免的，但可以测量误差的大小。可以通过严格的抽样设计、改进与完善抽样技术和认真实施抽样方案，来减少抽样误差。另一类是系统误差，即偏倚，它常是由于某些人为因素所造成。对偏倚来说，虽不能像抽样误差那样可以测量其大小，但在一定程度上却可防止它。

现况调查中常见的偏倚如下。

1. 选择性偏倚

这类偏倚主要见于样本不能代表所要研究的总体，即代表性差时，结果就会产生偏倚。常是在调查过程中，不按照抽样设计的方案进行对象选择，而是随意选择调查对象，或抽样中的调查对象没有找到，而随意由其他人代替，从而可能破坏了调查对象的代表性。

防止办法：应坚持随机化原则，严格按照抽样设计方案进行研究对象的选取。

2. 无应答偏倚

在现况调查时，在所抽样本中，由于拒绝合作、外出等原因而漏查所造成的偏倚，即为无应答偏倚。如果无应答者占的比例较大，如超过 10%，并且无应答者的患病情况和某些因素的分布情况与应答者不同，即产生无应答偏倚。例如调查对象对调查意义不了解，不愿参加；调查方法或调查内容不适当，调查对象对所调查的问题不感兴趣，拒绝调查，或者有意躲避。

防止办法：要针对不同原因，采取相应措施，减少无应答偏倚。如对于调查对象不了解的，可以在调查前进行广泛的宣传、动员，以提高受检率。

3. 回忆偏倚和报告偏倚

此种偏倚是由于调查对象的回答不准确或不真实而造成的偏倚。如询问暴露史时，患者因遭受疾病的折磨，对过去的暴露史难以忘怀，因此不仅能回忆，甚至有可能夸大暴露史与疾病的关联；而健康的调查对象因其目前是健康的，常因对过去的暴露史不介意而遗忘，这些即是回忆偏倚。当调查某些敏感性问题时，调查对象可能不愿做正确回答而造成报告偏倚。

防止办法：尽量避免回忆很久以前的事情，并且明确告诉对方予以保密。

4. 调查人员偏倚

调查员在调查时没有严格按照"标准化"执行。调查员有意识地深入调查某些人群或具有某种特征者，而比较潦草地调查另一些人群或不具备某些特征者。

防止方法：调查人员应统一培训、统一认识、统一标准。

第四节　传染病暴发调查处理

传染病的暴发调查（outbreak survey of infectious disease），是指对特定人群在短时间内突然发生许多同一种疾病所进行的调查。当人群中发生传染病的暴发流行时，多具有起病急、发病人数多且集中、危害较大等特点。因此，积极开展科学的调查研究，及时查明引起传染病暴发流行的原因，有针对性地采取有效措施，对迅速控制疫情传播、保护人民健康具有重要意义。

传染病的暴发不同于一般常见病，其特点有二：一是集中同时暴发，如流感、水痘及腮腺炎等呼吸道传染病的暴发；二是连续、蔓延暴发，如痢疾、伤寒及甲型病毒性肝炎等消化道传染病的暴发。

一、传染病暴发的类型、流行曲线及潜伏期的计算

1. 传染病暴发的类型

暴发可根据暴露于病原体的性质和时间的长短、蔓延和传播方式以及暴发和流行的间期而分类。

（1）同源暴发：是指易感人群中的成员同时暴露于某种共同的病原体或污染源而引起的暴发。如一次会餐引起的食物中毒暴发。

（2）连续传播性流行：是指致病性病原体从一个受感染者体内传至另一个易感者体内，并不断形成新的感染者的过程。该病原体的传播转移往往可通过多种途径实现，如禽流感作为高度接触性的传染病在禽类之间的流行以及人类的受染就属于多途径传播。

（3）混合型流行：是同源暴发与连续传播性流行的结合型，其特点为开始多表现为一次同源暴发，而后可通过人与人接触传播而继续流行。如经食物传播的伤寒、痢疾及甲型病毒性肝炎等疾病的暴发。

2. 流行曲线

以横坐标为时间尺度，纵坐标为病例数，把各单位时间内（小时、日、周、

月或年）发生的病例数标记在相应的位置上，所构成的直方图或线图称为流行曲线。绘制流行曲线是暴发调查中不可缺少的一项重要内容，因为它能够为我们了解疾病发生的特点提供众多信息，帮助我们了解该病的流行过程、该病的潜伏期长短、本次疾病暴发流行的模式等。

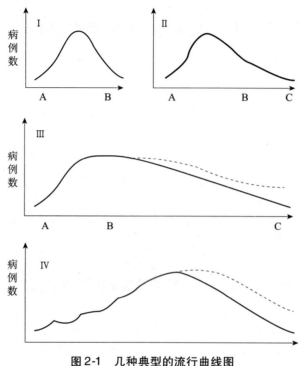

图 2-1　几种典型的流行曲线图

　　图 I 表示一次简单的同源暴露引起的暴发。如由于食物污染而在共同就餐者中引起的食物中毒暴发，其流行曲线特征为单峰、钟形、对数常态分布、无脱尾现象，所有的病例均集中在 AB 段时间内，即在该病的常见潜伏期范围内。

　　图 II 虽也表示为一次同源暴发，但由于引起暴发的病原体具有人传人的特征，如伤寒、痢疾、甲型病毒性肝炎等，这类病原体往往在引起同源暴发后多有人传人的现象，而出现一定数量的二代病例，其流行曲线特征是在图 I 的基础上又出现了一段脱尾现象，如 BC 段。

　　图 III 表示的流行曲线与图 II 相似，但其流行持续的时间更长，且具有终止时疾病发生与流行发生前水平相似或更高的特点。原因一方面可能是由于同源暴露时间较长，使暴露人群中不断有新的病例出现，如当饮用水水源持续被污染而致的甲型病毒性肝炎的持续性同源暴发；另一方面若为同源暴露，也可能是人与人之间的传播未能得到控制所致。

图Ⅳ所示的是一次非同源性暴露，特点为病例多出现缓慢，且逐渐积累增多。多在暴发过程早期容易看到波浪形曲线，"波"就代表了传播的"代"，而两个波峰之间的间隔即为该病的平均潜伏期。此种流行曲线多见于肠道疾病、呼吸道疾病以及以人作为宿主的虫媒传播疾病。

3. 暴露时间

暴露时间是指易感者从接触危险因素到引起疾病暴发的时间。在疾病暴发调查中，准确掌握暴发疾病的暴露时间有助于确定重点调查的范围及可疑病因或线索，从而快速准确地发现问题所在，通过及时采取有效措施尽快熄灭疫情，保护人群健康。

暴露时间可根据疾病的潜伏期进行推算，假如发生暴发的疾病病原已经清楚，那么可通过两种方法来推算同源性暴发的暴露时间：一种方法是从位于中位数的病例日期（或流行曲线的高峰处）算起，向前推一个平均潜伏期，即为同源暴露的近似日期。另一种方法是从第一例发病日期向前推一个该病的最短潜伏期，再从最后一例发生该病的发病日期向前推一个最长潜伏期，这两个时点之间的某个时间可能就是同源暴露的时间。

二、调查方法

无论报告的是某传染病的暴发还是病因未明疾病的暴发，卫生防疫机构在接到报告后都应立即做出反应，并且应该对信息的来源及其可靠性进行核实和判断，特别应当尽早掌握疾病的"三间分布"情况。这些往往对分析疫情及判断性质未明疾病的性质很有帮助。在开始调查前，应依据已有的临床流行病学资料，对可能的暴发原因和传播途径做一初步估计和假设。暴发调查的具体组织与实施如下。

（1）接到疫情后，立即拟订调查计划、组织防疫队伍、提前做好各种物资准备。必要时除了要向卫生行政部门报告外，可申请给予技术支援或指导。

（2）到达现场后，首先需要对疾病暴发的全部情况进行一般了解，在确定暴发的存在后再开展初步调查，包括核实诊断、发现新病例、确定暴发的范围、识别所有的处于危险期的患者，以及掌握暴发疾病的临床和流行病学分布特征，收集当地所有可能与发病有关的水、食物、空气等样本的基本资料，尽可能获得当地有暴露危险人员的名单、食堂菜单、单位及家庭或旅馆的位置等资料，并根据调查结果提出有关病因或引起疾病暴发流行的假说。在假说的形成过程中需要关注一些特别的情况，即努力寻找暴露与否和是否发病的关系，分析为什么有人暴露了却没发病，而有些人没暴露却发病的原因，这将有助于了解暴发来源及传播方式。

（3）在形成初步假设的基础上，进一步深入现场作更细致的调查研究，检验假设包括现场观察和采集标本进行实验室检测，并据此结果作出初步结论，检验最初的假设是否正确。原假设一旦被推翻，则需提出新的假设，并对其进行验证。

（4）根据实地调查所得出的结论采取有效措施，观察暴发疾病的发展趋势，以便进一步验证结论的正确性。

（5）提出该暴发疾病的预防和控制策略。

在暴发调查中上述各步骤应尽可能同步进行，争取时机，把疾病暴发带来的各方面损失减少到最小程度。

判断暴发是否得到有效控制是检验措施效果最有力的证据。判断暴发已被控制的条件是：①污染源或病原体已经被消灭或移走；②传播环节中断或消除；③暴露者或易感者已明显减少或消失。在疾病暴发期间，可通过远离污染源、免疫接种和药物预防等措施，使人群中的暴露者或易感者减少。

（6）结论和总结。在下结论时必须具备"四个符合"：①最初诊断及疾病暴发特点与初步假设二者必须符合；②初步假设与进一步调查结构相符合；③进一步调查结果与采取措施的效果相符合。此外，患者的临床诊断、化验结果与引起暴发因素的检验材料最好也能做到相符合。

暴发调查的总结报告一般包括暴发调查的调查过程与主要表现、采取的措施与效果、经验教训与结论等内容。报告中应尽可能采用数字及图表来说明问题，语言应简练。调查结果可为卫生行政部门的疾病预防决策提供依据，有时也具有一定的医疗和法律用途。

三、初步分析

对初步调查收集来的资料应该按以下步骤进行整理分析，提出病因（或流行因素）的初步假设。

1. 核对、排除、确诊

（1）在开始分析整理前，应对调查收集来的资料（包括病例调查和一般人口资料）全部一一核对，凡调查表上所列项目没有填写完整者，一律补齐。

（2）根据暴发或流行中病例所表现的主要症状、体征和化验指标，必要时结合流行病学指征，定出诊断标准。所有病例均按此标准"过筛"，确定确诊、疑似和排除。不得根据个人主观意见任意确定和否定。

（3）对诊断依据不确凿的疑似病例，或同时期发生的类似患者，如何划入和排除？可按诊断标准中所列的症状和体征及化验结果将确诊病例和疑似病例加以比较，寻求两者间相同或不同点，作为划入或排除的依据。必要时进行相关的统计学检验。

2. 综合、归纳、整理

按照疾病分布特点加以综合、归纳、整理，制作必要的图标，结合文字对疾病分布加以描述。

（1）疾病的时间分布：按疾病出现时间的急缓或疾病潜伏期的长短，用不同时间单位（小时、日、周、旬）统计，按发病的分布指标表达。在短时期内呈暴发流行的疾病，表示时间分布一般多用直方图，其既能看出疾病按时间发生的数量，又能看出流行趋势。

（2）疾病的空间分布：根据疾病的分布状况，可按地区、单位、部门分别进行统计，算出发病数和发病率，并比较发病率的差别。一般多制表以表达。同时也可用图标示病例在本地区、单位的分布情况，即所谓的标点地图，从中探索疾病的流行因素或病因线索。

（3）疾病的人群分布：按年龄、性别、职业发病数及发病率统计，并比较发病率的差别。一般多制表表达。

（4）疾病几个指标相结合的分布：将疾病发病时间和地区（单位）相结合制成直方图，可作为分析疫情是否为一次暴露的参考。

3. 分析、推理、假设

综合、归纳、整理疫情资料后，应对下面问题作进一步分析，对病因或流行因素作出初步假设。

（1）确定是暴发还是流行。通常地，暴发疫情发生的时间和空间比较集中。时间集中是以疫情发生数量强度和出现时间长短幅度来同时考虑。强度应与过去相比，视发病数量是否明显增多；幅度要考虑到疾病潜伏期的长短。潜伏期短的疾病几天内出现为集中，潜伏期长的疾病十几天、几十天、甚至半年内出现也可看做时间集中；有时疾病出现时间持续在几个潜伏期内，则应结合其他条件加以判断。空间集中应与周围地区（单位）发病相比较，明显增高，但更重要的是看疫情波及范围的大小。

（2）确定疫情暴发是共同来源还是多源性。不同的病原体引起的传染病潜伏期长短差别较大。细菌性食物中毒的潜伏期只有数小时，白喉、猩红热的潜伏期以日计，而病毒性乙型肝炎的潜伏期则长达数月之久。而同一种传染病，在人群中出现时每个病例潜伏期的长短亦不完全一致。因此，各种疾病的潜伏期，不论它的时间单位是小时、日、周或月，总是在一定范围内变动的，而且呈现对数常态分布，形似常态而稍偏左。

据此，如果一次暴发疫情其时间分布近似常态分布偏左，并且病例从出现到结束的时间相当于该病的最短和最长潜伏期间隔，则可由此推论该次疫情可能为共同传染来源引起的暴发疫情。反之，如果疾病的分布是由少到多呈逐渐增长的趋势，其病例出现到结束的时间较长，远远超过该病的潜伏期，则此种疫情可能不是由共同传染源引起的，而为多源性传播。

疾病按地区和时间相结合的分布资料，对分析是否共同来源引起的暴发疫情也有一定参考意义。

（3）确定由共同传染源引起的暴发疫情是一次暴露还是多次暴露。如疾病流行的时间分布不呈偏常态分布，而是较快上升，但持续时间较长，经采取某项措施后经一段时间急剧下降，同时疾病出现的起止时间超过该病的最长潜伏期，此种疫情则有可能为多次暴露而引起。此与多源性传播的曲线明显区别点在于不是逐渐增长。

如判断为一次暴露引起的暴发疫情，可以从病例在时间的分布来估算该病的潜伏期。如多数病例集中在数小时内发生，则其潜伏期必在数小时范围内；如多数病例集中在数日之内发生，则其潜伏期必在数日之内，依此类推。根据这样估算出来的潜伏期，可以检查最初作出的诊断是否正确。

在上述疾病暴发（或流行）的时间、空间、人群分布以及流行姿态等特点分析的基础上，经过分析、推理就可提出病因（或流行因素）的初步假设，作出进一步调查分析的指南。可按如下分类来探讨疾病暴发或流行的传播方式：

- 由共同传染来源引起的：一次暴露

  多次暴露
- 连锁式传播（多源性）：人传人

  节肢动物为媒介

  动物储藏宿主

初步假设作出后，可参考疾病现有的知识并结合疾病分布特点，用排除法作出进一步推论，决定哪一个因素最为可能。如一次伤寒暴发疫情，根据现有知识，肠道传染病伤寒可作为共同传染来源的只有食物和水。从疾病发生的时间、空间、人群分布特点，有时可进一步确定哪一个因素符合，哪一个因素可以排除。如果二者均不能排除，则在进一步调查时再确定。

四、进一步调查和分析

经过初步调查和分析所形成的病因（或流行因素）假设，还必须经进一步的调查和分析来检验以求证明其真实性。

检验病因（或流行因素）的假设一般分为两步进行：第一步用回顾性对比调查方法，对某项假设找出有显著性差异的统计学联系；第二步用实地流行病学观察并配合必要的化验检查以进一步阐明其具体因素，即说明为什么会有以上的统计学联系。

（一）检验病因（或流行因素）假设的第一步

1. 暴露时间的确定

如为共同的传染来源一次暴露所引发的暴发疫情，暴露时间的确定可以从以下几个方面考虑。

（1）从发病高峰时间向前推一个常见潜伏期（或最长与最短潜伏期间隔）。此时间即可能为暴露时间。

（2）如怀疑食堂食物被污染，可在可能暴露时间内，从不同日期在食堂用餐和不用餐者发病率的差别寻找暴露时间的线索。

（3）从特殊事例中找线索。如某单位一次伤寒食物型暴发，根据潜伏期推断其暴露时间可能为 6 月初，经调查 6 月 8 日前离开该单位和 6 月 10 日及以后回到该单位与患者同一食堂就餐的人数中没有发病，从这一事实，则可推想可能的暴露时间为 6 月 8 日或 9 日。

以上三种方法推算的可能暴露时间必须基本吻合，才能成立。

暴露时间确定后，则可根据疾病的暴露时间计算该病的平均潜伏期（几何均数或中位数），并以此潜伏期的长度与最初诊断相验证。

2. 收集"正面"和"反面"材料进行对比调查

用对比调查方法对初步分析中形成的假设进行验证。如确定为共同传染来源所引起的暴发疫情，其"反面"材料则是续发情况，可从家庭续发率和原发病率与续发病例之比两项指标，说明共同传染来源是否存在。

例　一次乙型肝炎的暴发疫情。发病从 1973 年 11 月初开始，至 1974 年 4 月结束。在此暴发流行期间，该单位一般人群的发病率（1973 年 11 月至 1974 年 4 月）为 48%，调查该单位乙肝家庭续发率为 3%（续发病例的计算，是在家庭首发病人发生后，60～160 d 内家庭接触者中所出现的乙肝病例）。原发病例 345 例，续发病例 22 例。

一般人群的乙肝发病率从 1973 年 11 月至 1974 年 4 月，观察了 6 个月；续发率为首发病例发病后 60～160 d 内的发病，观察了 100 d，即 3.33 个月。

一般人群发病率与家庭续发率相比较时，要根据观察时间换算成人年发病率。换算得到：

$$一般人群发病率 = 48\% \times 12/6 = 96\%$$
$$家庭续发率 = 3\% \times 12/3.33 = 10.8\%$$
$$原发病例:续发病例 = 345:22 = 100:6.4$$

从以上两项调查结果：一般人群发病率比家庭续发率大 8.9 倍；原发病例与续发病例之比为 100:6.4，可以推论，这次疫情可能不是由日常生活接触传播引起的，即不是多源性的。

进一步对病因（或流行因素）的假设采集"正面"或"反面"的材料进行对比调查以验证。在可能暴露时间内，调查有某种暴露因素的人群（即"正面"）和无暴露因素的人群（即"反面"）发病数，并比较其发病率的差别。或按病例对照调查法，调查病例和对照中某因素存在的例数，计算 OR 值。

例 对一次因市售冷饮污染而致伤寒暴发的事例，调查了吃冷饮者与未吃冷饮者的发病人数与不发病人数。该次调查涉及了几个冷饮店和多个冷饮品种，最后仔细分析阐明了具体因素（见表 2-1）。

表 2-1 吃冷饮者与未吃冷饮者发病率比较

	吃冷饮			未吃冷饮		
	总人数	病例数	发病率/%	总人数	发病数	发病率/%
乙店冰棍	258	21	8.1	545	31	5.7
乙店果汁	360	23	6.4	457	29	6.3
乙店冰激凌	164	15	9.1	559	37	6.5
甲店冰棍、果汁	605	51	8.4*	181	1	0.6*
丙店冰棍	146	31	8.9	631	39	6.2
丁店冰棍	174	13	7.5	605	39	6.4

注：* $P < 0.001$。

从上表可见，吃与不吃甲店冰棍和果汁者中，发病率显示了明显差别，分别为 8.4% 和 0.6%（$P < 0.001$）。那么，究竟是冰棍，还是果汁？抑或均存在问题？表 2-2 中给出了结论。

表2-2 吃冷饮者与未吃冷饮者发病率比较

	吃冷饮			未吃冷饮		
	总人数	病例数	发病率/%	总人数	发病数	发病率/%
甲店冰棍	119	25	21.0	51	17	33.4
甲店果汁	137	43	31.4*	37	2	5.4*

注：* $P < 0.05$。

如为多源性因素引起的一次疫情，对怀疑与疾病有关的某因素也可用收集"正面"和"反面"资料的方法进行对比调查，寻找发病因素。如某单位一次病毒性肝炎流行，从初步调查分析中形成的假设是多源性因素，怀疑与慢性肝炎患者接触有关。因此，调查了有慢性肝炎患者单位和无慢性肝炎患者单位剂型肝炎的发病数和发病率，并比较两单位之间的差别，以确定或否定慢性肝炎在该次肝炎流行中的作用。

3. 混杂因素的发现和排除

对以上分析所见到的有统计学意义的某些因素，有时还要用分层分析方法验证是否有混杂因素存在。经分层后有关发病率的差别如不能恒定地在各层中出现，那么这些差别则可能为混杂因素的干扰，而并非真正的病因（或流行因素）。

例 某单位发生肝炎流行，初步分析在食堂吃饭者与未在食堂吃饭者发病率有显著差别，但经分层后，即分别分析所属该单位的保养厂和机关发病，保养厂在食堂吃饭者与不在食堂吃饭者发病率的差别消失（见表2-3）。

表2-3 某单位在食堂吃饭者与不在食堂吃饭者分层前后发病率比较

		吃冷饮			未吃冷饮		
		总人数	病例数	发病率/%	总人数	发病数	发病率/%
分层前		229	51	22.3	136	12	8.8*
分层后	保养厂	171	41	24.0	43	10	23.3
	机关	58	10	17.2	93	2	2.2*

注：* $P < 0.01$。

以上事例经进一步调查分析证明，该单位肝炎流行的主要因素为日常生活接触传播，食堂与发病的联系为混杂因素引起的。

用叉生分析（dichotomy）或Mantel-haenszel分层分析法进行调整，排除混杂因素。

例 1975年报道武汉地区由冷饮引起的一起细菌性痢疾暴发事件，经调查初步确定其可能因素为豆浆和冰棍，但究竟以何为主？经叉生分析得出结论（见表2-4）。

表 2-4　吃不同冷饮与发病的关系叉生分析结果

组别	豆浆	冰棍	发病率/%	P
一	（＋）	（－）	35.3	P<0.01
	（－）	（－）	0.9	
二	（＋）	（－）	35.3	P<0.01
	（－）	（＋）	9.0	
三	（＋）	（＋）	39.9	P<0.01
	（－）	（＋）	9.0	
四	（＋）	（＋）	39.9	P<0.01
	（＋）	（－）	35.3	

注：（＋）代表吃或喝；（－）代表未吃或未喝。

仅吃豆浆者发病率为 35.3%；而仅吃冰棍者发病率为 9.0%；两者均吃者发病率为 39.9%；两者均不吃者发病率为 0.9%。由此看来，豆浆为主要因素，冰棍也有一定问题。

4. 收集特殊事例也可作为验证某项流行因素的佐证

例如，早在 1854 年约翰·斯诺对伦敦宽街水井引起霍乱流行的调查中，就曾描述了这么一个有趣的事例："……E 太太（她的儿子叙述）已经有好几个月没有去过宽街了，但她天天托一位马车夫从宽街供水站携带一大壶水回来，因为她喜欢喝这个水站的水。8 月 31 日她喝了这个供水站的水，9 月 2 日得了霍乱死亡。同时，她的侄女来探望她，也喝了宽街水站的水，回家后也得了霍乱死亡。她的女仆也喝了此水，得了腹泻，但未死亡。在 E 太太住的地区及附近，当时并无霍乱发生和流行……"以上事例对宽街水井可能为该次霍乱流行的因素提出了有力证据。

（二）检验病因（或流行因素）假设的第二步

现场流行病学观察，并采集必要的材料进行化验检查，对调查资料作分析所得疾病暴发（或流行）因素的证据仅仅表明了统计学上的联系，还必须再深入发病现场做更深入的调查和观察。同时，采集必要的标本进行化验检查，以期弄清发病的具体条件和因素（有时可以追查到传染源）。

如上文因市售冷饮而引起的伤寒暴发的事例，经进一步调查，对库存同批号的果汁采样进行化验检查，发现有肠道致病菌污染；在生产果汁的女工中发现一名伤寒带菌者，从该带菌者所分离的伤寒菌噬菌体分型与暴发流行病例的型别一致。同时，经过进一步流行病学观察发现，在生产冷饮过程中，有许多违法操作常规、不遵守卫生制度的情况存在。通过以上调查，对冷饮为什么会污染作了较满意的回答——追查到了传染源，引起暴发疫情的因素经过化验检查得到了阴性结果，并查清了造成污染的环节。

在实际工作中，并不是每一次暴发调查都能获得以上结果。对于传染源的追查，如一次食物型伤寒暴发，在接触和制作食品的工作人员中却查不到带菌者，这正说明食物的污染不是来自食堂内部，而可能来自食堂外，即食物生产、运输中遭到了污染。这只能确定传染来源，而无法证明传染源。针对流行因素的化验检查如能获得阳性结果，对说明疫情发生原因确是个有力的佐证。因此，凡有可能获得有关资料时都应尽力争取。如一些潜伏期较短的病暴发时，则有可能采集到引起暴发疫情的食物进行化验检查，获得检验结果。但对潜伏期较长的病，一般情况下，疫情暴发后到达现场时，则早已时过境迁，很难采集到引起疫情发生的有关资料。暴发疫情的调查分析，主要应立足于现场，运用流行病学调查、分析、推理的方法，化验检查仅是一个手段，阳性结果和阴性结果也只是在流行病学分析基础上才能作出合理解释。

总的来说，在进行共同传染来源引起的暴发疫情调查分析时，要注意遵循这样一个原则：发病者与某共同因素有关；未发病者与共同因素的关系可有可无。若发现有些发病者与某共同因素无关，则应继续调查，直到找到无可辩驳的证据为止，绝不应牵强附会。有时，一时对此不能作出结论，则可作为悬而未决的问题继续加以探讨。

（三）评价措施效果并对病因（或流行因素）作最后的验证

调查分析不是流行病学的最终目的，而应根据调查分析的结论采取相应措施以控制暴发或流行；并通过措施的实行，反过来验证调查分析的结论是否正确，从中总结出经验教训。

在评价措施效果时，要注意两点：①必须从措施之日起向后推一个疾病的最长潜伏期，以后所见到的疫情上升或下降情况，才与措施有关；②如为共同传染来源引起的暴发疫情，若采取措施的时间落后疫情高峰，则疫情的下降显然与措施无必然关联。

在评价措施中，对疫情的发展趋势也可作预测。

五、结论

调查的结论应做到以下三（或四）条符合：
（1）最初诊断、疾病分布特点与初步假设三者必须符合；

（2）初步假设与进一步调查结果相符合；

（3）进一步调查结果与采取相应措施效果相符合；

（4）患者的化验结果与环境因素化验结果相符合。此点对于潜伏期长的疾病往往难以做到。

总之，要在全部有关事实证据的基础上得出结论，决不能仅凭表面现象和一两点事实情况，不加分析草草下结论。

一般来说，疾病暴发（流行）调查分析多数能在短时间内对发病病因得出结论。但有时，在疾病大规模现场调查、观察中，对某个疾病的发病病因经分析、推理形成了病因假设，这个假设的确立还需要进行一系列实验研究来证实。早年何观清教授研究黑热病传播途径时即应用了这样的方法；约翰·诺斯对伦敦霍乱的调查，最初得出了经水传播的假设，但霍乱的经水传播也是在日后的实验研究得到进一步证据后才确立的。这里，实验研究在确立病因上起了举足轻重的作用。但这必须在现场调查的基础上进行，才能获得有价值的结果。

第三章　传染病管理

第一节　传染病管理概念

传染病流行已经历了百余年的历史，人类在长期与传染病斗争中取得了巨大成就。传染病受到多种因素的影响，如社会因素、自然因素、生物种群因素，使得全球传染病发病率回升明显，在我国一些过去被控制了的传染病又死灰复燃，新的传染病不断出现。当前，我们面临着双重的挑战，一是预防和控制传染病、地方病的任务仍十分繁重，二是新的传染病需要探索防治办法和手段。因此，传染病在今后相当长的时间仍是严重的公共卫生问题。

一、传染病管理的含义

传染病管理含义有两种：一是由特异致病微生物引起的，例如霍乱、麻疹和病毒性肝炎等；二是感染症，由条件致病微生物引起的，如大肠艾希氏菌为病原的感染性腹泻等，只是当机体抵抗力降低时发病，这种感染比较广泛，如在医院内感染中，很多属于感染症范围。

传染病管理也有两层含义：一是控制，即对传染病采取的措施，限制其流行和发展，降低传染病发病率，达到消除和消灭传染病的目的；二是报告，即发现传染病疫情要及时上报，甲类传染病要 2 h 内报告，乙、丙类传染病要 6 h 内报告。

二、传染病管理基本原则

传染病管理的基本原则有：预防为主原则、专业机构与群众活动相结合原则、主导措施与综合措施相结合原则、明确目标原则、信息网络化原则、法制管理原则和国际合作原则。

1. 预防为主原则

预防为主原则是传染病管理的最根本原则，是预防、控制和消除传染病，保证人类健康的根本。要消除传染病对人类的威胁，不能仅靠医疗，还必须采取一系列预防保健措施。

2. 专业机构与群众活动相结合原则

传染病管理是法制管理和业务管理的统一，需要专门业务机构从事管理。卫生行政部门负责传染病防治及其监督管理工作。传染病防治工作在各级政府领导下，依靠专业机构和广大人民群众，达到预防、控制和消除传染病的目的。

3. 主导措施与综合措施相结合原则

对一些有效手段不多的或多传播因素的传染病，采取综合措施的同时，要根据不同疾病的流行病学特点，不同时期、不同地区的具体条件，分清主次，突出主导措施，可取得事半功倍的效果。例如防治血吸虫病，一般以消灭钉螺为主；防治麻疹、脊髓灰质炎等病，多以预防接种为主；防治艾滋病应以大力开展洁身自好、自身限制的宣传教育为主导措施；但每种主导措施并不是一成不变的，随着科学进展、对该病认识深入以及环境改变，主导措施也会随之改变。

4. 明确目标原则

预防、控制和消除传染病，必须讲究策略，就是要设计方案，包括指导思想、主攻方向、总体部署、保证条件等。国家和地方要根据实际情况制定长期、中期和短期防治规划。规划中要包括总的目标和要求以及分阶段达到的目标，目标中包含发病率、疫苗接种率、饮水合格率、疫情报告率等具体指标。

5. 信息网络化原则

传染病信息的快速收集、分析和传递，有利于快速做出决策和部署，是传染病管理的重点原则。全国已经建立了传染病疫情网络化报告系统，有利于及时控制和预防传染病发生。

6. 法制管理原则

《传染病防治法》及其《实施办法》的颁布，使我国传染病防治工作步入法制化轨道。

7. 国际间合作原则

随着国家之间的交往和对外开放，传染病极易在国际间传播。因此，国际间加大合作，互通信息，对控制传染病在世界的传播流行意义重大。

第二节 传染病管理特点

传染病管理归纳起来有七方面特点。

一、法制化管理

《传染病防治法》是我国管理传染病的基本法，自从《传染病防治法》颁布，我国传染病管理步入法制化管理轨道。各级传染病管理人员是执法队伍，提高传染病管理人员的素质和监督能力是完善传染病法制化和规范化的关键。因此，法制化管理是传染病管理的基本特点。

二、流行规律管理

传染病的流行病学规律比较复杂，要控制传染病的发生，必须摸清传染病流行规律，这一特点也是传染病管理又一特点。

三、控制措施管理

要控制传染病必须使用现代科学技术，选择适合我国国情的先进方法。如结核病防治采取全面监督下不住院的化学疗法，结核病控制措施扩大到农村，建立城、区、县、乡四级网络，使得结核病患病率迅速递减。

四、信息网络化管理

及时掌握传染病信息，有利于迅速控制疫情。传染病信息的快速搜集、分析和传递，及时判断、决策和行动，是实用传染病管理的重要特点。

五、实验技术管理

利用先进的分子生物学技术用于传染病的诊断监测，对提高传染病诊断水平意义重大。

六、免疫干预管理

免疫干预是传染病管理最有效的干预措施。

七、性传播疾病管理

性传染疾病传播无论在发达国家还是不发达国家均有所增加。随着监测人数增加，感染者患者检出率明显增加。控制性传播疾病是管理传染病又一特点。

此外，还有健康教育管理和农村传染病管理两大特点。

第三节　传染病管理内容和方法

《传染病防治法》规定，传染病管理实行预防为主的方针，防治结合、分类管理、依靠科学、依靠群众。

传染病管理是以人群为对象，这里包括一般社会人群和特殊社会人群，特殊人群是指医院住院患者。传染病流行涉及机体、微生物、环境、自然因素和社会因素等条件，所以，传染病管理必须深入现场，运用现代医学科学方法开展调查研究。

传染病管理主要内容包括制定方案、信息管理、监测管理、现况调查和科学研究。

1. 制定方案

按照《传染病防治法》及其有关法规，结合实际情况，制定传染病管理方案和规程。

2. 信息管理

做好传染病引起信息收集、反馈、储存和分析，互通情报，对传染病管理实施评价。

3. 监测管理

设立检测区，开展疫情监测，掌握流行规律，预测预报发展状况，包括：

（1）个案调查，流行、暴发的流行病学调查，传染病漏报调查。

（2）病原体分离、鉴定、变异、药敏等。

（3）健康人群及有关动物的血清学调查。

（4）有关动物、中间宿主、病媒昆虫、食品、水、环境、自然地理、气象等自然因素的调查。

（5）基础资料（如人口、疾病、死因及疫情资料）的收集、分析、整理等。

4. 现况调查

了解地区内人群感染情况和免疫水平，进行血清流行病学调查等。

5. 科学研究

运用现代医学和流行病学方法，根据地区实际需要，开展科学研究，组织协作攻关，探索影响传染病的危险因素，提出有效的控制措施。

第四节　传染病管理分类

传染病管理又有两种情况：分级管理和分类管理。

一、传染病分级管理

1. Ⅰ级管理传染病

（1）《传染病防治法》规定的甲类传染病。

（2）国家确定的重大防治传染病。

（3）我国政府向国际承诺消灭、消除或控制的传染病。

（4）本地区近年高发流行或发病率居全国前列的传染病。

病种：鼠疫、霍乱、艾滋病、肺结核、乙型病毒性肝炎、麻疹、脊髓灰质炎、人感染高致病性禽流感、传染性非典型肺炎、流行性出血热等。

2. Ⅱ级管理传染病

（1）新发现的或已经控制又重新流行的传染病。

（2）境外和本地区外发生的传染病出现扩散趋势，有传入本地区危险的。

病种：在本地区出现的新发和不明原因的传染性疾病。

3. Ⅲ级管理传染病

（1）《传染病防治法》规定的乙类传染病。

（2）高发并易暴发流行，可能产生较大影响和引起社会高度关注的《传染病防治法》规定的丙类传染病。

病种：猩红热、炭疽、布鲁氏菌病、梅毒、淋病、流行性感冒、流行性脑脊髓膜炎、甲型病毒性肝炎、伤寒和副伤寒、细菌性和阿米巴性痢疾、流行性乙型脑炎、百日咳、白喉、新生儿破伤风、戊型病毒性肝炎、丙型病毒性肝炎、登革热、疟疾、狂犬病、手足口病等。

4. Ⅳ级管理传染病

（1）《传染病防治法》规定的乙、丙类传染病。

（2）《性病防治管理办法》规定的监测报告疾病。

（3）寄生虫病。

（4）传染性强，易暴发，有一定社会影响的传染性疾病。

病种：血吸虫病、风疹、流行性腮腺炎、急性出血性结膜炎、麻风病、流行性和地方性斑疹伤寒、黑热病、包虫病、丝虫病，除霍乱、细菌性和阿米巴性痢疾、伤寒和副伤寒以外的感染性腹泻病，水痘、钩端螺旋体病及《性病防治管理办法》中规定报告的疾病。

二、传染病分类管理

1. 甲类传染病管理

对甲类传染病疫情报告时限、病人和病原携带者的隔离治疗，以及疫点、疫区处理，均采取强制措施。

2. 乙类传染病严格管理

对乙类传染病疫情按规定进行严格预防和控制措施，对其中的艾滋病、淋病、梅毒、狂犬病和炭疽病人，采取某些强制措施。

3. 丙类传染病监测管理

在部分划定的监测地区内采取监测管理。

第五节　传染病隔离管理

一、传染病人隔离管理

1. 强制隔离病种

鼠疫、霍乱、艾滋病及肺炭疽病人必须强制隔离治疗，必要时由公安部门协助。

2. 乙类传染病隔离管理

除艾滋病外，乙类、丙类传染病要均可在医院或家中隔离，要及时消毒。

梅毒和淋病的服务行业人员，患病期间停止工作，直至治愈，梅毒病人要随访至微生物证明痊愈。

麻疹、百日咳、白喉、流行性脑脊髓膜炎、猩红热、流行性出血热、斑疹伤寒、登革热病人，治愈后方可入托、学习和工作。

3. 隔离治疗和职业管理

病毒性肝炎急性期、细菌性和阿米巴痢疾、伤寒和副伤寒、炭疽、斑疹伤寒病人，隔离治疗至临床和病原实验室证明痊愈，恢复工作、学习和入托。

4. 丙类传染病管理

（1）需要微生物治愈病种：活动性结核、瘤型麻风病人、经临床和微生物检验痊愈，准予恢复工作和学习。

（2）不需微生物检查病种：流行性感冒、流行性腮腺炎、风疹、流行性出血性结膜炎、感染性腹泻病临床治愈后即准予入托、学习和工作。

二、健康携带者隔离管理

1. 隔离治疗

（1）强制隔离和在家隔离：强制隔离仅对鼠疫、霍乱、艾滋病及肺炭疽病人；对症状消失的霍乱轻型病人和病原携带者，可留家或在指定场所隔离治疗，直至痊愈。

（2）艾滋病管理：对艾滋病病原携带者、抗体阳性感染者、病人密切接触者采取隔离治疗或留验，限制活动，医学观察，定期或不定期访探。

（3）乙丙传染病管理：艾滋病以外的乙类和丙类传染病患者应在住院、临时隔离室留家治疗。

（4）专门治疗：淋病、梅毒病人应在专设门诊接受正规治疗。

2. 健康携带者管理

（1）霍乱病原携带者：霍乱病原携带者携带期间强制隔离治疗，直至微生物证明痊愈。

（2）职业携带者：病毒性肝炎、细菌性和阿米巴痢疾、伤寒和副伤寒携带者在微生物痊愈前，严禁从事威胁性职业。久治不愈的伤寒、病毒性肝炎携带者应改调工作。

（3）艾滋病携带者：艾滋病病原携带者和乙肝 e 抗原阳性的病原携带者，不得从事威胁性职业。

（4）其他携带者：百日咳、白喉、流行性脑脊髓膜炎病原携带者，在治愈前暂停入托、入学及有关工作。

三、接触者管理

甲类传染病患者及病原携带者的密切接触者，包括同吃、同住和同工作学习，艾滋病、淋病、梅毒等病人的性伴侣应按规定接受预防措施，直至诊断无染疫。

对艾滋病、淋病、梅毒以外的乙类传染病患者及病原携带者的密切接触者在家留验。

第六节　传染病疫区管理

一、传染病疫区

疫区，指发生传染病流行或者可能是传染病聚集发生的地区。宣布疫区的目的在于明确疫区与非疫区的区别。为了防止因出入疫区的人员、物资和交通工具将疫区内传染病的病原体和媒介生物带出疫区，造成新的疫点和疫区，引起更大范围的暴发、流行，必须对进出疫区的人员进行医学观察、检查，限制不必要人群的进入，并对疫区内的物资和交通工具进行卫生处理。在消除了污染后的病原体、媒介生物才可离开疫区。在疫区内实施隔离、治疗、卫生处理和预防措施，可以把疫情控制在尽可能小的范围内，防止疫情扩散。

宣布疫区不仅涉及疫情控制的工作，而且是一项直接关系人民群众生产和生活的重要行政措施，因此，宣布疫区的条件，一是在甲、乙类传染病暴发、流行并有发展趋势时；二是必须在疾病预防控制机构对疫区调查的基础上，由县级以上地方人民政府提出，经上一级人民政府决定后，由提出报告的机关宣布执行。

二、封锁疫区的意义和条件

甲类传染病是对人们生命健康危害最严重的传染病，因此，在甲类传染病暴发、流行的疫区，根据疫情控制的需要，可以宣布疫区封锁措施。实行封锁的疫区，可由当地政府组织公安等有关部门，在通往疫区的出入口设立检查点，阻止疫区内外人员和交通的流动，以便切断传染病的传播途径。

实行疫区封锁的基本条件必须是在甲类传染病暴发、流行的地区。其决定封锁疫区的权限有两种：一般疫区封锁必须经省、自治区、直辖市人民政府决定；特殊疫区的封锁由国务院决定，包括以下四种情况：封锁的区域是大、中城市；封锁的疫区跨省、自治区、直辖市；因封锁需要中断干线交通；封锁国境。

三、传染病疫区处理

1. 甲类传染病处理

接到传染病报告后，当地疾病预防控制机构对甲类传染病病人住所及周围环境进行彻底消毒。对鼠疫病人居住房间和环境按照有关规定杀灭鼠类及蚤类。

2. 乙类传染病处理

对于病毒性肝炎、伤寒和副伤寒、艾滋病、白喉、炭疽、脊髓灰质炎等乙类传染病人、病原携带者或疑似病人，对可能污染的场所，在接到疫情报告后，当地疾病预防控制机构在两日内进行杀灭染疫动物及终末消毒；对不能入院的乙类传染病人由基层人员进行随时消毒。

对于流行性出血热、流行性及地方性斑疹伤寒、流行性乙型脑炎、黑热病、疟疾和登革热等病人住所和环境，由当地疾病预防控制机构指导组织杀灭鼠类和蚊等病媒昆虫；对血吸虫病人周围环境感染区进行查螺灭螺。

四、传染病疫区撤销

疫区实施一系列措施后，具备下列三个条件，原宣布单位宣布撤销解除疫区。

1. 传染源已消除

患传染病的病人已隔离、治愈、死亡或移至他处，病原携带者基本被查清并治愈，患传染病的动物被消灭或治愈，病死者尸体被焚化或深埋。

2. 传播途径已切断

被病人或患病动物所污染的环境以及各种物品被彻底消毒，疫区内的有关病媒昆虫被消灭。

3. 无新发病例发生

经过全面巡诊检疫后，在其相应传染病的一个潜伏期内未再发生新的继发病例和病原携带者。

第七节　传染病监督管理

一、省级卫生行政部门传染病防治监督管理

制订全省、区、市传染病防治卫生监督工作计划，以及相应的工作制度。

组织实施全省、区、市传染病防治卫生监督工作及相关培训，对下级传染病防治卫生监督工作进行指导、检查和督查。

对管辖范围内的医疗卫生机构传染病防治情况实施日常卫生监督。

组织协调、督办传染病防治重大违法案件的查处。

承担上级部门指定或交办的传染病防治卫生监督任务。

二、设区的市、县级卫生行政部门传染病防治监督管理

制订本行政区域内传染病防治卫生监督工作计划，明确卫生监督的项目、重点内容及环节，并组织落实。

组织开展本行政区域内传染病疫情报告的卫生监督。

组织开展本行政区域内传染病疫情控制措施的卫生监督。

组织开展本行政区域内消毒隔离制度执行情况的卫生监督。

组织开展本行政区域内医疗废物处置情况的卫生监督。

组织开展本行政区域内疾病预防控制机构菌（毒）种管理情况的卫生监督。

组织开展本行政区域内传染病防治违法案件的查处。

承担上级部门指定或交办的传染病防治卫生监督任务。

设区的市级卫生行政部门负责对下级卫生行政部门开展的传染病防治日常卫生监督情况进行指导和检查。设区的市级以上卫生监督机构应当有负责传染病防治监督工作的科（处）室，负责传染病防治日常卫生监督的具体工作，县级卫生监督机构应当有负责传染病防治监督的科室或指定专、兼职卫生监督员从事传染病防治卫生监督工作。

县级以上地方人民政府卫生行政部门及其卫生监督机构实施传染病防治卫生监督的监督覆盖率、监督频次由省级卫生行政部门根据当地实际情况作出规定。实施现场卫生监督前，应当明确传染病防治卫生监督任务、方法、要求，检查安全防护装备，做好安全防护。

实施传染病防治现场卫生监督，发现违法行为时，应当依法搜集证据，在证据可能灭失或以后难以取得的情况下，应当依法先行采取证据保全措施。县级以上地方人民政府卫生行政部门及其卫生监督机构应当建立传染病防治卫生监督档案，掌握辖区内医疗卫生机构的基本情况及传染病防治工作情况。上级卫生行政部门及其卫生监督机构每年应当对下级卫生行政部门及其卫生监督机构传染病防治卫生监督情况进行考核评估，并对医疗卫生机构实施监督抽查。

第四章　传染病防治法

第一节　《传染病防治法》概述

一、传染病防治法的概念

传染病是指由病源性细菌、病毒、立克次体和原虫等引起的，能在人间、动物间或人与动物间相互传播的一类疾病。传染病具有传染性、流行性、反复性、死灰复燃、回升趋势和新病种等特点。

传染病防治法是指调整因预防、控制和消除传染病的发生与流行，保障人体健康和公共卫生活动中产生的各种社会关系的法律规范的总称。传染病防治法是公共卫生事业的重要组成部分，是公共卫生法的主要组成部分，它是以保障公民的生命健康为根本目标，直接涉及每个人的切身利益，关系每个人的安全。

二、传染病防治立法过程

传染病能在人与人、动物与动物或人与动物间互相传播，具有流行和反复性，发病率高，对人体健康危害极大，各国政府和世界卫生组织对此高度重视，纷纷制定了有关传染病法律、法规。新中国成立后，我国先后颁布的与传染病有关的法律有：1955 年卫生部制定了《传染病管理办法》；1978 年国务院颁布了《急性传染病管理条例》；1989 年 2 月 21 日人大常委会颁布了《传染病防治法》，并于同年 9 月 1 日起施行；1991 年 12 月 6 日卫生部颁布了《传染病防治法实施办法》，自发布之日起施行；2003 年 5 月 4 日卫生部颁布了《传染性非典型肺炎防治管理办法》，自发布之日起施行；2003 年 5 月 7 日国务院颁布了《突发公共卫生事件应急条例》；新的《传染病防治法》于 2004 年 12 月 1 日实施。上述法律的颁布实施，系统地确立了我国对传染病的预防、疫情报告与分布、控制和监督的法律制度，标志着我国传染病防治工作开始全面走上法制化轨道。

与《传染病防治法》相关的法律有《国境卫生检疫法》《食品安全法》《献血法》等；行政法规有《国内交通卫生检疫条例》《突发公共卫生事件应急条例》《疫苗流通和预防接种管理条例》《病原微生物实验室生物安全管理条例》《医疗废物管理条例》《艾滋病防治条例》《血吸虫病防治条例》等；部门规章主要有《性病防治管理条例》《结核病防治管理办法》《消毒管理办法》等。

三、《传染病防治法》的适用范围

《传染病防治法》规定，在中华人民共和国领域内的一切单位和个人，必须接受医疗保健机构、卫生防疫机构有关传染病的查询、检验、调查取证以及预防、控制措施，并有权检举、控告违反传染病防治法的行为。一切单位包括我国的一切机关、团体、企事业单位，也包括我国领域内的外资企业和中外合资、合作企业等。一切个人即我国领域内的一切自然人，包括中国人、具有外国国籍的人和无国籍人。根据我国有关法律规定和国际惯例，外交人员没有传染病防治方面的豁免权，所有驻中国的外国使、领馆人员也必须遵守《传染病防治法》的规定。

四、法定管理的传染病

传染病是影响人类健康的一组疾病，因此，要搞清其分类对预防、治疗极为重要。临床分型对传染病的隔离、治疗均具有指导意义。《传染病防治法》根据传染病的危害程度和应采取的监督、监测、管理措施，参照国际上统一分类标准，结合我国的实际情况，将全国发病率较高、流行面较大、危害严重的 37 种急性和慢性传染病列为法定管理的传染病，并根据其传播方式、速度及其对人类危害程度的不同，分为甲、乙、丙三类，实行分类管理。

1. 甲类传染病

甲类传染病也称为强制管理传染病，包括鼠疫、霍乱。对此类传染病发生后报告疫情的时限，对病人、病原携带者的隔离、治疗方式以及对疫点、疫区的处理等，均强制执行。

2. 乙类传染病

乙类传染病也称为严格管理传染病，包括病毒性肝炎、细菌性和阿米巴痢疾、伤寒和副伤寒、艾滋病、淋病、梅毒、脊髓灰质炎、麻疹、百日咳、白喉、流行性脑脊髓膜炎、猩红热、流行性出血热、狂犬病、钩端螺旋体病、布鲁氏菌病、炭疽、流行性和地方性斑疹伤寒、流行性乙型脑炎、黑热病、疟疾、登革热等。对此类传染病要严格按照有关规定和防治方案进行预防和控制。对其中的艾滋病、淋病、梅毒、狂犬病和炭疽病人必要时可采取某些强制性措施，控制其传播。

3. 丙类传染病

丙类传染病也称为监测管理传染病，包括肺结核、血吸虫病、丝虫病、包虫病、麻风病、流行性感冒、流行性腮腺炎、风疹、新生儿破伤风、急性出血性结膜炎，以及除霍乱、痢疾、伤寒和副伤寒以外的感染性腹泻病等。对此类传染病要按国务院卫生行政部门规定的监测管理方法进行管理。

国务院可以根据情况，增加或减少甲类传染病病种，并予公布；国务院卫生行政部门可以根据情况，增加或减少乙类、丙类传染病病种，将传染性非典型肺炎、人感染高致病性禽流感、艾滋病列入乙类传染病。

第二节　传染病预防和控制的法律规定

一、传染病的预防

传染病预防是传染病管理工作中一项极其重要的措施，是预防为主卫生方针的具体体现。做好传染病的预防工作，防患于未然，就能减少、控制和消灭传染病的发生和流行。对此，传染病防治法规定必须做好下列各项工作。

（一）加强宣传教育

卫生健康教育指以传播卫生保健知识和技术、预防传染病、增进健康为内容的宣传教育。广泛开展卫生宣传教育，让群众掌握预防传染病和识别传染病的知识，养成良好的卫生习惯，动员社会各界、广大人民群众共同参加卫生防病活动，预防控制传染病的传播与流行，开展群众性卫生活动，消除传染病的传播媒介是一项重要的基础性工作。

（二）消除传播媒介

传染病都是通过一定的传播媒介传播的，例如蚊、蝇、蚤、虱等虫媒通过叮咬吸血可传播疟疾、流行性乙型脑炎等传染病；鼠可传播鼠疫、流行性出血热等。因此，要发动群众开展爱国卫生运动，农牧、林业、卫生、城建、水利等部门要协调配合，共同做好灭鼠、消除各种病媒昆虫以及传播传染病或引起人畜共患传染病的禽畜等宿主动物的防治管理。

（三）加强公共卫生管理

加强公共卫生管理是预防传染病发生的重要措施。应有计划地建设和改造公共卫生设施，对污水、污物、粪便进行无害化处理，改善饮用水卫生条件。

（四）做好预防接种工作

预防接种是控制和消除某些传染病的有效手段之一，是国家贯彻预防为主方针、保护易感人群的重要措施。用法律的形式规定国家实行有计划的预防接种，特别是对儿童实行预防接种证制度，从制度上保证了对人群普遍实行预防接种，并通过主动预防手段达到控制和消除对人群、尤其是对儿童危害较严重的传染病的目的。同时，实行有计划的预防接种，就需要按照传染病预防接种规划执行，由国务院卫生行政部门和省、自治区、直辖市人民政府卫生行政部门分别制订接种计划，并组织实施。国家免疫规划项目的预防接种实行免费的，是指不需要个人来承担国家免疫规划项目的预防接种费用，其费用由国家、省两级财政分担。预防接种是成功的和符合成本－效益原则的公共卫生干预措施之一。这是国家向人民提供公共产品的具体体现。这就更能保障国家免疫规划项目的实施，保证受种者的合法权益，保障传染病预防控制工作的有效开展。

当前，国家实行有计划预防接种的病种有脊髓灰质炎、麻疹、白喉、百日咳、破伤风、肺结核和乙型肝炎。一些省份已将流行乙型脑炎、流行性脑脊髓膜炎、风疹、流行性腮腺炎纳入常规预防接种病种，将炭疽、布鲁氏菌病、鼠疫、森林脑炎、钩端螺旋体病等，根据情况纳入预防接种病种。狂犬疫苗普遍被列为可以感染狂犬病病毒的动物咬（抓）伤后要求立即接种的疫苗。为保障出国人员的健康，对进入黄热病流行国家或地区的人员规定必须接种黄热病疫苗。目前，有些疫苗的预防接种实行有偿服务，即个人承担疫苗费用及注射费用，如接种甲型肝炎疫苗、流行性感冒疫苗等。随着更多新疫苗的问世，以及我国经济实力的提高，计划预防接种的病种还会相应增加。

预防接种对象是居住在我国境内的任何人，包括境内的中国人、港澳台地区的同胞以及居住在我国境内的外国侨民及其子女、留学生等。预防接种的对象不分民族、信仰、性别和居住地区，羁押和被监管人员也应包括在内。

儿童时期缺少抵抗传染病的免疫力，最容易得各种传染病，因此，对儿童实行预防接种证制度做出特别规定。各级各类医疗卫生机构以及个体医生按其职责负责预防接种工作的具体实施。

儿童接种证由适龄儿童的家长或监护人向施行预防接种的医疗卫生机构申请办理，并妥善保存。规定接种前已证实有过自然感染或者已进入恢复期者，可免于对该病种的疫苗接种。计划免疫是根据疫情监测和人群免疫状况分析，按照规定的免疫程序，有计划地利用生物制品进行人群预防接种，以提高人群的免疫能力，达到控制、消灭相应传染病的目的。国家实行有计划的预防接种制度。各级政府卫生行政部门负责制订本辖区内计划免疫工作规划、目标，并组织实施。各级卫生防疫机构负责辖区内计划免疫工作的技术指导。

（1）人工自动免疫：指以免疫原性物质接种人体使人体产生特异性免疫。

①活疫（菌）苗：结核、鼠疫、脊髓灰质炎、流感等疫苗；

②死疫（菌）苗：霍乱、伤寒、副伤寒、乙型脑炎等疫苗；

③类毒素：破伤风、白喉类毒素。

（2）人工被动免疫：指将含有抗体的血清或其制剂注入人体内，使机体马上获得现成抗体而受到保护。

①免疫血清：白喉抗毒素、破伤风抗毒素。治疗预防均可。

②免疫球蛋白（丙种球蛋白、胎盘球蛋白）：预防麻疹、甲型肝炎。

（3）被动自动免疫：指在有疫情时用于保护接触者的一种免疫方法。

如给接触过白喉传染源的易感者注射白喉抗毒素，使其马上得到抗毒素被动免疫的保护，同时接种白喉类毒素刺激其机体产生特异性抗体而得到自动免疫的保护。

（五）遵守卫生制度

1. 健康检查制度

传染病病人、病原携带者和疑似传染病病人，在治愈或者排除传染病嫌疑前，不得从事食品生产、经营和水源管理、整容、托幼机构、集体食堂、宾馆、饭店、浴池等易使传染病扩散的工作。此类工作人员每年应至少进行一次健康检查，取得健康合格证后方可上岗。

2. 消毒管理制度

消毒是指采用化学、物理、生物的方法杀灭或消除环境中的致病性微生物，这是切断传染病传播途径的重要工作。被甲类传染病病原体污染的污水、污物、粪便，有关单位和个人必须在卫生防疫机构的指导监督下进行严密消毒后处理；拒绝消毒处理的，当地政府可以采取强制措施。被乙类、丙类传染病病原体污染的污水、污物、粪便，有关单位和个人必须按照卫生防疫机构提出的卫生要求进行处理。医疗保健机构必须严格执行国家卫生行政部门规定的消毒、隔离制度和操作规程，防止医院内感染和医源性感染的发生。

被甲类传染病病原体污染的生活"三废"必须严密消毒后处理，拒绝消毒处理的，当地政府可采取强制措施。处理要求如下：

（1）被鼠疫病原体污染：①被污染的室内空气、地面、四壁必须进行严格消毒，被污染的物品必须严格消毒或者焚烧处理；②彻底消除鼠疫区内的鼠类、蚤类；发现病鼠、死鼠应当送检，解剖检验后的鼠尸必须焚化；③疫区内啮齿类动物的皮毛不能就地进行有效的消毒处理时，必须在卫生防疫机构的监督下焚烧。

（2）被霍乱病原体污染：①被污染的饮用水，必须进行严格消毒处理；②污水经消毒处理后排放；③被污染的食物要就地封存，消毒处理；④粪便消毒处理达到无害化；⑤被污染的物品，必须进行严格消毒或者焚烧处理。

被乙类、丙类传染病病原体污染的生活"三废"按卫生防疫机构的要求处理。处理要求如下：①被污染的饮用水，应当进行严格消毒处理；②污水经消毒处理后排放；③被污染的物品，应当进行严格消毒处理或者焚烧处理；④粪便消毒处理达到无害化。

死于炭疽的动物尸体必须就地焚化，被污染的用具必须消毒处理，被污染的土地、草皮消毒后，必须将 10 cm 的表层土铲除，并在远离水源及河流的地方深埋。

医疗保健机构必须严格执行国家卫生行政部门规定的消毒、隔离制度和操作规程，防止医院内感染和医源性感染的发生。处理要求如下：

①任何单位和个人不准使用国务院卫生行政部门禁止进口的血液和血液制品；②不符合国家标准的消毒药剂和消毒器械、卫生用品、卫生材料、一次性医疗器材、隐形眼镜、人造器官等不得使用。

3. 菌种、毒种管理制度

传染病菌种、毒种的保藏、携带、运输必须按照国务院卫生行政部门的规定严格管理。

（1）分类：①一类：鼠疫耶尔森氏菌、霍乱弧菌、天花病毒、艾滋病病毒（4种）；②二类：布氏菌、炭疽菌、麻风杆菌、肝炎病毒、狂犬病毒、出血热病毒、登革热病毒、斑疹伤寒立克次体（8种）；③三类：脑膜炎双球菌、链球菌、淋病双球菌、结核杆菌、百日咳嗜血杆菌、白喉棒状杆菌、沙门氏菌、志贺氏菌、破伤风梭状杆菌、钩端螺旋体、梅毒螺旋体、乙型脑炎病毒、脊髓灰质炎病毒、流感病毒、流行性腮腺炎病毒、麻疹病毒、风疹病毒（17种）。

国务院卫生行政部门可以根据情况增加或者减少菌（毒）种的种类。

（2）管理：①保藏：由卫生部指定的单位负责。②供应：一、二类菌（毒）种，由卫生部指定的保藏、管理单位供应，三类菌（毒）种，由专业实验室或者卫生部指定的保藏管理单位供应。③使用：一类菌（毒）种，由卫生部批准；二类菌（毒）种，由省级卫生厅批准；三类菌（毒）种，由县级卫生局批准。④运输：一、二类菌（毒）种，派专人直接到供应单位领取，不得邮寄；三类菌（毒）种，持邮寄单位证明，按照菌（毒）种邮寄与包装的有关规定办理。

（六）做好专业人员的防护和医疗保健

对从事传染病预防、医疗、科研、教学的人员，现场处理疫情的人员，以及在生产、工作中接触传染病病原体的其他人员，有关单位应根据国家规定，采取有效的防护措施和医疗保健措施。

（七）自然疫源地建设项目的卫生调查

在自然疫源地和可能是自然疫源地的地区兴办的大型建设项目，在开工前建设单位应当申请当地卫生防疫机构对施工环境进行卫生调查，并根据卫生防疫机构的意见，采取必要的卫生防疫措施。施工期间，建设单位应当设定专人负责工地上的卫生防疫工作。

（八）充分发挥预防保健组织作用

预防保健组织是指各级卫生防疫机构和各级各类医疗保健机构以及专业防治机构。在传染病防治工作中，它们应当贯彻预防为主的方针，积极履行业务技术指导职能，并与有关部门密切协作，发动和组织群众积极主动地与病害作斗争，同时研究传染病发生、发展规律，找出并落实有效的防治措施。

二、传染病病人、病原携带者和疑似传染病病人有关权利和义务

传染病病人、疑似传染病病人：指根据国务院卫生行政部门发布的《法定传染病诊断标准及处理原则》中的规定，符合传染病病人和疑似传染病病人诊断标准的人。

病原携带者：是指感染传染病病原体无临床症状但能排出病原体的人。

治愈：指传染病病人、病原携带者在治疗和矫治过程中，达到临床上的治愈（即临床症状和体征消失）以及微生物学检验阴性（即经过连续三次微生物学检验均未检出该病的致病性微生物）。

《传染病防治法》规定，国家和社会关心、帮助传染病病人、病原携带者和疑似传染病病人，消除歧视，保障权利，使其得到及时救治。任何单位和个人不得歧视传染病病人、病原携带者和疑似传染病病人。

保护公众的安全，有必要对传染病病人、病原携带者和疑似传染病病人就业实施特别限制。传染病病人、病原携带者和疑似传染病病人，在治愈前或者在排除传染病嫌疑前，不得从事法律、行政法规和国务院卫生行政部门规定禁止从事的易使该传染病扩散的工作。

由于传染病病人、病原携带者随时可以通过各种途径向外界环境排出和扩散该病的病原体而有可能感染接触过他们的健康人，因此，为了保护他人的健康和安全，应当对传染病病人、病原携带者从事工作进行必要的限制。根据规定，在患病或者携带病原体期间，或排除传染病嫌疑前，不得从事某些易使该传染病扩散的工作。根据《食品卫生法》、《公共场所卫生管理条例》、《化妆品卫生监督条例》等法律、行政法规和卫生部的有关规定，传染病病人、病原携带者和疑似传染病病人不得从事易使传染病扩散的工作主要有以下几类：①食品生产经营中从事接触直接入口食品的工作；②饮用水的生产、管理、供应等工作；③在公共场所从事直接为顾客服务的工作；④托幼机构的保育、教育等工作；⑤美容、整容等工作；⑥直接从事化妆品生产的工作；⑦其他与人群接触密切的工作。

三、疾病预防控制机构、医疗机构在传染病防治中的职责

随着卫生事业的改革与发展，承担传染病预防控制工作的卫生防疫机构，更名组建疾病预防控制机构和卫生监督机构。组建后的疾病预防控制机构是法定从事疾病预防控制工作的技术支持单位。为了使各级疾病预防控制机构更加明确在

传染病预防控制中的具体职责，同时考虑到在具体职责中，国家、省级疾病预防控制机构与设区的市和县级疾病预防控制机构工作重点有所不同，所承担的责任也不相同。因此，除规定了各级疾病预防控制机构的职责外，还专门对国家、省级疾病预防控制机构与设区的市和县级疾病预防控制机构的职责进行了规定，这样更便于各疾病预防控制机构把握自己的工作目标，确定自己的工作重点。

其职责为：①实施传染病预防控制规划、计划和方案；②收集、分析和报告传染病监测信息，预测传染病的发生、流行趋势；③开展对传染病疫情和突发公共卫生事件的流行病学调查、现场处理及其效果评价；④开展传染病实验室检测、诊断、病原学鉴定；⑤实施免疫规划，负责预防性生物制品的使用管理；⑥开展健康教育、咨询，普及传染病防治知识；⑦指导、培训下级疾病预防控制机构及其工作人员开展传染病监测工作；⑧开展传染病防治应用性研究和卫生评价，提供技术咨询。

国家、省级疾病预防控制机构负责对传染病发生、流行以及分布进行监测，对重大传染病流行趋势进行预测，提出预防控制对策，参与并指导对暴发的疫情进行调查处理，开展传染病病原学鉴定，建立检测质量控制体系，开展应用性研究和卫生评价。

设区的市和县级疾病预防控制机构负责传染病预防控制规划、方案的落实，组织实施免疫、消毒、控制病媒生物的危害，普及传染病防治知识，负责本地区疫情和突发公共卫生事件监测、报告，开展流行病学调查和常见病原微生物检测。

四、传染病疫情的报告、通报和公布

1. 疫情的报告

（1）疫情报告人：《传染病防治法》规定，疫情报告人分为义务报告人和责任报告人。义务报告人是指城乡居民、机关团体、车站、码头、机场、饭店职工及其他人员。上述人员在发现传染病病人或疑似传染病病人时，应及时向附近卫生院、医院或卫生防疫机构报告，这是每个公民应尽的义务。责任报告人是指执行职务的医疗保健人员、卫生防疫人员。上述人员在发现传染病病人、病原携带者、疑似传染病病人，应依法认真填写疫情报告卡，向卫生防疫机构报告疫情，并另作疫情登记备查。同时应尽快采取传染病防治措施，以控制疫情传播。

（2）疫情报告时限：责任疫情报告人发现甲类传染病和乙类传染病中的艾滋病、肺炭疽病人、病原携带者、疑似传染病病人时，城镇于 6 h 内，农村于 12

h 内以最快通讯方式向发病地卫生防疫机构报告，同时报告传染病报告卡；发现乙类传染病病人、病原携带者和疑似传染病病人时，城镇于 12 h 内，农村于 24 h 内向发病地卫生防疫机构报出传染病报告卡；在丙类传染病监测区发现丙类传染病病人时，应在 24 h 内向发病地的卫生防疫机构报告传染病报告卡。卫生防疫机构发现传染病流行或者接到甲类传染病和乙类传染病中的艾滋病、炭疽中的肺炭疽的疫情报告，应当立即报告当地卫生行政部门，由当地卫生行政部门立即报告当地政府，同时报告上级卫生行政部门和国务院卫生行政部门。

2. 疫情的通报和公布

《传染病防治法》规定，国务院卫生行政部门应当及时地如实通报和公开疫情，并可以授权省、自治区、直辖市政府卫生行政部门及时地如实通报和公布本行政区域的疫情。

五、传染病的控制

传染病控制，是指当传染病发生或暴发、流行时，为了阻止传染病的扩散和蔓延而采取的措施。

1. 一般性控制措施

（1）对甲类传染病病人和病原携带者，乙类传染病中的艾滋病病人、炭疽病中的肺炭疽病人，予以隔离治疗。隔离期限根据医学检查结果确定。拒绝隔离治疗或者隔离期未满擅自脱离隔离治疗的，可以由公安部门协助治疗单位采取强制隔离治疗措施。

（2）对除艾滋病病人、炭疽中的肺炭疽病人以外的乙类、丙类传染病病人，根据病情采取必要的治疗和控制传播措施。

（3）对疑似甲类传染病病人，在明确诊断前，在指定场所进行医学观察。

（4）对传染病病人、病原携带者、疑似传染病病人传染的场所、物品和密切接触的人员，实施必要的卫生处理和预防措施。

在实施以上传染病控制措施时，传染病病菌人及其亲属和有关单位以及居民或者村民组织应当配合实施。

2. 紧急措施

当传染病暴发、流行时，当地政府应当立即组织力量进行防治，切断传染途径；必要时，报经上一级政府决定，可以采取下列紧急措施：①限制或停止集市、集会、影剧院演出或其他人群聚集的活动。②停工、停业、停课。③临时征用房屋、交通工具。④封闭被传染病病原体污染的公共饮用水水源。

县级以上地方政府接到下一级政府关于采取上述紧急措施的报告时，必须在规定的 24 h 内做出决定。紧急措施的解除，由原决定机关宣布。

3. 疫区封锁

疫区是指传染病在人群中暴发或者流行，其病原体向周围传播时可能波及的地区。疫源地指传染源向其周围传播病原体的所能波及的范围。疫点指范围较小的疫源地或传染源。疫区封锁就是限制疫区与非疫区之间的各种形式的交往。《传染病防治法》规定，甲类、乙类传染病暴发、流行时，县级以上地方政府报经上一级地方政府决定，可以宣布疫区，在疫区内可采取前述紧急措施，并可对出入疫区人员、物资和交通工具实施卫生检疫。由于封锁区关系到政治、经济以及人民群众生活、安全等问题，《传染病防治法》还规定，经省、自治区、直辖市政府决定，可以对甲类传染病疫区实施封锁；封锁大、中城市的疫区或跨省、自治区、直辖市的疫区，以及封锁疫区导致中断干线交通或者封锁国境的，由国务院决定。疫区封锁的解除，由原决定机关宣布。

第三节　传染病监督管理的法律规定

一、卫生行政部门及其职责

县级以上人民政府卫生行政部门监督检查职责和省级以上人民政府卫生行政部门组织处理传染病防治重大事项的规定。

（一）卫生行政部门的监督检查职责

传染病的防治工作关系到人民群众的生命健康，涉及方方面面。各级人民政府卫生行政部门是传染病防治工作的主管部门，负有重要的职责。根据《传染病防治法》第六条的规定，国务院卫生行政部门主管全国传染病防治及其监督管理工作；县级以上地方人民政府卫生行政部门负责本行政区域的传染病防治及其监督管理工作。因此，对传染病防治工作进行监督检查是卫生行政部门的一项基本职责，卫生行政部门监督的对象是其他在传染病防治中负有相应法定职责的组织和与传染病防治有关的行为。这些被监督的对象和行为包括以下方面。

1. 监督下级卫生行政部门的工作

行政机关上下级之间有一种层级监督关系，也就是上级监督下级。一般来说，大量的、具体的行政管理工作是由县级政府的有关部门承担的，上级政府有关行政部门领导和监督下级政府有关行政部门。在传染病防治工作中也是如此，根据《传染病防治法》规定，地方人民政府卫生行政部门负责本行政区域的传染病防治工作，在传染病的预防、疫情报告、疫情通报、疫情公布、疫情控制等方面负有重要职责。此外，还负有监督其他传染病防治工作参与机关的职责。上级卫生行政部门要对下级卫生行政部门是否做好这些工作进行监督，以保障法律的贯彻实施。

2. 监督疾病预防控制机构和医疗机构的传染病防治工作

（1）疾病预防控制机构是传染病防治工作的主要参与者，作为政府举办的专门从事传染病防治工作的事业单位，它承担了许多基础性的工作，是防治传染病的关键环节，疾病预防控制机构工作的成效往往决定了传染病防治效果的好坏。各级疾病预防控制机构在传染病预防控制中承担的职责有：实施传染病预防控制规划、计划和方案；收集、分析和报告传染病监测信息，预测传染病的发生、流行趋势；开展对传染病疫情和突发公共卫生事件的流行病学调查、现场处理及其效果评价；开展传染病实验室检测、诊断、病原学鉴定；实施免疫规划，负责预防性生物制品的使用管理；开展健康教育、咨询，普及传染病防治知识；指导、培训下级疾病预防控制机构及其工作人员开展传染病监测工作；开展传染病防治应用性研究和卫生评价、提供技术咨询等。各级卫生行政部门根据分级管理的原则，对疾病预防控制机构承担的上述职责进行监督检查。

（2）医疗机构在传染病的预防控制工作中地位也相当重要，可以说是传染病防治工作的前沿阵地。根据《传染病防治法》规定，医疗机构在传染病预防、控制工作中，医疗机构主要承担与医疗救治有关的传染病防治工作和责任区域内的传染病预防工作。具体包括：严格执行有关管理制度和操作规定，防止传染病的医源性感染和医院感染；承担传染病疫情报告、本单位的传染病预防以及责任区域内的传染病预防工作；承担医疗活动中与医院感染有关的危险因素监测、安全防护、消毒、隔离和医疗废物处置工作；对传染病病原体实行严格管理，严防传染病病原体的实验室感染和病原微生物的扩散；发现传染病时，采取相应的措施；按照规定对使用的医疗器械进行消毒；对按照规定一次使用的医疗器具，应当在使用后予以销毁；对传染病病人或者疑似传染病病人提供医疗救护、现场救援和接诊治疗等。卫生行政部门作为医疗卫生事业的主管部门，对医疗机构的上述行为进行监督检查。

3. 监督采供血机构的采供血活动

经血液传播是传染病的一个重要传播途径，乙肝、艾滋病等许多传染病都可以经过血液传播。因此，管好血液、保证用血安全是预防传染病的一个重要的环节。为了规范献血、医疗用血，保证献血者和用血者的安全，预防经血液途径传播疾病的发生，《献血法》确立了无偿献血制度，明确了采供血机构、医疗机构在采供血工作中的责任，是采供血机构所应遵守的主要法律规范。为了进一步预防经血液传播的传染病发生，《传染病防治法》第二十三条重申了采供血机构必须严格执行国家有关规定，保证血液质量，禁止非法采集血液或者组织他人出卖血液。这些都是卫生行政部门监督检查的依据。

4. 监督消毒产品及其生产单位、饮用水供水单位的生产或者供应活动以及涉及饮用水卫生安全的产品

消毒产品的质量关系到传染病预防的效果，生产单位应当保证其质量。按照《传染病防治法》第二十九条的规定，用于传染病防治的消毒产品应当符合国家卫生标准和卫生规范。此外，生产用于传染病防治的消毒产品的单位和生产用于传染病防治的消毒产品，应当经省级以上人民政府卫生行政部门审批。卫生行政部门按照上述规定，对消毒产品生产单位和消毒产品进行监督。

为了保证居民用水安全，预防传染病的发生，根据《传染病防治法》第二十九条的规定，饮用水供水单位供应的饮用水和涉及饮用水卫生安全的产品，应当符合国家卫生标准和卫生规范。除此之外，饮用水供水单位从事生产或者供应活动，还应当依法取得卫生许可证。卫生行政部门对上述行为进行监督。

5. 对菌种、毒种和传染病检测样本的采集、保藏、携带、运输、使用进行监督

菌种、毒种和传染病检测样本是进行医疗研究和查找病因的依据，但如果管理不当，也会造成传染病的发生，实践中这样的例子曾经发生过。因此，《传染病防治法》第二十六条规定对传染病菌种、毒种和传染病检测样本的采集、保藏、携带、运输和使用实行分类管理，建立健全严格的管理制度。对可能导致甲类传染病传播的以及国务院卫生行政部门规定的菌种、毒种和传染病检测样本，确需采集、保藏、携带、运输和使用的，须经省级以上人民政府卫生行政部门批准。卫生行政部门根据上述规定，根据职责、权限对菌种、毒种和传染病检测样本的采集、保藏、携带、运输、使用进行监督。

6. 对公共场所和有关单位的卫生条件和传染病预防、控制措施进行监督

传染病的防治不仅仅是政府和卫生行政部门的责任，也不仅仅是疾病预防控制机构、医疗机构的责任，一切单位和个人都有义务参与传染病的防治工作。公

共场所的管理单位和各有关单位要在自己的责任范围内，按照法律的规定和疾病预防控制机构的要求，搞好传染病防治工作。作为传染病防治的主要部门，卫生行政部门要对公共场所和有关单位的卫生条件和传染病预防、控制措施进行监督。

（二）传染病防治重大事项的处理

重大的传染病防治涉及的面广，影响的人数多，处理的难度大，需要大量的人力、物力和财力支持，基层政府往往无力独自承担防治职责。因此，《传染病防治法》第五十三条明确规定由省级以上人民政府卫生行政部门负责组织处理。这样就可以集一省或一国之力，予以防治，力度大，效果好。至于什么样的传染病事项是重大事项，法律没有明确，可以由省级以上人民政府卫生行政部门作出判断。

（三）卫生行政部门履行监督检查时调查取证

卫生行政部门是传染病防治工作的主管部门，负责监督《传染病防治法》的实施。为了保证卫生行政部门履行监督管理职责，必须赋予其相应的调查取证权，这是卫生行政部门正确作出行政决定的重要保证。卫生行政部门有两项调查取证权。

1. 进入被检查单位和疫情现场

进入被检查单位和疫情现场是调查取证的重要方式。一方面，法律必须明确执法部门可以进入被检查单位进行现场检查，被检查单位不得拒绝、阻挠。否则，可以按照《治安处罚条例》第十九条的有关规定给予治安处罚；构成犯罪的，可以按照《刑法》第二百七十七条规定追究刑事责任。另一方面，执法部门也要避免频繁地进入生产经营者的生产经营场所，从而保护生产经营者正常的生产经营活动。在实际工作中，对待有违法嫌疑或被举报有违法行为的单位，执法部门应当进入被检查单位进行检查；没有违法嫌疑或者没有举报的，执法部门应慎重行使这项权力。

除了进入生产经营场所外，还有需要进入疫情现场的情况，这里的疫情现场有可能是居民家中。要进入公民住宅，必须有法律的授权，否则构成非法侵入。《传染病防治法》规定卫生行政部门有权进入传染病疫情现场。

2. 查阅或者复制有关的资料和采集样本

证据的收集对行政机关正确作出行政决定至关重要。为了监督的需要，《传染病防治法》赋予卫生行政部门查阅或者复制有关资料的权力。采集样本就是为了查清病因，而采集人体的血液、排泄物等作为样本，一般是作为医学分析之用，但同时也可以作为证据使用。卫生行政部门需要采集样本时，应当结合医学治疗，不宜仅为收集执法的证据而使用这种手段。

（四）卫生行政部门采取临时控制措施

1. 县级以上地方政府卫生行政部门采取临时控制措施的条件

（1）必须在实行监督检查职责时采取临时控制措施。县级以上地方人民政府卫生行政部门监督检查职责包括：对下级政府卫生行政部门履行《传染病防治法》规定的传染病防治职责进行监督检查；对疾病预防控制机构、医疗机构的传染病防治工作进行监督检查；对采供血机构采取的预防经血液传播疾病控制措施进行监督检查；对用于传染病防治的消毒产品及其生产单位和饮用水供水单位从事生产或者供应活动以及涉及饮用水安全的产品进行监督检查；对传染病菌种、毒种以及传染病检测样本采集、保藏、携带、运输、使用进行监督检查；对公共场所和有关单位的卫生条件和传染病预防、控制措施进行监督检查。

（2）必须在发现被传染病病原体污染的公共饮用水水源、食品及相关物品，如不及时采取控制措施可能导致传染病传播、流行的情况下，才可采取控制措施。

生活饮用水简称饮用水，包括公共饮用水和私人饮用水。公共饮用水按照供水方式的不同，可以分为集中式供水饮用水和二次供水饮用水。集中式供水指由水源集中取水，经统一净化处理和消毒后，由输水管网送至用户的供水方式（包括公共供水和单位自建设施供水）。二次供水指将来自集中式供水的管道水另行加压、贮存，再送至水站或用户的供水设施，包括客运船舶、火车、客车等交通运输工具上的供水（有独自制水设施者除外）。公共饮用水水源是指集中式供水的江河、湖泊、溪潭、水库、涵渠等生活饮用水资源。

2. 采取的临时控制措施的种类

（1）临时控制措施是指发生传染病疫情时，为了及时有效地控制疫情，消除传染病在人群中继续传播和流行危险所采取的临时性防治措施。县级以上地方政府卫生行政部门采取的临时控制措施包括三种：封闭公共饮用水水源、封存食品及相关物品、暂停销售。其中封闭公共饮用水水源、封存食品及相关物品是对物的控制措施，暂停销售是对行为的控制措施。

（2）检验和消毒。县级以上地方人民政府卫生行政部门采取封闭公共饮用水水源、封存食品及相关物品或者暂停销售的临时控制措施时，应当同时对被传染病病原体污染的公共饮用水水源、食品及相关物品予以检验或者进行消毒。消毒是指用化学、物理、生物的方法杀灭或者消除环境中的病原微生物。

（五）卫生行政部门工作人员执法的程序

1. 卫生行政部门工作人员依法执行职务时的一般性程序要求

卫生行政部门工作人员依法执行职务中的"依法"是指依据法律、法规和规章的规定。其中依据的法律主要有：《传染病防治法》、《食品卫生法》、《药品管理法》、《母婴保健法》、《献血法》、《国境卫生检疫法》等；依据的行政法规主要有：《血液制品管理条例》、《国内交通卫生检疫条例》、《突发公共卫生事件应急条例》等。

卫生行政部门工作人员执行职务时的一般性程序要求包括三个方面：①不得少于两个工作人员；②出示执法证件；③填写卫生执法文书。

2. 卫生执法文书

为规范卫生行政执法行为，卫生部制定了卫生行政执法文书规范，对卫生执法文书的适用范围、制作要求、文书管理等作出了具体规定。卫生执法文书适用于现场卫生监督、卫生行政处罚等卫生行政执法活动。卫生执法文书格式样式由卫生部统一制定。省级卫生行政机关还可以根据工作需要补充相应文书。

卫生执法文书的内容包括：卫生监督意见书、职业禁忌人员调离通知书、卫生行政控制决定书、解除卫生行政控制通知书、封条、案件受理记录、立案报告、案件移送书、现场检查笔录、询问笔录、证据先行登记保存决定书、证据先行登记保存处理决定书、案件调查终结报告、合议记录、行政处罚事先告知书、陈述和申辩笔录、行政处罚听证告知书、行政处罚听证通知书、听证笔录、听证意见书、行政处罚决定书、当场行政处罚决定书、送达回执、强制执行申请书、结案报告、产品样品采样记录、非产品样品采样记录、产品样品确认通知书、产品样品确认书、技术鉴定委托书、检验结果告知书、行政答辩状、行政上诉状、行政申诉状、调查笔录、行政处罚陈述申辩告知书、重大案件领导讨论记录、责令改正通知书、行政处罚审批表、证据先行登记保存审批表、没收物品处置单、物品清单、案件处理审批表、调取证据清单、建设项目设计卫生审查认可书、建设项目竣工卫生验收认可书、其他相关证明、行政受理文书、原始文档保存等。

填写执法文书时应注意用蓝色或黑色的水笔或签字笔填写，保证字迹清楚、文字规范、文面清洁。有条件的卫生行政机关可按照规定的格式打印。因书写错误需要对文书进行修改的，应用杠线划去修改处，在其上方或者接下处写上正确内容。对外使用的文书作出修改的，应在改动处加盖校对章，或由对方当事人签名或盖章。预先设定的文书栏目，应逐项填写。摘要填写的，应简明、完整、准确。签名和注明日期，必须清楚无误。

二、传染病防治监督管理机关及其职责

《传染病防治法》规定，执行传染病防治监督管理工作职权的机关是各级政府卫生行政部门和受国务院卫生部门委托的其他有关部门（如铁路、交通部门）卫生主管机构。

各级政府卫生行政部门对传染病防治工作的监督管理职权是：①对传染病的预防、治疗、监测、控制和疫情管理措施进行监督、检查；②责令被检查单位或个人限期改进传染病防治管理工作；③对违反《传染病防治法》的行为给予行政处罚。

三、传染病管理监督员及其职责

各级政府卫生行政部门和受国务院卫生行政部门委托的其他有关部门卫生主管机构以及各级各类卫生防疫机构内设立传染病管理监督员，执行卫生行政部门或其他有关部门卫生主管机构交付的传染病监督管理任务。传染病管理监督员由合格的卫生专业人员担任，由省级以上政府卫生行政部门聘任并发给证件。

传染病管理监督员的职责是：①检查、监督、指导传染病防治措施的落实；②进行现场调查，包括采集必需的检验标本及查阅、索取、翻印复制必要的文字、图片、声像资料等，并根据调查情况写出书面报告；③宣传《传染病防治法》，检查执行情况，对违法单位或者个人提出处罚建议；④执行卫生行政部门或者其他有关部门卫生主管机构交付的任务；⑤及时提出预防和控制传染病措施的建议。

四、传染病管理检查员及其职责

各级各类医疗保健机构设立传染病管理检查员，由本单位推荐，经分管该医疗保健机构的县级以上地方政府卫生行政部门批准并发给证件。

传染病管理检查员的职责是：①结合本单位及责任地段具体情况，宣传《传染病防治法》；②检查本单位及责任地段的传染病防治措施的实施和疫情报告执行情况；③对本单位及责任地段的传染病防治工作进行检查、指导；④执行卫生行政部门和卫生防疫机构对本单位及责任地段提出的改进传染病防治管理工作的

意见；⑤定期向卫生行政部门指定的卫生防疫机构汇报工作情况，遇到紧急情况随时报告。

第四节 《传染病防治法》的法律责任

一、行政责任

1. 行政处罚

根据《传染病防治法》规定，有下列行为之一的，由县级以上政府卫生行政部门责令限期改正，可以处以罚款；有造成传染病流行危险的，由卫生行政部门报请同级政府采取强制措施，可以处5 000元以下的罚款：

①供水单位供应的饮用水不符合国家规定的卫生标准的；

②单位自备水源未经批准与城镇供水系统连接的；

③未按城市环境卫生设施标准修建公共卫生设施致使生活"三废"不能进行无害化处理的；

④对被传染病病原体污染的生活"三废"不按规定进行消毒处理的；

⑤对被甲类和乙类传染病病人，病原携带者，疑似传染病病人污染的场所、物品未按照卫生防疫机构的要求实施必要的卫生处理的；

⑥造成传染病的医源性感染、医院内感染、实验室感染和致病性微生物扩散的；

⑦生产、经营、使用消毒药剂和消毒器械、卫生用品、卫生材料、一次性医疗器材、隐形眼镜、人造器官等不符合国家卫生标准，可能造成传染病的传播、扩散或者造成传染病的传播、扩散的；

⑧准许或者纵容传染病病人、病原携带者和疑似传染病病人，从事国务院卫生行政部门规定禁止从事的易使该传染病扩散工作的；

⑨传染病病人，病原携带者故意传播传染病，造成他人感染的；

⑩甲类传染病病人，病原携带者或者疑似传染病病人，乙类传染病中艾滋病、肺炭疽病人拒绝进行隔离治疗的；

⑪招用流动人员的用工单位，未向卫生防疫机构报告并未采取卫生措施，造成传染病传播、流行的；

⑫违章养犬或者拒绝、阻挠捕杀违章犬，造成咬伤他人或者导致人群中发生

狂犬病的。

有下列行为之一的，属情节较严重，可以处 20 000 元以下的罚款：

①造成甲类传染病、艾滋病、肺炭疽传播危险的；

②造成除艾滋病、肺炭疽之外的乙、丙类传染病暴发、流行的；

③造成传播病菌（毒）种扩散的；

④造成病人残疾、死亡的；

⑤拒绝执行《传染病防治法》及其实施办法的规定，屡经教育继续违法的。

有下列情节的可分别处以罚款：

①在自然疫源地和可能是自然疫源地的地区兴建大型建设项目未经卫生调查即进行施工的，可以处 2 000 元以上 20 000 元以下的罚款；

②出售、运输被传染病病原体污染和来自疫区可能被传染病病菌原体污染的皮毛、旧衣物及生活用品的，可以处出售金额一倍以下的罚款；造成传染病流行的，根据情节，可以处相当出售金额三倍以下的罚款，危害严重，出售金额不满 2 000 元的，以 2 000 元计算。

③非法经营，出售用于预防传染病菌苗、疫苗等生物制品的，可以处相当出售金额三倍以下的罚款，危害严重，出售金额不满 5 000 元的，以 5 000 元计算；

④个体行医人员在执行职务时，不报、漏报、迟报传染病疫情的，由县级以上政府卫生行政部门责令限期改正，限期内不改的，可以处 100 元以上、500 元以下罚款，对造成传染病传播流行的，可以处 200 元以上、2 000 元以下罚款。

当事人对罚款决定不服的，可以自收到处罚决定通知书之日起 15 日内向上一级卫生行政部门申请复议；对复议决定仍然不服的，可以自收复议决定通知书之日起 15 日内向法院提起诉讼。当事人也可以自收到处罚决定通知书之日起 15 日内，直接向法院提起诉讼。逾期不申请复议或者不提出诉讼又不履行的，做出处罚决定的卫生行政部门可以申请法院强制执行。

2. 行政处分

根据《传染病防治法》规定，有下列行为之一者，给予行政处分：①从事实验、保藏、携带、运输传染病菌种、毒种的人员，违反国务院卫生行政部门的有关规定，造成传染病菌种、毒种扩散，情节轻微的；②从事传染病的医疗保健、卫生防疫、监督管理的人员和政府有关主管人员玩忽职守，造成传染病传播或者流行的；③传染病暴发、流行时，妨碍或者拒绝执行政府采取紧急措施的；④传染病暴发、流行时，医疗保健人员、卫生防疫人员拒绝执行各级政府卫生行政部门调集其参加控制疫情的决定的；⑤对控制传染病暴发、流行负有责任的部门拒绝执行政府有关控制疫情决定的；⑥无故阻止和拦截依法执行处理疫情任务的车辆和人员的。

二、刑事责任

对违反《传染病防治法》，情节严重、造成严重后果的，由司法机关依法追究刑事责任。

《刑法》第三百三十条规定，违反《传染病防治法》的规定，有下列情形之一，引起甲类传染病传播或者有传播严重危险的，处3年以下有期徒刑或者拘役；后果特别严重的，处3年以上7年以下有期徒刑：①供水单位供应的饮用水不符合国家规定的卫生标准的；②拒绝按照卫生防疫机构提出的卫生要求，对传染病病原体污染的污水、污物、粪便进行消毒处理的；③准许或者纵容传染病病人、病原携带者和疑似传染病病人从事国务院卫生行政部门规定禁止从事的易使该传染病扩散的工作的；④拒绝执行卫生防疫机构依照《传染病防治法》提出的预防、控制措施的。

单位犯罪的，对单位判处罚金，并对其直接负责的主管人员和其他直接责任人员，依照上述规定处罚。

《刑法》第三百三十一条规定，从事实验、保藏、携带、运输传染病菌种、毒种的人员，违反国务院卫生行政部门的有关规定，造成传染病菌种、毒种扩散，后果严重的，处3年以下有期徒刑或者拘役，后果特别严重的，处3年以上7年以下有期徒刑。

第五章　传染病流行病学

传染病在人群中的发生，必须具备三个相互连接的条件，即传染源、传染途径和对易感人群。这三个条件统称传染病流行过程三个环节，当三个条件同时存在并相互作用时就造成传染病的发生与蔓延。掌握传染病的流行过程的基本条件与影响因素，有助于制定正确的防治措施，控制传染病的发生和蔓延。

第一节　传染源

传染源指体内有病原体生长、繁殖并能排出病原体的人和动物。患传染病的病人、病原体携带者、受感染的动物等均为传染源。

一、人作为传染源

1. 病人

病人是一个重要的传染源，因病人体内存在着大量有毒力的病原体且病人的某些症状亦有利于病原体从体内排出。例如麻疹等呼吸道传染病患者的咳嗽、细菌性痢疾等肠道传染病患者的腹泻。病原体污染外界环境，增加易感者感染机会。

各种传染病的病程长短不一，按病程的发展过程可分为潜伏期、临床症状期、恢复及持续时间的长短。各期病人作为传染意义的不同，主要取决于其是否排出病原体、排出数量与频度及持续时间的长短。

（1）潜伏期：自病原体侵入机体至最早出现临床症状这段时间称潜伏期，

潜伏期的长短因病而异，短的仅有 2～4 h（如葡萄球菌引起的食物中毒），长的可达数月、甚至数年（如麻风病）。同一种疾病不同病例潜伏期亦有长短，但在一定范围内变动。有些传染病在潜伏期末可排出病原体，此时病人已有传染性，例如麻疹、甲型病毒性肝炎等。

潜伏期的流行病学意义及用途：①潜伏期长短影响疾病的流行过程，潜伏期短的疾病流行趋势往往十分迅猛，很快即达高峰；而潜伏期长的疾病其流行波持续较久。②根据潜伏期可判断受感染的时间，从而追溯传染源和确定传播途径。③根据潜伏期，确定对接触者的留验、检疫或医学观察的期限。一般按常见潜伏期加 1～2 d。④根据潜伏期确定免疫接种的时间，例如在麻疹潜伏期最初 5 d 内进行被动免疫其效果最佳。⑤根据潜伏期可评价某项预防措施的效果。

（2）临床症状期：出现该病特异性症状和体征的时间。在该时间内病原体在体内繁殖最多，有些症状又有利于病原体排出，故传染性最强。有些疾病在此期可有多种途径排出病原体。例如乙型病毒性肝炎除血液外，唾液、汗腺、乳汁等均可排出病原体，增加污染外界环境的机会而使易感者获得感染。

轻型或非典型病人往往未进行隔离与治疗，作为传染源的意义较大。个别病例如从事饮食工作则可导致该疾病的暴发或流行。慢性临床过程的病人，由于排出病原体的时间长，作为传染源的作用不可忽视。

（3）恢复期：在此期病人因病而引起的功能紊乱开始恢复，临床症状消失，机体产生免疫力，体内的病原体被消除，不再起传染源的作用，例如麻疹。但有些传染病，如细菌性痢疾、乙型病毒性肝炎等在恢复期内仍能排出病原体，可继续作为传染源。有些疾病排出病原体的时间更长，甚至可终生作为传染源，例如伤寒慢性带菌者。

（4）传染期：指病人能排出病原体的整个时间。传染期的长短因病而异，传染期短的疾病其续发病例呈簇状出现，每簇病例之间的间隔相当于该病的潜伏期。传染期长的疾病，续发病例常陆续出现，持续时间较长。传染期是决定病人隔离期限的重要依据。

2. 病原携带者

指外表无症状但携带并排出病原体的人。病原携带者是一个统称，因其所带的病原体不同而相应地称带菌（细菌）者、带毒（病毒）者、带虫（原由开螨虫）者。病原携带者排出病原体数量比病人少，但携带者因缺乏症状而不易被发现，且能自由活动，有时可成为重要的传染源，甚至引起疾病的暴发，一般可分为潜伏期、恢复期及健康病原携带者三种。

（1）潜伏期病原携带者：指感染后至临床症状出现前已能排出病原体的人，

有人认为是传染病的前驱期。例如白喉、伤寒、甲型病毒性肝炎等。

（2）恢复期病原携带者：指临床症状消失后仍能排出病原体的人。例如白喉、伤寒、乙型病毒性肝炎等。多数传染病人在恢复期病原携带状态持续时间较短，但少数传染病的病人持续时间较长，个别病例可终生携带。凡病原携带者持续三个月以内，称暂时病原携带者。超过三个月称慢性病原携带者。

（3）健康病原携带者：指过去从未患过某种传染病而能排出某病病原体的人，多为隐性感染的结果，一般只能用实验方法证实，但隐性感染不一定均能成为健康病原携带者。此型携带者一般排出病原体量较少，持续时间短。

病原携带者作为传染源的意义，取决于排出病原体的多少、持续时间的长短、个人职业及个人卫生习惯等。

二、动物作为传染源

人感染以动物作为传染源的疾病称人畜共患病，目前已证实有 200 余种，对人有重要意义的约 90 种。

1. 人畜共患病

按病原储存宿主性质可分四类。

（1）以动物为主的人畜共患病：病原体主要在动物中保持延续，在一定条件下能传给人，人与人之间一般不引起传播，例如钩端螺旋体病、森林脑炎等。

（2）以人为主的人畜共患病：疾病一般在人群中传播，动物感染是偶然的，例如人型结核。

（3）人畜并重的人畜共患病：人畜均可作为传染源，例如血吸虫病。

（4）人畜共患病：病原体必须以人和动物分别作为终宿主和中间宿主，例如牛、猪肉绦虫病等。

2. 作为传染源的动物

家畜、野生哺乳动物、家禽及野禽均可传播一些疾病，见表 5-1。

表 5-1　家畜、野生哺乳动物、家禽及野禽传播传染病

动物传染源	传播的主要传染病
牛、羊	炭疽病、布鲁氏菌病、钩端螺旋体病、血吸虫病
马、驴、骡	炭疽病、狂犬病、放线菌病、巴鼻疽
猪	钩端螺旋体病、流行性乙型脑炎、布鲁氏菌病、旋毛虫病
狗	狂犬病、黑热病、钩端螺旋体病、蜱传斑疹伤寒、空肠弯曲菌肠炎
猫	狂犬病、弓形体病、空肠弯曲菌肠炎

续表

动物传染源	传播的主要传染病
狼	狂犬病、钩端螺旋体病
啮齿动物	鼠疫、钩端螺旋体病、血吸虫病、利什曼病、森林脑炎、恙虫病、兔热病、地方性斑疹伤寒、流行性出血热、布鲁氏菌病、狂犬病
家禽和野禽	流行性乙型脑炎、森林脑炎、鹦鹉热、空肠弯曲菌肠炎

动物作为传染源的流行病学意义，主要取决于人与动物的接触机会与密切程度，且与动物的种类和密度有关。

第二节 传播途径

病原体为了维持其生物种的存在，需不断地更换宿主。病原体由传染源排出后再侵入另一个易感机体，它在外界环境中所经历的途径称传播途径。病原体在外界环境中必须依附于各种生物或非生物媒介，例如空气、水、食物、手、蝇及日常生活用品等，参与病原体传播的媒介物称传播媒介。

一、经空气传播

呼吸道传染病的病原体存在于呼吸道黏膜的黏液或纤毛上皮细胞的碎片中，当病人大声说话、咳嗽或打喷嚏时，其黏液或渗出物随气流经口、鼻喷出至传染源周围一定范围的空气中。根据颗粒的大小又可分为飞沫、飞沫核和尘埃三种形式传播。较小的飞沫在空气中飘浮，被易感者直接吸入而引起感染，例如麻疹。在空气中悬浮的飞沫，当外层水分被蒸发时形成有传染性的飞沫核，它在空气中能飘浮一定时间，即使传染源已离开，易感者亦可因吸入飞沫核而感染，例如白喉、结核病等。含有病原体的较大飞沫干燥后落在衣服、床单或地面上，当人们在整理衣服或清扫地面时，带有病原体尘埃又飞扬，可造成呼吸道传播，例如结核杆菌、炭疽芽孢等。

空气传播的发生取决于多种条件，其中人口密度、卫生条件、易感者在人群中的比例起决定性作用。

经空气传播传染病的流行特征：

①患者多为儿童，且多为传染源周围的易感人群。

②多呈周期性并伴有季节性高峰，以冬春季多见。

③流行强度与人口密度、居住条件及易感人口的比重有关。

二、经水传播

许多肠道传染病、若干人畜共患疾病以及某些寄生虫病均可经水传播。

1. 经饮水传播

因饮水被污染而引起疾病的水型流行早年十分猖獗，随着城市公共供水系统建立及水质的卫生管理，因饮水被污染而引起暴发在城市已很少见，但在广大农村仍是一个重要问题。经饮水传播疾病历史上已有多次记载，如 1854 年英国伦敦发生霍乱流行。流行强度取决于污染水源类型、供水范围、水受污染的强度和频度、病原体在水中的抵抗力、饮水卫生管理等。

经饮水传播传染病的流行特征：

①病例的分布与供水范围分布一致。

②除婴儿外，各年龄、性别、职业的人均可发病。

③停用被污染的水或水经净化后，暴发即可平息。

2. 经疫水传播

当人们接触疫水时可经皮肤或黏膜感染血吸虫病、钩端螺旋体病等。其危险性取决于人体接触疫水的面积大小、次数及接触时间的长短。

经接触疫水传播传染病的流行特征：

①病人有接触疫水史。

②呈现地方性或季节性。

③接触方式以游泳、洗澡、捕鱼及收割等多见。

三、经食物传播

所有肠道传染、寄生虫、呼吸道传染病（白喉、结核病）及少数人畜共患病（炭疽病）均可经食物传播。经食物传播可分两类：

1. 食物传播

（1）食物本身含有病原体：感染绦虫的牛、猪和患炭疽的牛、羊，其肉类含有病原体。患结核病的乳牛所分泌的乳汁可含有结核杆菌。感染沙门菌的家畜的肉及家禽的蛋可含有沙门菌。当人们食用后可被感染。

（2）食物被病原体污染：食物在生产、加工、运输、贮存与销售的各个环节均可被污染。水果、蔬菜等只是机械地携带病原体，其数量不再增多。在适宜的温度下病原体可在另一些食品（如牛奶、肉馅等）中大量繁殖，人们食用后可感染而发病。

2. 食物传播流行特征

①病人有食用某种污染食品史，不食者不发病。

②易形成暴发，累及人数与食用污染食品的人数有关。

③多发生于夏秋季，一般不形成慢性流行。

④停止供应污染食品暴发即平息。

四、接触传播

1. 接触传播方式

（1）直接接触传播：在没有任何外界因素参与下，传染源与易感者直接接触而引起疾病的传播，例如性病、狂犬病等。

（2）间接接触传播：易感者因接触被传染源排泄物或分泌物所污染的某些无生命的物体而引起感染造成疾病传播，又称日常生活接触传播。多种肠道传染病、某些呼吸道传染病、人畜共患病、皮肤传染病等均可经此途径传播。被污染的手在间接传播中起特别重要的作用。

间接传播的流行病学意义，与病原体在外环境中的抵抗力、日常消毒制度是否完善、人们的卫生知识水平及卫生习惯等有关。

2. 接触传播流行特征

①病例多呈散发，可形成家庭或同室内成员间的传播。

②无明显的季节性。

③流行过程缓慢。

④卫生条件差、卫生习惯不良的情况下病例较多。

五、媒介节肢动物传播

作为传染病传播媒介的节肢动物甚多，有昆虫纲的蚊、蝇、蚤、虱等，蜘蛛纲的蜱和螨。

1. 传播疾病的种类

（1）机械性传播：节肢动物接触或吞食病原体后，病原体在它的体表或体内均不繁殖，一般能存活 2 ～ 5 d。当它们再次觅食时，通过接触、反吐或随同它们的粪便将病原体排出体外而污染食品等，当人们食用这类食品后被感染。例如苍蝇能通过这种方式传播伤寒、细菌性痢疾等肠道传染病。

（2）生物性传播：吸血节肢动物叮咬处于菌血症、立克次体血症或病毒血症时的宿主，使病原体随着宿主的血液进入节肢动物的肠腔，使肠细胞或其他器官造成感染，病原体在节肢动物体内进行繁殖，然后再通过节肢动物的唾液、呕吐物或粪便进入易感机体。病原体在吸血节肢动物体内增殖或完成生活周期中某些阶段后始具有传染性，其所需要时间称外潜伏期。外潜伏期长短常受气温等自然因素的影响。

经吸血节肢动物传播的疾病为数极多，例如鼠疫、斑疹伤寒、疟疾、绦虫病等。还包括大约 200 种以上的虫媒病毒性疾病。

2. 传播流行特征

①有一定地区性，病例分布与媒介昆虫的分布一致。

②有明显的季节性，病例季节性升高与媒介昆虫繁殖活动的季节一致或稍后发生。

③某些传染病具有职业特点，如森林脑炎多见于伐木工人及野外作业的工人。

④发病有年龄特点，老疫区病例多见于儿童，新疫区病例无年龄差异。

⑤人与人之间一般不直接传播。

六、经土壤传播

土壤可因种种原因而被污染，传染源的排泄物或分泌物以直接或间接方式使土壤污染。因传染病死亡的人、畜尸体，由于埋葬不妥而污染土壤。有些肠道寄生虫病的生活史中有一段时间必须在土壤中发育至一定阶段才能感染人，例如蛔虫卵、钩虫卵等。某些细菌的芽孢可在土壤中长期生存，例如破伤风杆菌、炭疽杆菌等。这些被污染的土壤经过破损的皮肤使人们获得感染。

经土壤传播病原体的意义，取决于病原体在土壤中的存活力，人与土壤接触的机会与频度、个人卫生习惯等。

七、垂直传播

孕妇在产前将其体内的病原体传给好的胎儿为垂直传播，亦称母婴传播。传播疾病的种类有三种。

1. 经胎盘传播

受感染孕妇体内的病原体可经胎盘血液使胎儿遭受感染，但并非所有感染的孕妇均可引起胎儿感染。可使胎儿感染的病毒有：风疹病毒、水痘病毒、麻疹病毒、肝炎病毒、脊髓灰质炎病毒、柯萨奇 B 族病毒、腮腺炎及巨细胞病毒等。

2. 上行性传播

病原体经孕妇阴道通过宫颈口到达绒毛膜或胎盘引起胎儿感染，例如葡萄球菌、链球菌、大肠杆菌、白色念珠菌等。

3. 垂直传播

胎儿从无菌的羊膜腔内产出而暴露于母亲严重污染的产道内，胎儿的皮肤、黏膜、呼吸道、肠道均可遭受病原体感染，例如淋球菌、疱疹病毒等。

八、医源性传播

医源性传播指在医疗及预防工作中人为地引起某种传染病传播，一般分两类。

（1）易感者在接受治疗、预防及各种检测试验时，由污染的器械、针筒、针头、导尿管等而感染某些传染病。

（2）生物制品或药品：生物制品单位或药厂生产的生物制品或药品受污染而引起疾病传播。

各种传染病流行时其传播途径是十分复杂的，一种传染病可同时通过几种途径传播。例如细菌性痢疾可经水、食物、媒介节肢动物及接触等多种途径传播。因此当某种传染病在人群中蔓延时，必须进行深入的流行病学调查才能了解其真正的传播途径，从而采取有针对性的防治措施。

第三节 易感人群

人群作为一个整体对传染病易感的程度称人群易感性。人群易感性以人群中非免疫人口占全部人口的百分比表示。判断某一人群对某种传染病易感水平的高低，可从该病以往在人群中流行情况、该病的预防接种情况及该病在人群中抗体水平监测结果而定。

一、人群易感性升高的原因

1. 新生儿的增加

出生后 6 个月以上未经人工免疫的婴儿，对许多传染病都易感，因为其体内缺乏特异性免疫力。

2. 易感人口的迁入

某些地方病或自然疫源性疾病的流行区，当地居民病后或隐性感染而获得对该病的免疫力。当非流行区居民迁入使流行区的人群易感性增高。

3. 免疫人口的死亡

免疫人口的死亡使人群易感性相对升高。

4. 免疫人口免疫力自然消退

有些传染病（如天花、麻疹等）病后可获长期免疫力，有的能维持终生。一般传染病病后或人工免疫后，其免疫力逐渐下降，最后又成为易感者，使人群易感性增高。

二、人群易感性下降的原因

1. 预防接种

对易感人群施行人工免疫是降低人群易感性最积极的方法。人工免疫所获得免疫力不能维持终生，故对易感人群必须有计划地进行免疫接种。

2. 免疫人口增加

经过一次流行后，大部分易感者因感染而获得免疫，但不能依靠这种方式来降低发病率，因流行后传染源数量增多，有时反而可促进该病传播。

3. 隐性感染

隐性感染后免疫人口增加隐性感染者虽无症状但也是传染源，不可能期望其增加来制止疾病传播。

三、人群易感与疾病流行

易感者大量减少能抑制疾病的流行，甚至使流行终止。但也不能认为易感者上升至某种水平就一定能发生疾病流行，因疾病的发生必须有传染源的输入。

第四节 疫源地与流行过程

一、疫源地

指传染源向周围排出病原体所能波及的范围。每个传染源可单独构成一个疫源地，但一个疫源地内可同时存在一个以上的传染源。一般把范围较小的疫源地或单个传染源所构成的疫源地称疫点。范围较大的疫源地或若干疫源地连成的一片称疫区。

1. 疫源地范围

取决于三个因素，即传染源活动范围、传播途径的特点和周围人群的免疫状态。例如疟疾的疫源地范围，一般是以传染源为核心、以按蚊飞行距离为半径的范围。麻疹的疫源地则为传染源周围较小的范围。不同传染病的疫源地大小不一，同一种传染病在不同条件下，其疫源地范围也不相同。

2. 疫源地消灭的条件

①传染源已被迁走（住院、治愈或死亡）。

②通过各种措施消灭传染源排至外环境中的病原体。

③所有易感的接触已度过该病的最长潜伏期而未发病或感染。

二、流行过程

每个疫源地均由它前一个疫源地引起的，而它又是发生新疫源地的基础。一系列相互联系、相继发生的疫源地构成传染病的流行过程。疫源地被消灭，流行过程也就中断。

1. 流行强度

（1）散发：某病在一定地区或国家的发病率维持在历年水平。一般多用于区、县以上的范围。各个病例在时间和空间上常无联系。

（2）流行：某地区某病的发病率显著超过历年发病率的水平。

（3）大流行：某病发病率远远超过流行时的发病率水平。它的特点是传播迅速，大流行可超越国界而波及许多国家。

2. 影响流行过程的因素

传染病在人群中流行既是生物学现象又是社会现象。流行过程又受自然因素与社会因素的影响。

（1）自然因素：自然因素通过对传染源、传播途径及易感人群起作用。自然因素包括气候、地理、土壤、动植物等因素。其中以气候与地理因素尤为重要。自然因素可直接作用于传染源，对以野生动物为传染源的疾病、虫媒传染病和寄生虫病的影响更大。例如疟疾、乙型脑炎的流行常受气温、雨量和湿度等影响。疟疾病例多在春夏季复发，其时如按蚊密度高，复发病例作为传染源的作用就大。自然因素对传播途径的作用亦大，夏、秋季因暴雨可引起洪水泛滥，如当地猪或鼠类中流行钩端螺旋体疾病，它们的尿可污染水体，当人们接触污染的水体后可导致钩端螺旋体疾病暴发。自然因素对易感人群亦有一定作用，寒冷季节，人群室内活动多，接触密切，常出现呼吸道疾病的季节性高峰。

（2）社会因素：社会因素包括社会制度、生产劳动及居住生活条件、风俗习惯、卫生设施、医疗条件、文化水平、防疫工作、经济、宗教等人类活动所形成的一切条件。社会因素作用于三个环节而影响流行过程。社会因素对流行过程既有促进作用又有阻碍作用。

新中国成立前我国的国境卫生检疫有名无实，不能防止传染病自国外输入，新中国成立后严格执行国境检疫，防止传染病的传入。国家颁布《传染病防治法》，建立和健全城乡各级医疗卫生防疫机构，实行公费医疗与合作医疗，改善劳动人民的就医条件，使传染病的病人能及时得到诊断、隔离与治疗，有力地控制了传染病。开展群众性的爱国卫生运动，对饮水和食品实行卫生监督与立法，加强粪便、污物的卫生管理，城乡卫生面貌大大改善，许多传染病的传播途径得到控制，减少了肠道传染病的发病率。为了提高传染病特异性的免疫力，实行全民计划性预防接种，由于实行普种牛痘，很快消灭了天花。20世纪60年代广泛应用麻疹减毒活疫苗，消灭了麻疹周期性高峰，发病率大幅度下降，控制了麻疹的流行。类似这类疾病尚有白喉、百日咳、脊髓灰质炎等。

目前我国城市和大部分农村的死因以心脑血管病、肿瘤居首位，但由于生产力水平较低，经济尚不够发达，用于发展卫生事业的人力、财力资源仍不足，尤其是边缘地区及山区，因此面临的传染病防治及预防工作任务仍较大。应发展社会经济，增加卫生经费，调动卫生人员的积极性，争取在现有的基础上为传染病的预防工作作出新的成就。

第五节　传染病预防措施

传染病的预防是一项非常重要的工作，针对传染病采取的预防、控制、消灭的对策和措施称为防疫措施。为了预防、控制和消灭传染病，必须贯彻经常性预防措施与传染病发生后的防疫措施相结合、综合措施与主导措施相结合的原则。一方面对所有传染病均应采取针对传染源、传播途径和易感人群三个环节的综合性预防措施；另一方面应根据各种传染病的特点及不同时间、地区的具体条件，分清主次，采取最容易实施、效果最好的主导措施，才能更有效地制止传染病传播。

一、管理传染源

1. 对传染病人的管理

对传染病人应尽量做到早发现、早诊断、早报告、早隔离、早治疗。

（1）早发现、早诊断：是控制传染源的重要步骤，应广泛开展卫生宣传教育，提高群众识别传染病的能力；健全基层卫生组织，提高医务人员的业务水平和警惕性；定期进行健康检查、普查、检疫等措施，以利于早期发现和诊断传染病。

（2）早报告：及时、准确的疫情报告是防治传染病的前提，可使卫生防疫部门及时掌握疫情，制定有效的策略和防治措施。这是我国《传染病防治法》的规定，也是各级医疗卫生防疫人员的重要职责。

①报告病种：根据 2004 年 12 月 1 日起施行的新修订的《中华人民共和国传染病防治法》规定，依法管理的传染病分甲、乙、丙三类 40 种。

甲类 2 种（强制管理）：鼠疫、霍乱。

乙类 27 种（严格管理）：除第一章分类提到的，传染性非典型肺炎、人感染高致病性禽流感、艾滋病列入乙类传染病。但传染性非典型肺炎、人感染高致病性禽流感按甲类传染病对待。

丙类 11 种（监测管理）：流行性感冒、流行性腮腺炎、风疹、急性出血性结膜炎、麻风病、流行性和地方性斑疹伤寒、黑热病、包虫病、丝虫病，除霍乱、细菌性和阿米巴性痢疾、伤寒和副伤寒以外的感染性腹泻病。

②报告人：各级医务人员、检验人员或卫生防疫工作人员等为责任疫情报告人，发现上述传染病的病人、疑似病人或病原携带者时，必须迅速、准确地填写传染病报告卡，按规定的时限向上级卫生防疫机构报告。对传染病的一切知情者为义务报告人。

③报告时间和方式：责任疫情报告人发现甲类传染病和乙类传染病中的传染性非典型肺炎、人感染高致病性禽流感、艾滋病、肺炭疽等病的病人、病原携带者和疑似传染病病人时，城镇于 6 h、农村于 12 h 内用最快的通讯方式向有关卫生防疫机构报告，同时报出传染病报告卡。发现乙类传染病病人、病原携带者及疑似传染病人时，城镇于 12 h、农村于 24 h 内向有关卫生防疫机构报告。丙类传染病要求在 24 h 内报出传染病报告卡。丙类传染病中的流行性感冒、流行性腮腺炎、风疹、新生儿破伤风、感染性腹泻病为仅在监测点上监测的传染病，在检测点内应按乙类传染病方法报告。如遇传染病暴发则应立即报告。对疑似病人应尽快确诊或排除，发出订正报告。

（3）早隔离、早治疗：早隔离可制止传播，隔离期限应根据该病的传染期确定。早治疗可促使病人早日康复，减少后遗症，降低病死率，也有利于清除传染源。

2. 对传染病接触者的管理

对传染病接触者采取的防疫措施称为检疫。检疫期为最后接触日起至该病的最长潜伏期止。检疫包括医学观察和留验。

（1）留验：即隔离观察，指对甲类传染病接触者，限制其日常活动，严格隔离在指定的地点由医务人员进行医学观察和卫生处理。

（2）医学观察：适用于乙类和丙类传染病接触者，不限制其日常活动，由医务人员进行观察、检验和必要的卫生处理等。

对某些传染病的密切接触者可采用药物预防。例如用氯喹等预防疟疾，一般多用于家内密切接触者或特殊职业人群。对潜伏期较长的传染病，其接触者可进行预防接种。例如在麻疹暴发时对接触的易感儿童可接种麻疹活疫苗，对体弱儿童可注射胎盘球蛋白。

3. 对病原携带者的管理

对有传染病史、接触史的人或流行区居民进行病原学检查；对特殊人群（如儿童机构、饮食服务行业、供水机构人员）进行普查；对其他人群进行经常性健康检查，发现病原携带者应予以登记、治疗、定期随访，必要时应调整工作岗位。

4. 对动物传染源的管理

如经济价值较大而又非烈性传染病的家禽、家畜，可进行隔离、治疗。对无经济价值或所患疾病危害性大的动物则应杀灭、深埋或焚烧，例如，鼠类等可进行杀灭等处理，患病动物的排泄物、分泌物需彻底消毒。对流行区的家畜应进行预防接种。

二、切断传播途径

切断传播途径是清除或杀灭外界环境中的病原体、使环境无害化的措施。应根据传染病的不同传播途径采取不同措施，因时、因地制宜。对于消化道传染病、虫媒传染病以及许多寄生虫病来说，切断传播途径通常是起主导作用的预防措施。

1. 一般卫生措施

开展爱国卫生运动，搞好环境卫生、饮食卫生、饮水卫生、个人卫生，搞好垃圾、污水的管理。对消化道传染病，应着重保护水源、加强饮食卫生、个人卫生及粪便管理，消灭苍蝇、蟑螂等。对呼吸道传染病，应着重保持室内空气流通，必要时进行空气消毒，提倡呼吸道传染病流行季节戴口罩等。经昆虫媒介传播的疾病，可根据不同媒介昆虫的生态习性特点采取不同的杀虫办法。

2. 消毒

消毒指用物理或化学的方法清除杀灭环境中的病原体，是切断传播途径的重要措施。

3. 杀虫

用化学或物理的方法杀灭传播病原体的媒介昆虫，是预防虫媒传染病的重要措施。

三、保护易感人群

提高人群免疫力的措施是指增强人体的非特异性免疫力和特异性免疫力，后者更为关键。

（一）增强非特异性免疫力

增强非特异性免疫力包括合理营养，改善生活、居住条件，养成良好卫生习惯，加强身体锻炼，增强体质，保持愉快的心情与良好的人际关系等。

（二）增强特异性免疫力

增强特异性免疫力就是通过预防接种提高人群的特异性免疫力。接种疫苗、菌苗、类毒素等可使机体对相应的病毒、细菌、外毒素等产生特异性主动免疫能力（人工自动免疫）；接种免疫球蛋白、抗毒素后，可使机体具有特异性被动免疫（人工被动免疫）。预防接种对传染病的控制和消灭起着关键的作用。

1. 预防接种的种类

（1）人工自动免疫：将灭活或减毒的病原体、纯化的抗原和类毒素制成菌（疫）苗接种到人体内，使人体自行产生特异性免疫，其免疫力在接种后 1 ～ 2 周产生，维持数月至数年，主要用于传染病预防。人工自动免疫制剂有下列三种。①活菌（疫）苗：由免疫原性强而毒力弱的活菌株经人工培养而成的制品称活菌苗，如卡介苗；由减毒的活病毒或立克次体制成的称活疫苗，如麻疹活疫苗。活菌（疫）苗的优点是能在机体内繁殖，长时间刺激机体产生抗体，接种量小，接种次数少。②死菌（疫）苗：将免疫原性强的细菌（病毒等）灭活后制成，如百日咳菌苗等。生产过程简单，但免疫效果较差，接种量大。亦有将菌体成分提出而制成，如流行性脑脊髓膜炎球菌多糖体菌苗。其免疫效果较一般菌苗为好，副反应较少。③类毒素：将细菌外毒素加甲醛处理，成为无毒而仍保留免疫原性的制剂，如白喉类毒素、破伤风类毒素等。

（2）人工被动免疫：将抗体注入人体，使其被动获得免疫力。如接种抗毒素、丙种球蛋白、胎盘球蛋白或特异性高价免疫球蛋白等。人工被动免疫免疫力产生快，但维持时间短，仅 2 ～ 3 周，主用于辅助治疗，亦可用于紧急预防。

2. 计划免疫

根据国家、地方对消灭传染病的要求有计划地对易感人群进行有关生物制品的预防接种，以提高人群特异性免疫力。进行计划免疫必须结合当地传染病的流行情况、控制规划、疫苗的生物学特性和国内通用免疫程序等综合考虑。

3. 接种注意事项

（1）制订接种计划，确定接种对象和时间、地点，准备接种所需的生物制剂、器械、药品，做好宣传、组织工作。

（2）各种生物制品的接种对象、剂量、次数、间隔时间、接种途径、操作规程及保存条件等均应严格按说明书要求执行。常用的接种途径有：皮上划痕，皮内、皮下和肌肉注射，口服，喷雾等。

（3）接种的禁忌症：发热，各种传染病患者及恢复期病人；各种器质性疾病患者，包括循环、消化、泌尿系统疾病等；有过敏史者；孕妇及哺乳期母亲；年老及过度体弱者等。

（4）接种时间：一般在该传染病流行季节前 1～2 个月。流行性乙型脑炎（乙脑）流行期禁用乙脑疫苗，避免激发潜伏感染者发病。

（5）使用一次性用品或严格执行"一人、一针、一管、一消毒"的措施，避免交叉感染。

4. 预防接种反应及处理

（1）一般反应：全身反应主要为发热，体温在 37.5℃为弱反应，37.6～38.5℃为中反应，38.5℃以上为强反应；少数儿童可伴有恶心、呕吐、腹痛、腹泻等胃肠道症状，也有少数儿童接种麻疹疫苗后 6～12 d，出现一过性皮疹。局部反应在接种部位可见红、肿、热、痛等炎症反应，红肿直径在 2.5 cm 以下为弱反应，在 2.5～5 cm 为中反应，大于 5 cm 或虽未超过 5 cm 但伴有淋巴结或淋巴管炎者为强反应；少数接种含吸附剂的疫苗后出现硬结；接种某些活疫苗可出现特殊形式的局部反应，如接种卡介苗 2 周左右局部出现红肿，以后化脓，2 个月左右结痂。处理措施：局部反应一般不需处理，较重者需要局部处理，如卡介苗接种后局部破溃涂甲紫预防感染；全身反应轻者，适当休息，多饮水，注意保暖防受凉，重者适当服用解热止痛药等作对症治疗。

（2）异常反应：预防接种可出现局部化脓、晕厥、过敏性休克、皮疹、急性精神反应、血清病等异常反应，须及时处理。

①局部化脓：分有菌性化脓感染与无菌性脓肿，前者因在疫苗分装时被病菌污染，或因注射器、接种局部消毒不严所致；后者多因接种含有吸附剂疫苗、注射过浅、剂量过大等所致。处理方法：早期均可用热敷，每日 3～5 次，每次 20 min。卡介苗接种后局部反应严禁热敷，若局部溃破可涂甲紫，预防感染。化脓性脓肿可用抗生素治疗。无菌性脓肿切忌切开排脓，可用注射器抽脓。

②晕厥（晕针）：接种者由于精神过度紧张和恐惧心理而造成暂时性脑缺血，引起短时间失去知觉和行动能力的现象。在空腹、过度疲劳、接种场所空气污浊等情况下易发生，多数在接种时或接种后数分钟发生，轻者头晕、心慌、恶心、手足发冷、发麻等，经短时间即可恢复正常。严重者面色苍白、恶心、呕吐、心跳缓慢、脉搏无力、血压下降伴失去知觉，数十秒至数分钟清醒。处理方法：患者平卧、头部放低，注意保暖，口服糖水，亦可针刺人中等穴位。如仍未见好转者应送医院抢救治疗。

③过敏性休克：在接种时或接种后数秒钟至数分钟内发生，也有少数延至

30 min 或 1～2 h 发作。突然出现胸闷、气急、烦躁、面色苍白、出冷汗、四肢发凉、血压下降、脉细或无。如不及时抢救可因窒息和末梢循环衰竭死亡。处理方法：让病人平卧、头部放低，注意保暖，立即注射肾上腺素，同时肌肉注射苯海拉明。呼吸衰竭者可应用呼吸兴奋药尼可刹米等并氧气吸入。

④皮疹：各种疫苗接种后均可使一些过敏体质的人发生过敏性皮疹，常在接种后数小时或数天发生，多少不一，大小不等，色淡或深红，周围呈苍白色。处理方法为给抗过敏药物。

⑤急性精神反应：为精神或心理因素所致，较少见，可表现为癔症性发作，这类病人最大特点是临床表现与主观症状和客观体征不相符，而且意识不丧失。各种症状常在患者注意力转移或进入睡眠后明显减轻，预后一般良好。一般不需特殊治疗。大多数用针灸、暗示疗法即可恢复，严重者可给镇静剂。

（三）预防服药

给易感人群服用药物可以预防某些传染病，如给服磺胺药物预防流行性脑脊髓膜炎，给服抗疟药预防疟疾，用中药板蓝根、大青叶、甘草煎剂鼻腔喷雾预防流行性感冒等。

第六章　传染病预防与控制

国家对传染病实行预防为主的方针，防治结合，分类管理。

第一节　传染病预防与控制的原则

传染病预防与控制的任务就是采取各种措施，防治传染病发生；一旦出现传染病流行，应采取措施尽快扑灭疫情，防止蔓延，以保障人民群众的健康。预防为主是指防治传染病要重视预防措施，从防治疾病的发生入手，通过采取各种防治措施，使疾病不发生、不流行。预防为主不是不重视治疗，而是要求有病治病、无病防病、立足于防。

国家对传染病实行预防为主的方针，是党在新中国成立初期即确立的卫生工作方针之一。多年以来，我国在传染病防治工作中始终坚持贯彻预防为主的方针，在控制传染病的发生与流行上取得了显著成效，自 1950 年起我国即开始执行法定传染病疫情报告制度，60 年代末期疫情报告网已遍及全国城乡。1991 年与 1970 年相比，全国 20 种前后可比的法定传染病总发病率下降了 93%。因此，坚持预防为主的方针是我国预防、控制传染病多年工作实践的总结。1978 年，由国务院批准的《中华人民共和国急性传染病管理条例》，第一次以立法形式确认了预防为主的方针，并增加了"预防"一章，强调了对传染病管理的预防环节。根据多年传染病管理的成功经验，《传染病防治法》再次确认了预防为主这一方针，并相应设立了"预防"一章，在《急性传染病管理条例》的基础上，建立和完善了各项具体预防措施和制度，使预防为主这一方针在实践中能够得到切实贯彻实施。

第二节 传染病防治分类管理原则

一、防治结合的原则

防治结合，指在实行预防为主方针的前提下，实行预防措施和治疗措施相结合。防与治本身是相辅相成的，防治结合体现了由过去单纯的生物医学模式向现代医学模式的转变。即由单纯的医疗服务扩展到医疗预防服务；从生理服务扩大到心理服务；从院内服务扩展到社会服务。预防为主、防治结合这一方针贯穿《传染病防治法》的始终，例如《传染病防治法》明确规定传染病的防治是医疗保健机构和卫生防疫机构的共同职责，并通过确定预防制度、疫情报告制度对病人实行各种隔离、治疗措施，使预防工作和治疗工作有机地结合起来。

二、分类管理的原则

分类管理，指根据传染病病种的传播方式、传播速度、流行强度以及对人的健康危害程度的不同，参照国际统一分类标准，对传染病实行科学分类基础上所进行的管理。

《传染病防治法》规定的传染病有37种，分为甲、乙、丙三类。分类管理原则确定的主要依据。

（1）依据《国际卫生条例》的统一规定。世界卫生组织：将鼠疫、霍乱和黄热病3种烈性传染病列为国际检疫传染病，一经发现，必须及时向世界卫生组织通报。我国境内没有黄热病，因此只将鼠疫、霍乱列为甲类传染病。

（2）依据各种传染病的传染性强弱、传播途径难易、传播速度快慢、人群易感范围等因素进行科学分类。甲类传染病属于传染性强、传播途径容易实现、传播速度快、人群普遍易感的烈性传染病。《传染病防治法》中所称的乙类传染病是与甲类传染病比较，其传染性、传播途径、速度、易感人群较次之的一类传染病，国际上一般统称为监测传染病；所称的丙类传染病是根据其可能发生和流行的范围，通过确定疾病监测区和实验室进行监测管理的传染病。

（3）依据对各类传染病应采取不同的预防、控制措施，在科学分类的基础上实行分类监测、分类监督管理。例如甲类传染病一旦发生，其疫情要求迅速上报，并要向国务院卫生行政部门报告。同时，对病人、病原携带者的隔离治疗以及易感人群的保护等均采取强制性措施。对除艾滋病病人和炭疽中的肺炭疽人以外的乙类传染病实行较为严格的管理，在疫情报告、隔离、治疗及处理措施上与甲类有所不同。对丙类传染病则是在一定的监测区域内按一定要求进行管理。

国家确定对传染病实行分类管理的原则，有利于根据不同类别传染病对人体健康的危害程度，采取相应的预防控制措施，达到及时有效控制传染病传播、流行的目的。

第三节　传染病防治规划

各级人民政府在传染病防治工作中的地位和职责。各级政府领导传染病防治工作，这一规定明确了各级政府在传染病防治工作中的领导地位，同时表明各级政府对这一工作负有重要责任。传染病防治工作是一项十分广泛的社会工作，只有动员全社会的力量共同防治，才能做好这一工作。《传染病防治法》确定各级政府在这一工作中的领导作用，有利于调动各部门、各方面参加传染病的防治工作，保证《传染病防治法》的顺利实施。

制定传染病防治规划，是指各级政府在制定社会经济发展规划时，必须包括传染病的防治目标。《中华人民共和国传染病防治法实施办法》（以下简称《实施办法》）第二条对此作出明确规定。传染病的防治目标，是防治传染病必须达到的各项指标和要求，将传染病的防治目标纳入各级政府的社会经济发展总体规划，可以使传染病的防治工作有计划、有步骤、有目标地组织落实，真正达到预防和控制传染病传播的目的。

由各级政府组织实施，强调了各级政府对《传染病防治法》实施的重要责任。《传染病防治法》各章中对各级政府的职责做了重要规定。例如组织开展预防传染病的卫生健康教育；组织力量消灭病媒昆虫、动物等；有计划地建设和改造公共卫生设施，创造改善公共卫生的条件；遇有传染病暴发、流行，当地政府要组织力量扑救，决定紧急措施的实施等。

各级政府卫生行政部门是在人民政府领导下的职能部门，《传染病防治法》第五条规定各级卫生行政部门负责传染病防治工作的统一监督管理，即对《传染病防治法》执行情况的监督和对各项具体防治工作的管理，因此各级政府卫生行政部门必须在各级政府的领导下从事监督管理。《传染病防治法》各章对此做出规定，卫生行政部门接到甲类和乙类传染病中的艾滋病、炭疽中的肺炭疽的疫情报告应立即报告当地政府，以及在传染病暴发、流行时，必须由当地政府统一组织力量进行防治，并由政府决定采取紧急措施等。

第四节　传染病预防和控制措施

为了有效地控制和消除传染病，根据我国国情制定预防工作方针和策略，积极进行预防措施。

一、采取预防为主的原则

传染病具有传染性、流行性和反复性的特点，它的发生和流行受到社会和自然因素影响。在我国，传染病防治始终以贯彻预防为主的指导思想，在政府的领导统一步调，把防治传染病工作作为全社会的任务，采取了预防为主、发动群众、积极防治、因时因地制宜，采取有主导环节的综合措施，全面贯彻《传染病防治法》，传染病预防与控制方面取得很大成效。

二、充分发挥疾病预防控制机构作用

传染病预防控制工作是由疾病预防控制机构和卫生监督机构来承担。国家、省级疾病预防控制机构与设区的市和县级疾病预防控制机构工作重点有所不同，所承担的责任也不相同。各级疾病预防控制机构在传染病预防控制中履行下列职责：实施传染病预防控制规划、计划和方案；收集、分析和报告传染病监测信息，预测传染病的发生、流行趋势；开展对传染病疫情和突发公共卫生事件的流行病学调查、现场处理及其效果评价；开展传染病实验室检测、诊断、病原学鉴定；实施免疫规划，负责预防性生物制品的使用管理；开展健康教育、咨询，普及传染病防治知识；指导、培训下级疾病预防控制机构及其工作人员开展传染病监测工作；开展传染病防治应用性研究和卫生评价，提供技术咨询。

三、开展三级预防保健网

传染病预防和控制工作需要加强基层保健网建设，重点充实乡镇卫生防疫保健工作。县、乡、村三级医疗预防保健网，是以县疾病预防控制机构及县医院为技术指导中心，以乡镇卫生院为枢纽，以村卫生室为基础的防疫保健服务体系。

四、因地制宜，预防控制

传染病从控制到根除应具备三个基本要素：流行特点和规律已经基本清楚、行之有效的科学措施及保证这些措施的条件。必须依靠现代科学技术，在不同时期、不同地区对各种传染病采取综合措施。由于传染病的流行规律比较复杂，影响因素较多，已经被控制的传染病在一定条件下还可能"死灰复燃"。需要对各种传染病流行规律加大认识，坚持不懈，反复斗争，达到控制和根除传染病的目的。

五、加强协作，互相配合，消除传染病发生

传染病的传播是不分省界和国界的，历史上多种传染病形成世界性大流行，如鼠疫、霍乱、天花和流行性感冒；艾滋病被称为"20世纪新瘟疫"，波及全球90%的国家和地区。传染病大流行主要受到交通频繁、人口流动、商品交换、经济条件、文化水平、观念行为等因素影响。因此，只有加强地区协助和国际合作，互相配合，共同努力，才能有效地控制和消除某些传染病。

第五节　传染病预防

根据我国《传染病防治法》的规定，预防、控制和消除传染病的发生与流行是各级医务人员的神圣职责。因此临床医师在搞好临床诊断与治疗工作的同时，也应努力做好传染病的预防工作。传染病预防措施可分为三类：①疫情未出现时的预防措施；②疫情出现后的防疫措施；③治疗性预防措施。

一、预防性措施

疫情出现前，首要任务是做好经常性预防工作。

（一）开展环境卫生

改善饮用水条件，实行饮水消毒；结合城乡建设，搞好粪便无害化、污水排放和垃圾处理工作；建立健全医院及致病性微生物实验室的规章制度，防止致病性微生物扩散和院内感染；在医疗保健机构要认真贯彻落实《食品安全法》，大力开展消毒、杀虫、灭鼠工作。

（二）预防接种

又称人工免疫，是将生物制品接种到人体内，使机体产生对传染病的特异性免疫力，以提高人群免疫水平，预防传染病的发生与流行。

1. 预防接种的种类

预防接种包括人工自动免疫和人工被动免疫。人工自动免疫是指以免疫原物质接种人体，使人体产生特异性免疫。免疫原物质包括处理过的病原体或提炼成分及类毒素。人工被动免疫是以含抗体的血清或制剂接种人体，使人体获得现成的抗体而受到保护；由于抗体半衰期短，有超过 25 d，因而难保持持久而有效的免疫水平。主要在有疫情时使用：免疫血清、免疫球蛋白（丙种球蛋白及胎盘球蛋白）和被动自动免疫。

2. 计划免疫

计划免疫是根据传染病疫情监测结果和人群免疫水平的分析，按照科学的免疫程序，有计划地使用疫苗对特定人群进行预防接种，最终达到控制和消灭相应传染病的目的。计划免疫接种主要内容为对 7 周岁以下儿童进行卡介苗、脊髓灰质炎三价糖丸疫苗、百白破混合制剂和麻疹疫苗的基础免疫和以后适时地加强免疫，使儿童获得对白喉、麻疹、脊髓灰质炎、百日咳、结核和破伤风的免疫。计划免疫程序是根据传染病的流行病学特征、免疫因素、卫生设施等条件，对不同年（月）龄儿童接种何种疫苗作统一规定。制定合理的免疫程序，充分发挥疫苗效果，避免浪费。免疫程序主要包括：初种起始月龄、接种生物制品的间隔时间、加强免疫时间和年龄范围。

（三）防护措施

在某些疾病流行季节，对易感者可采取一定防护措施，以防止受感染，如应用蚊帐或驱避剂防止蚊虫叮咬，以预防疟疾、丝虫病、乙型脑炎等感染；在进入血吸虫病污染的"疫水"时，可在皮肤裸露部位涂擦防护剂（如含 2% 氯硝柳胺的脂肪酸涂剂），或者穿用氯硝柳胺浸渍过的布料缝制的防蚴裤、袜，以避免尾蚴感染。

（四）携带者的检查措施

有很多传染病均有病原携带者，其危害程度不同，应按病种在该地有目的地检查携带者。也可在新兵入伍、新生入学及招工的健康检查中发现。疟疾、丝虫病等寄生虫必要时可经普查发现。也可以从恢复期病人、病人密切接触者中追踪发现到病原携带者。特殊职业，如儿童机构、饮食行业、牛奶厂及水厂工作人员、炊事人员的定期检查发现携带者是必要的，因为很多暴发是由这些职业工作人员引起的。建立登记卡对上述特殊职业人员管理要严格，发现携带者时应将其暂时调离工作进行治疗，治疗无效时，则需调换职业。

（五）健康教育

健康教育对预防传染病非常重要。饭前、便后洗手，不随地吐痰等卫生习惯的养成是文明生活的具体内容之一。可以针对不同病种按照季节性有计划、有目的地宣传传染病的症状及防治方法，达到普及卫生常识、预防疾病的目的。

二、传染病预防控制措施

是指传染病疫情出现后，采取的防止扩散、尽快平息的措施。

（一）对病人的措施

对传染病病人采取的措施是，早发现、早诊断、早报告、早隔离。

1. 早发现、早诊断

健全初级保健工作，提高医务人员的业务水平和责任感，普及群众的卫生常识是早期发现病人的关键。诊断可包括三个方面：临床、实验室检查及流行病学资料。临床上发现具有特征性的症状及体征可早期诊断，如麻疹的科氏斑、白喉的伪膜等。但有时应有实验室诊断，方才较为客观、正确，如伪膜涂片查出白喉杆菌。在传染病诊断中，流行病学资料往往有助于早期诊断，如病人接触史、既往病史和预防接种史等。此外，年龄、职业和季节特征往往对早期诊断也有重要参考价值。

2. 早报告

传染病疫情报告是疫情管理的基础，也是国家的法定制度。因此，迅速、全面、准确地做好传染病报告是每个临床医师的重要的法定职责。

（1）报告的种类：根据《传染病防治法》规定法定报告的病种分甲类、乙类和丙类，共计 37 种。甲类传染病为鼠疫、霍乱。乙类传染病为病毒性肝炎、细菌和阿米巴性痢疾、伤寒和副伤寒、艾滋病、淋病、梅毒、脊髓灰质炎、麻疹、百日咳、白喉、流行性脑脊髓膜炎、猩红热、流行性出血热、狂犬病、钩端螺旋体病、布鲁氏菌病、炭疽、流行性和地方性斑疹伤寒、流行性乙型脑炎、黑热病、疟疾、登革热。丙类传染病为肺结核、血吸虫病、丝虫病、包虫病、麻风病、流行性感冒、流行性腮腺炎、风疹、新生儿破伤风、流行性出血性结膜，除霍乱、痢疾、伤寒以外的感染性腹泻病。

国务院可以根据情况，增加或者减少甲类传染病病种，并予公布；国务院卫生行政部门可以根据情况，增加或者减少乙类、丙类传染病病种，并予公布。

（2）报告人及报告方式：凡从事医疗、保健、卫生防疫的工作人员均为法定报告人。法定报告人发现甲类传染病或疑似病人应以最快方式逐级报告给同级卫生行政部门及上级疾病预防控制机构。法定报告人发现乙类传染病人或疑似病人，以电话或传染病卡报告疫情。发现暴发流行，应以最快方式向县级疾病预防控制机构报告；法定报告人确诊或疑诊丙类传染病中的肺结核、血吸虫病、丝虫病、包虫病、麻风病病人，按规定向有关疾病预防控制机构报告疫情；丙类传染病中流行性感冒，除霍乱、痢疾以外的感染性腹泻病，流行性腮腺炎，风疹、新生儿破伤风为仅在监测点上进行监测的传染病。监测点上的法定报告人，对确诊、疑诊的上述 5 种传染病，按乙类传染病报告方法报告疫情。

（3）报告时限：发现甲类传染病人或疑似病人，在城镇于 6 h 内、在农村应于 12 h 内报至县级卫生防疫专业机构；发现乙类传染病人或疑似病人，城镇在 12 h 内、农村于 24 h 内报出疫情；丙类传染病应在 24 h 内报出传染病报告卡，发现暴发、流行，应以最快方式向县级卫生防疫专业机构报告。任何单位或个人不得隐瞒、谎报或授意他人隐瞒、谎报疫情。

3. 早隔离

将病人隔离是防止扩散的有效方法。隔离期限依各种传染病的最长传染期，并参考检查结果而定。隔离要求因病种而异。鼠疫、霍乱病人及病原携带者、艾滋病、肺炭疽，必须住院或隔离，由医生负责治疗。如拒绝或不治疗、隔离期未满擅自离院或脱离隔离，诊治单位可提请公安部门责令患者强制住院或重新隔离继续治疗。乙类传染病患者，住院或隔离由医生指导治疗。淋病、梅毒患者必须根治；医务人员不得扩散患者的病史。病人出院或解除隔离后，如病情需要，医疗、保健机构或卫生防疫专业机构可以继续随访、管理。

除上述必须住院隔离的病种以外，一些传染病可采取在机关单位、居民点、学校建立临时隔离室或家庭隔离的方式进行隔离，由医护人员诊治、护理，并指导有关人员消毒与照顾。

有些传染病病人传染源作用不大，无须隔离。一些隐性感染较多的传染病，隔离病人的措施，并不能达到控制疾病扩散的目的。

（二）对接触者的措施

接触者是指曾接触传染源或可能受到传染并处于潜伏期的人。对接触者进行下列措施可以防止其发病而成为传染源。应急预防接种：潜伏期较长的传染病，可对其接触者进行自动或被动免疫预防接种。药物预防：对某些有特效药物防治的传染病，必要时可用药物预防。医学观察：对某些较严重的传染病接触者每日视诊、测量体温、注意早期症状的出现。隔离或留验：对甲类传染病的接触者必须严加隔离（霍乱老疫区的接触者是否隔离，需根据当地情况而定），在医学观察同时还需限制行动自由，在指定地点进行留验。对接触者实施隔离或留验的时间应自最后接触之日算起，相当于该传染病的最长潜伏期。

（三）对动物传染源的措施

有经济价值的动物（如家畜）若患有烈性传染病时，可以由兽医部门进行隔离、治疗。对家畜的输出应建立必要检疫制度，防止瘟疫蔓延。疫区的家畜、畜产品或动物原料必须经过检疫才准许外运。对绝大部分染病的野生动物而无经济价值时，采取杀灭措施，如鼠类可以杀灭。有些传染病的动物尸体应焚烧、深埋，如患炭疽的动物尸体。

（四）对疫源地环境的措施

疫源地环境因传染传播途径不同而采取的措施也不相同。肠道传染病由于粪便污染环境，故措施的重点在污染物品及环境的消毒。呼吸道传染病由于通过空气污染环境，其重点在于空气消毒、个人防护（戴口罩）、通风。虫媒传染病措施重点在杀虫。经水传播传染病的措施重点在改善饮水卫生及个人防护。消毒是指消除和杀灭传播途径上的病原体，并不要求杀灭一切微生物（称灭菌）。消毒可分为预防性消毒及疫源地消毒。预防性消毒即前述预防性措施中饮水消毒、空气消毒、乳品消毒等。疫源地消毒指对现有或曾有传染源的疫源地进行的消毒，目的是杀灭由传染源排出的病原体。疫源地消毒又可分为随时消毒及终末消毒。

三、治疗性预防

正确并及时地治疗病人，可以尽早中止传染过程，缩小传染源作用，有时也可防止传染病病人（如伤寒、疟疾等）形成病原携带者。孕妇在妊娠初 4 个月患风疹所产出的婴儿患有出生缺陷的机会很大，可考虑人工流产，以防止缺陷胎儿出生。

四、集体机构预防措施

根据集体机构群体结构的特点及生活状况不同，需要采取不同的预防措施。

（一）托幼机构

托儿所及幼儿园是引发传染病暴发的机构，尤以病毒性肝炎、菌痢、病毒性腹泻、水痘、腮腺炎、病毒性上呼吸道感染等为多见。

1. 预防性措施

加强卫生监督，避免传染源传入。要求对儿童、老师和保育员进行入园前和定期健康检查。建立健全儿童接送制度，接收儿童时要问清是否与患儿接触，晨检时应仔细检查有无早期症状及体征以便早发现疾病。要做好饮食卫生、饮水卫生及环境卫生工作，教育儿童养成良好个人卫生习惯。

2. 疾病预防措施

发现疫情后，要立即报告疾病预防控制机构，以便取得指导。托幼机构要制定疾病预防措施方案，重点是控制疫情，防止在托幼机构扩散。一旦发现传染病患者应立即隔离治疗；密切观察接触者，实行隔离、医学观察，施行适合的应急预防接种，给预防药物及消毒。

（二）集体野外工作

野外作业是指水利建设、筑路、勘探、农垦、部队野营等集中工作的人员。其特点是人员流动性大，条件简陋，传染病易暴发，主要传染病有菌痢、伤寒、病毒性肝炎、钩端螺旋体病、血吸虫病、流行性出血热、流行性感冒、流行性脑膜炎等。因此，在作业前应做好预防措施。

1. 预防性措施

作业前，疾病预防人员要进行流行病学调查，了解周围环境、水源情况、施工地既往疾病，以及当地传染病及地方病情况。选择好生活场地、盖好工棚、厨房，选择好水源，兴建厕所，搞好杀虫、灭鼠和消毒工作，制订必要的卫生制度，做好工作人员的健康检查，防止传染源带入，做好预防接种工作。在施工现场，积极开展爱国卫生运动，做好卫生宣传，建立疫情报告制度。

2. 疾病预防措施

做好病人应隔离、治疗工作；对接触者做好应急接种、药物预防及消毒，力求不发病。及时报告疾病预防控制机构，取得指导帮助。

五、自然灾害的预防控制措施

自然灾害（如地震、洪涝、旱灾、风灾、雹灾、滑坡等）后，要做到"大灾之后无大疫"。应及时采取自然灾害的疾病预防措施。

（1）灾前要建立应急突发事件的管理机制，做到居安思危，有备无患；同时做好组织、技术及物质准备工作。

（2）灾害一旦发生应及时做好抗灾防疫计划，大力贯彻执行，控制疫情上升。

（3）建立健全灾区疫情监测系统，强化传染病报告制度，为抗灾防病机构制定防病措施提供依据。

（4）有针对性地实施预防接种。

（5）及时开展饮水消毒，采取打井供水的措施。

（6）抓好饮食卫生问题。为了防止食品污染和发生食物中毒，必须把好食品制作、运货和分发三道"关"。灾害发生时，死畜、死禽增多，灾民食用此类肉食增多，注意防止食物中毒发生。

（7）积极开展消毒杀虫灭鼠工作。灾害致使生态破坏，灾民密集，人畜粪便，垃圾不能及时处理，昆虫繁殖提供良好环境。因此，大力开展消毒、杀虫及灭鼠工作，以控制肠道、虫媒及动物源性疾病的流行。

六、检疫

我国实施两种检疫：国境卫生检疫及疫区检疫。

（一）国境卫生检疫

为了防止传染病由国外传入和由国内传出，国境检疫机关根据《中华人民共和国国境检疫法》和《中华人民共和国检疫条例实施细则》，在港口、机场、陆地边境和国界江河的进出口岸对进出国境人员、交通工具、运输设备以及可能传播检疫传染病的行李、货物、邮包等实行医学检查和必要的卫生处理，这种措施称为国境卫生检疫。

1. 检疫传染病的病例及检疫期限

我国现行检疫传染病及其检疫期限为：鼠疫 6 d；霍乱 5 d；黄热病 6 d。

2. 国境检疫

（1）进口检疫：对外来的船舶、飞机、列车及徒步入境人员进行检疫，入境人员必须填写旅客健康申请卡，申明是否患有麻风、艾滋病、性病、肺结核、精神病和其他疾病。若发现检疫感染者，必须立即将其隔离，隔离期限根据医学检查结果确定；对检疫传染病疑似患者应将其留验，留验期限根据传染病的潜伏期确定；因患检疫传染病而死亡的尸体，必须就近火化。

对来自传染病疫区的人员、被检疫病污染的、发现有关啮齿动物或病媒的人员及其交通工具应接受消毒、杀虫、灭鼠或其他卫生处理。对来自疫区的被检疫传染病污染或者可能成为传染病传播媒介的行李、货物、邮包等物品，应进行卫生检查，实施消毒、灭鼠、杀虫或其他卫生处理。

（2）卫生监督：对国境口岸的卫生状况和停留在国境口岸的入境、出境交通工具的卫生状况实施卫生监督。监督检查主要包括食品、饮用水及其储存、供应、运输设备；从事食品、饮用水供应的从业人员的健康状况；周围环境（如垃圾、废物、污水、粪便、压舱水等）情况。

（3）健康证明：提供外国人定居或居住一年以上的健康证明。为简化检疫手续，防止检疫传染病传入，我国检疫部门对外国人进行健康检查和复查要求，除鉴别鼠疫、霍乱、黄热病外，主要是①性病；②传染性麻风病；③开放性肺结核；④艾滋病；⑤精神病。我国签证机关在受理外国人入境时，外国人须要向我方提交所在国公立医院签发的、包括 5 种疾病的健康证明书。负责对外国人进行健康检查、复查，对健康证明确认的卫生医疗部门及医师应认真负责执行任务，并着重做好下列工作：①根据临床诊断和流行病学判断，鉴别是否患有上述 3 种检疫病及 5 种疾病或处于这些病的潜伏期的染疫嫌疑人；②对实施健康检查或复查的外国人，必须进行胸部 X 线检查和血清学试验；③负责健康检查单位在检查完毕后应立即出具"外国人体格检查记录"，并经医师签字，加盖单位公章。

（4）出口检疫：开往国外的船舶、飞机、列车及其他车辆或徒步由陆地边境出国的人员，应在最后离开的港口、机场、车站分别接受检疫。其他车辆或徒步离境人员须在国境检疫机关指定的处所接受出口检疫。

（二）疫区检疫

甲类、乙类传染病暴发、流行时，县级以上地方政府报经上一级地方政府决定，可以宣布疫区。在疫区内应立即组织力量进行防治，切断传染病的传播途径；必要时，报经上一级地方政府决定，可采取下列紧急措施：①限制或停止集市、集会、影剧院演出或其他人群聚集活动；②停工、停业、停课；③临时征用房屋、交通工具；④封闭被传染病病原体污染的公共饮用水水源。

除上述措施外，可对出入疫区人员、物资和交通工具实施卫生检疫。经省、自治区、直辖市政府决定，可以对甲类传染病疫区实行封锁。封锁大、中城市的疫区或者跨省、自治区、直辖市的疫区，以及封锁疫区导致中断干线交通或者封锁国境的，应由国务院决定。

第六节　疾病预防

传染病对人类的健康和生命危害严重。随着医药卫生事业的发展和人类社会的全面进步，传染病对人类生存和健康的威胁受到了遏制，疾病的防治重点由传染病逐渐向非传染性慢性病过渡和转移。然而，近年来，全球传染病发病率大幅度回升，流行、暴发事件不断，一些被认为早已得到控制的传染病卷土重来，同时又新发现了数十种传染病。

一、传染病的预防控制策略

1. 预防为主

预防为主是我国的基本卫生工作方针。我国的传染病预防策略概括为：以预防为主，群策群力，因地制宜，发展三级保健网，采取综合性防治措施。传染病的预防就是要在疫情尚未出现前，针对可能暴露于病原体并发生传染病的易感人群或传播途径采取措施。

（1）加强人群免疫：免疫预防是控制具有有效疫苗免疫的传染病发生的重要策略。全球消灭天花、脊髓灰质炎活动的基础是开展全面、有效的人群免疫。实践证明，许多传染病（如麻疹、白喉、百日咳、破伤风、乙型肝炎等）都可通过人群大规模免疫接种来控制流行，或将发病率降至相当低的水平。预防接种是保护易感人群的最有效措施之一。

（2）改善卫生条件：保护水源、提供安全的饮用水，改善居民的居住条件，加强粪便管理和无害化处理，加强食品卫生监督和管理等，都有助于从根本上杜绝传染病的发生和传播。

（3）加强健康教育：健康教育可通过改变人们的不良卫生习惯和行为切断传染病的传播途径。健康教育的形式多种多样，可通过大众媒体、专业讲座和各种针对性手段来使不同教育背景的人群获得有关传染病预防的知识，其效果取决于宣传方式与受众的匹配性。健康教育对传染病预防的成效卓著，如安全性行为知识与艾滋病预防；饭前便后洗手与肠道传染病预防等，是一种低成本高效果的传染病防治方法。

2. 传染病监测

传染病监测是疾病监测的一种，其监测内容包括传染病发病、死亡；病原体型别、特性；媒介昆虫和动物宿主种类、分布和病原体携带状况；人群免疫水平及人口资料等。必要时还开展对流行因素和流行规律的研究，并评价防疫措施效果。

我国的传染病监测包括常规报告和哨点监测。常规报告覆盖了甲、乙、丙3类共40种法定报告传染病。国家还在全国各地设立了上百个艾滋病等监测哨点。

3. 传染病的全球化控制

传染病的全球化流行趋势日益体现了传染病的全球化控制策略的重要性。继1980年全球宣布消灭天花后，1988年WHO启动了全球消灭脊髓灰质炎行动。经过十几年的努力，全球脊髓灰质炎病例下降了99.8%，病例数从1988年估计的350 000例减至2001年的483例；有脊髓灰质炎发病的国家由125个降至10个。中国在2000年也正式被WHO列入无脊髓灰质炎野毒株感染国家。

为了有效遏制全球结核病流行，2001年WHO发起了全球"终止结核病"合作伙伴的一系列活动，其设立的目标为：2005年全球结核病感染者中的75%得到诊断，其中85%被治愈。2010年，全球结核病负担（死亡和患病）下降50%。2050年，使全球结核病发病率降至百万分之一。

针对艾滋病、疟疾和麻风的全球性策略也在世界各国不同程度地展开。全球化预防传染病策略的效果正日益凸现。2003年传染性非典型肺炎流行期间全世界的密切合作，对人类战胜传染性非典型肺炎起到了至关重要的作用。

二、传染病预防控制措施

1. 针对传染源的措施

（1）病人：针对病人的措施应做到早发现、早诊断、早报告、早隔离、早治疗。病人一经诊断为传染病或可疑传染病，就应按《传染病防治法》规定实行分级管理。只有尽快管理传染源，才能防止传染病在人群中的传播蔓延。因此，主要是实施的"四早"措施：早发现、早报告、早隔离、早治疗。对病人隔离时间的长短依据该病的传染期而定。

（2）病原携带者：对病原携带者应做好登记、管理和随访至其病原体检查2～3次阴性后。在饮食、托幼和服务行业工作的病原携带者须暂时离开工作岗位，久治不愈的伤寒或病毒性肝炎病原携带者不得从事威胁性职业。艾滋病、乙型和丙型病毒性肝炎、疟疾病原携带者严禁做献血员。

（3）接触者：凡与传染源有过接触并有可能受感染者都应接受检疫。检疫期为最后接触日至该病的最长潜伏期。

（4）动物传染源：对危害大且经济价值不大的动物传染源应予彻底消灭。对危害大的病畜或野生动物应予捕杀、焚烧或深埋。对危害不大且有经济价值的病畜可予以隔离治疗。此外还要做好家畜和宠物的预防接种和检疫。

2. 控制传播途径

对传染源污染的环境，必须采取有效的措施，去除和杀灭病原体。肠道传染病通过粪便等污染环境，因此应加强被污染物品和周围环境的消毒；呼吸道传染病通过痰和呼出的空气污染环境，通风和空气消毒至关重要，如传染性非典型肺炎预防控制中针对传播途径的措施主要是通风、洗手、空气消毒；艾滋病可通过注射器和性活动传播，因此应大力推荐使用避孕套，杜绝吸毒和共用注射器；杀虫是防止虫媒传染病传播的有效措施。

3. 保护易感人群

（1）免疫预防：传染病的免疫预防包括主动免疫和被动免疫。其中计划免疫是预防传染病流行的重要措施，属于主动免疫。此外，当传染病流行时，被动免疫可以为易感者提供及时的保护抗体，如注射胎盘球蛋白和丙种球蛋白预防麻疹、流行性腮腺炎、甲型肝炎等。高危人群应急接种可以通过提高群体免疫力来及时制止传染病大面积流行。

（2）药物预防：药物预防也可以作为一种应急措施来预防传染病的播散。但药物预防作用时间短、效果不巩固，易产生耐药性，因此其应用具有较大的局限性。一般情况下不提倡使用药物预防。

（3）个人防护：接触传染病的医务人员和实验室工作人员应严格遵守操作规程，配置和使用必要的个人防护用品。有可能暴露于传染病生物传播媒介的个人需穿戴防护用品（如口罩、手套、护腿、鞋套等）；疟疾流行区可使用个人防护蚊帐；安全的性生活应使用安全套。

第七节　疾病三级预防

为预防疾病，针对疾病发生、发展或恶化的不同阶段一般采取病因预防、"三早"预防和临床预防三种预防措施。

疾病的预防是根据对疾病病因的认识、机体的调节功能和代偿状况以及对疾病自然史的了解进行的。因此，疾病预防可根据疾病自然史的不同阶段，采取不同的相应措施来阻止疾病的发生、发展或恶化，即疾病的三级预防措施。第一级预防针对的是疾病的易感期，起到健康促进和健康保护作用；第二级预防是针对疾病潜伏期，通过"三早"来防止或延缓疾病的发展；第三级预防是针对发病后所采取的措施，改善病人症状，防止并发症的发生。

三级预防是以人群为对象，以健康为目标，以消除影响健康的危险因素为主要内容，以促进健康、保护健康、恢复健康为目的的公共卫生策略与措施。

一、一级预防

一级预防（primary prevention）亦称为病因预防，是在疾病尚未发生时针对致病因素（或危险因素）采取措施，也是预防疾病和消灭疾病的根本措施。WHO 提出的人类健康四大基石"合理膳食、适量运动、戒烟限酒、心理平衡"是一级预防的基本原则。

1. 健康促进

（1）健康教育：通过传播媒介和行为干预，促使人们自愿采取有益健康的行为和生活方式，避免影响健康的危险因素，达到促进健康目的。

（2）自我保健：自我保健是指个人在发病前就进行干预以促进健康，增强机体的生理、心理素质和社会适应能力。一般来说，自我保健是个人为其本人和家庭利益所采取的大量有利于健康的行为。

（3）环境保护和监测：环境保护是健康促进的重要措施，旨在保证人们生活和生产环境的空气、水、土壤不受工业"三废"（即废水、废气、废渣）和生活"三废"（即粪便、污水、垃圾），以及农药、化肥的污染。

2. 健康保护

健康保护是对有明确病因（危险因素）或具备特异性预防手段的疾病所采

取的措施，在预防和消除病因上起主要作用。常采取三种策略：

（1）双向策略（two pronged strategy）：即把对整个人群的普遍预防和对高危人群的重点预防结合起来，二者相互补充，可以提高效率。

（2）全人群策略（population strategy）：对整个人群的普遍预防。旨在降低整个人群对疾病危险因素的暴露水平，它是通过健康促进实现的。

（3）高危人群策略（high risk strategy）：对高危人群的预防。旨在消除具有某些疾病的危险因素的人群的特殊暴露，它是通过健康保护实现的。

3. 具体措施

一级预防是最积极、最有效的预防措施，措施如下：

①针对机体预防措施：增强机体抵抗力，戒除不良嗜好，进行系统的预防接种，做好婚前检查。②针对环境的预防措施：对生物因素、物理因素、化学因素做好预防工作。对遗传致病因素做好预防工作。加强优生优育和围产期保健工作，防止近亲或不恰当的婚配。③对社会致病因素的预防：对心理致病因素做好预防工作。不良的心理因素可以引起许多疾病，如高血压、冠心病、癌症、哮喘、溃疡病等。

二、二级预防

二级预防（secondary prevention）亦称"三早"预防，"三早"即早发现、早诊断、早治疗，是防止或减缓疾病发展而采取的措施。

慢性病大多病因不完全清楚，因此要完全做到一级预防是不可能的。但由于慢性病的发生大都是致病因素长期作用的结果，因此做到早发现、早诊断并给予早治疗是可行的。可采用普查、筛检、定期健康检查来实现。

它是在疾病初期采取的预防措施。对于传染病，"三早"预防就是加强管理，严格疫情报告。除了及时发现传染病人外，还要密切注意病原携带者。对于慢性病，"三早"预防的根本办法是做好宣传和提高医务人员的诊断、治疗水平。通过普查、筛检和定期健康检查以及群众的自我监护，及早发现疾病初期（亚临床型）患者，并使之得到及时合理的治疗。由于慢性病常是经过致病因素长期作用后引起的，给"三早"预防带来一定困难。

三、三级预防

三级预防（tertiary prevention）亦称临床预防。三级预防可以防止伤残和促进功能恢复，提高生存质量，延长寿命，降低病死率。主要是对症治疗和康复治疗措施。

对症治疗可以改善症状、减少疾病的不良反应，防止复发转移，预防并发症和伤残等。对已丧失劳动力或伤残者提高康复治疗，促进其身心方面早日康复，使其恢复劳动力，争取病而不残或残而不废，保存其创造经济价值和社会价值的能力。康复治疗包括功能康复、心理康复、社会康复和职业康复。

三级预防是对疾病进入后期阶段的预防措施，此时机体对疾病已失去调节代偿能力，将出现伤残或死亡的结局。此时应采取对症治疗，减少痛苦延长生命，并实施各种康复工作，力求病而不残，残而不废，促进康复。

三级预防是健康促进的首要和有效手段，是现代医学为人们提供的健康保障。

第八节　消毒与杀虫

一、消毒

（一）概念

1. 消毒

消毒是杀灭或清除传播媒介物上的病原微生物。"消毒"包括两方面含义：一方面消毒不要求清除或杀灭所有微生物；另一方面只要求将有害微生物的数量减少到无害的程度。消毒是切断传染病传播途径的重要举措，其目的是为了控制传染病的传播和流行。

2. 消毒剂

用于杀灭无生命物体或皮肤黏膜上微生物的药物称为消毒剂。对消毒剂的要求是能杀灭繁殖体型微生物，但不要求杀灭芽孢。能杀灭芽孢的化合物是更好的消毒剂。

（二）种类

根据有无明显传染源，可将消毒分为疫源地消毒和预防性消毒两类。疫源地消毒又分为随时消毒和终末消毒两种。

1. 疫源地消毒

是指对目前或者曾经存在传染源的地区进行消毒，目的是杀灭或清除传染源排出到外界环境中的病原体。疫源地消毒分为随时消毒和终末消毒。根据累计范围分为疫点消毒和疫区消毒。

（1）随时消毒：是指对病原体的排泄物、分泌物及其污染物品进行消毒。其目的是及时杀灭或清除病人排出的病原微生物。每天对传染病病人住院期间进行的病室或者床边消毒，即为随时消毒。

（2）终末消毒：是指患者痊愈或者死亡后对其居住地进行的一次性彻底消毒。医院内的传染病人出院、转院或死亡后，对居留过的病室及污染物品进行的消毒。

（3）疫点消毒：指对发生病人、疑似病人或发现病原微生物携带者地点的消毒处理，其范围一般包括病人、疑似病人或发现病原微生物携带者以及同一门户出入的邻居或生活上密切相关的人员和家庭等。

（4）疫区消毒：指对连接成片的多个疫源地范围内的消毒处理。其范围根据流行病学指征或地理、交通等特点划定，一般由一个或数个行政单元（如区、街道、居委会、村、乡等）。

2. 预防性消毒

是指在未发现传染源情况下，对可能受到病原体污染的场所、物品和人体进行的消毒。如饮用水消毒、公共物品消毒、餐具消毒、空气消毒、手术室、医务人员手的消毒以及一般病人住院期间和出院后的消毒等，均为预防性消毒。

（三）常见消毒方法

1. 物理消毒法

（1）热力消毒：包括干热消毒和湿热消毒。①干热消毒，包括焚烧、烧灼、干烤。干热处理适用于耐高温的物品消毒，如金属、玻璃、搪瓷、粉末等。医疗卫生行业常用来处理需灭菌的医疗物品，灭菌条件为：160℃维持 2 h；或 170℃维持 1 h；或者 180℃维持 30 min。家庭用的红外线高温消毒碗柜，一般为 125℃维持 10 min 以上，不能用于医疗单位处理需灭菌的物品。适用于公共场所，如高速公路服务区、宾馆餐厅、客房以及舞厅、洗浴中心茶具、餐具消毒。②湿热消毒：是最简便有效的消毒方法，用于处理传染病人的剩余食物、痰液污染的棉织品、玻璃器皿、陶器、食具及金属物品的消毒，煮沸 10～15 min 即可。

（2）微波消毒：常用的（915 +25）MHz 与（2 450 +50）MHz 微波，其波

长均属分米波波段。微波可以杀灭各种微生物，包括细菌繁殖体、真菌、病毒和细菌芽孢、真菌孢子等；用于餐厅、理发店、茶屋等湿毛巾的消毒处理。

（3）紫外线消毒：消毒使用的紫外线波长范围是 $200 \sim 275$ nm。紫外线消毒适用于餐厅冷拼间、更衣室等室内空气、物体表面、水及其他液体的消毒。紫外线对室内空气消毒时，应以每 10 m^2 一支 30 W 的紫外线灯为宜，每次消毒时间不少于 30 min。照射方式可分为直接照射法和间接照射法。

2. 化学消毒法

（1）戊二醛：戊二醛属于广谱、高效灭菌剂，具备对金属腐蚀性小；常用剂型有 2% 碱性戊二醛、2% 强化酸性戊二醛和 2% 中性戊二醛。适用于不耐热的医疗器械和精密仪器等消毒与灭菌。常用方法有浸泡法和擦拭法。

（2）过氧乙酸：透明液体，弱酸性，易挥发；贮存过程中易分解，尤其是重金属离子或遇热时，极易分解。高浓度可引起过氧乙酸爆炸。过氧乙酸可杀灭各种微生物，属于灭菌剂，具有广谱、高效、低毒、对金属及织物有腐蚀性、受有机物影响大、稳定性差等特点，其浓度为 16% ～20%。过氧乙酸适用于耐腐蚀物品、环境及皮肤的消毒与灭菌。常用消毒方法有浸泡、擦拭、喷洒等。

（3）过氧化氢：过氧化氢又名双氧水，属于高效消毒剂，具有广谱、高效、速效、无毒、对金属及其他织物有腐蚀性、受有机物影响大、稀释液不稳定的特点。适用于外科体内埋植物、隐形眼镜、不耐热塑料制品、餐具、饮用水消毒和口腔含漱、外科伤口清洗。

（4）二氧化氯：二氧化氯是能杀灭细菌繁殖体、病毒、真菌、分枝杆菌和芽孢等微生物的高效消毒剂，具有广谱、高效、速效的杀菌作用，对金属有腐蚀性、对织物有漂白作用，消毒效果受有机物影响大，其活化液和稀释液不稳定。二氧化氯适用于医疗卫生、食品加工、餐饮具、饮用水、污水及环境的消毒。

（5）含氯消毒剂：常用的含氯消毒剂有漂白粉、漂白粉精、二氯异氰尿酸钠、三氯异氰尿酸等。含氯消毒剂属高效消毒剂，具有广谱、速效、低毒或者无毒的特点，对金属有腐蚀性、对织物有漂白作用，受有机物影响大，在光照、遇热、潮湿环境中易分解；适用于环境、水、餐饮具、疫源地等消毒；常用的消毒方法有浸泡、擦拭、喷洒与干粉消毒。

（6）碘伏：碘伏是碘与表面活性剂的不定型络合物。常用的为液体碘伏，含有效碘为 0.5% ～1%；碘伏杀菌作用广谱，可用于手、皮肤黏膜的消毒。消毒方法有浸泡和擦拭：浸泡，用 $250 \sim 500$ mg/L 的消毒液，作用 30min；对皮肤擦拭时，用 500 mg/L；外科洗手或手术部位消毒，用 $3\ 000 \sim 5\ 000$ mg/L 的消毒液擦拭，作用 3 min。

（7）乙醇：75% 乙醇为中效消毒剂，对细菌繁殖体、抗酸杆菌、病毒等有杀菌作用。具有中效、速效、无毒、对金属无腐蚀性、对皮肤黏膜有局部刺激性、受有机物影响、易挥发、不稳定的特点。乙醇适用于皮肤、低危险性医疗用品以及怕腐蚀的物品消毒。

（8）洗必泰：洗必泰又名醋酸氯已定、葡萄糖酸氯已定，属低效消毒剂。用于皮肤黏膜和低危险性的环境物品的消毒。一般用于皮肤消毒时浓度为 4 000 ～ 5 000 mg/L，用作黏膜或者伤口表面消毒，浓度为 500 ～ 1 000 mg/L。

（四）影响消毒效果的因素

无论何种消毒方法，消毒效果受到多种因素影响，主要有六方面因素：

（1）消毒剂量。包括强度和时间。强度在热力消毒中是温度，在紫外线消毒时是照射强度，化学消毒中是消毒剂的浓度。时间是指所使用方法对微生物作用的时间。一般强度越大，处理时间越短，反之，处理时间要长。

（2）微生物污染量。微生物污染严重，消毒越困难，作用的时间需要延长，消耗药量要增加。对污染重的物品，消毒时，药品的剂量要相应加大。

（3）温度。除热力消毒完全依靠温度作用来杀灭以外，其他消毒方法也受温度变化的影响。一般地，温度越高，杀灭效果就越好。

（4）湿度。空气的相对湿度，对熏蒸消毒影响显著。使用环氧乙烷或甲醛消毒，均应有一个适宜的相对湿度，湿度过高或过低，都会降低消毒效果。直接喷洒或干粉处理地面时，就需要有较高的湿度，才能使药物潮解并发挥作用。而紫外线照射，湿度高会影响其穿透力，降低消毒效果。

（5）酸碱度。酸碱度的变化会影响消毒效果，季铵盐类阳离子消毒剂和洗必泰在碱性条件下杀菌力强，酸和漂白粉等则在酸性条件时杀菌作用强。

（6）有机物。病原微生物常与排泄物、分泌物等其他有机物共存而影响消毒效果。消毒前应去除被消毒物品的有机物，提高消毒效果。

（五）消毒方法选择原则

在传染病消毒时，应遵循以下原则：

1. 考虑污染微生物的种类

微生物的种类不同，对理化因子的抵抗力各不相同。通常，根据微生物抵抗力由强到弱的次序排列为：细菌芽孢—分枝杆菌—非脂性或小病毒、真菌—细菌繁殖体、亲脂性病毒或中等大小病毒（单纯疱疹病毒、人类免疫缺陷病毒）。对受到致病性芽孢菌、真菌孢子和抵抗力强、危险程度大的病毒污染的物品，应选用高效消毒剂或灭菌法；对受到致病性细菌和真菌、非脂性病毒、螺旋体、支原体、衣原体污染的物品，应选择中效、高效的消毒剂；对受到一般细菌和亲脂性病毒污染的物品，可用中效或低效消毒剂。

2. 考虑污染微生物的数量

微生物的数量越多，对理化因子的抵抗力越强。因此，当微生物污染严重时，应加大消毒剂的浓度，并延长其作用时间。

3. 考虑污染微生物存在的状态

微生物存在的状态常常与有机物和无机物有关，如与血液、体液、痰液、排泄物及尘埃在一起，这些有机物和无机物不仅可保护微生物免受理化因子的作用，而且可直接消耗其理化因子的作用能量。因此，在存在有机物保护的情况下，必须提高消毒剂的浓度并延长其作用时间。

4. 考虑消毒对象的理化性质和使用价值

消毒对象由各种材料制成，对不同理化因子的耐受能力不同。除垃圾废弃物外，大部分物品消毒后应保持原有的使用价值。因此，必须严格按照其理化特性选择适宜的消毒方法，对于金属、玻璃、陶瓷餐具、棉织物等耐湿、耐热物品，首选煮沸消毒或消毒剂浸泡消毒；对于精密仪器、信件等怕热、怕湿物品，选用环氧乙烷、甲醛等消毒；对于光滑表面的物品，应选择紫外线消毒器近距离照射或液体消毒剂擦拭；对于多孔材料表面的物品，可采用喷雾消毒法。

二、杀虫

杀灭病媒昆虫（节肢动物）称医学杀虫，是预防和控制虫媒传染病发生和流行的一项重要措施。

1. 杀虫种类

分为预防性杀虫和疫源地杀虫。

预防性杀虫：是指平时经常性杀虫措施，采取标本兼治，治本为主，以达到逐步控制和消灭病媒昆虫。其根本在于消灭昆虫孳生地及搞好环境卫生。

疫源地杀虫：指发生虫媒传染病时所进行的应急性杀虫措施。此项措施要求全面、快速、肃清、击杀性的灭虫方法，力求不使感染性的昆虫外逸，避免虫媒传染病蔓延。

2. 杀虫剂种类

（1）胃毒剂。经虫口进入其消化系统起毒杀作用，如敌百虫等。

（2）触杀剂。与表皮或附器接触后渗入虫体，或腐蚀虫体蜡质层，或堵塞气门而杀死害虫，如拟除虫菊酯、矿油乳剂等。

（3）熏蒸剂。利用有毒的气体、液体或固体的挥发而发生蒸气毒杀害虫或病菌，如溴甲烷等。

（4）内吸杀虫剂。被植物种子、根、茎、叶吸收并输导至全株，在一定时期内，以原体或其活化代谢物随害虫取食植物组织或吸吮植物汁液而进入虫体，起毒杀作用，如乐果等。

3. 常用化学杀虫剂

（1）有机磷杀虫剂：有机磷杀虫剂是目前应用最广的化学杀虫剂，多数具有广谱杀虫作用，并常兼有触杀、胃毒与熏杀作用，对昆虫的杀灭作用强大而快速，也较少引起昆虫产生抗药性。有机磷杀虫剂在自然界中易分解或生物降解，故不存在残留或污染，在动物体内无蓄积中毒危险。

①马拉硫磷又名马拉松或4049，它是一种杀虫范围较广、残效期长和对人畜毒性很低的杀虫剂。纯品为黄色油状液体，难溶于水，可溶于有机溶媒与植物油中。工业品为黄褐色油状液体，具有大蒜臭味。对光稳定、对热的稳定性稍差，在碱性溶液中很快分解。本药对昆虫主要为触杀和胃毒作用，对昆虫毒性大。主要用于室外喷洒，也可在室内做滞留喷洒。室内灭蚊、蝇的滞留喷洒剂量一般为 $2 \mathrm{~g/m}^2$，其残效作用可保持 $1 \sim 3$ 个月。因曾发生过中毒事件，故应注意妥善贮存。

②杀螟松是杀虫范围广、残效期长和人畜毒性低的有机磷杀虫剂。不溶于水，可溶于有机溶媒，遇热易分解。杀螟松对昆虫主要为触杀，也有一定胃毒和内吸收作用，对蚊、蝇均有效。室内、外用 0.25 mg/kg 浓度，能全部杀死库蚊、按蚊、伊蚊、蝇等，持效 7 d。用烟熏灭蚊剂量为 $0.5 \mathrm{~g/m}^3$，效果为90%。

③双硫磷（abate）低毒而速效，用量少而残效长，化学性质稳定，为杀灭蚊幼虫最好药物，且有明显的选择性，对水生生物和植物及家禽、家畜无毒害作用。水面喷洒浓度 $0.05 \sim 0.5$ mg/kg，静水残效 $30 \sim 45$ d，流行水残效 15 d。

④敌敌畏（dichlorphos）为无色油状液体，稍带芳香，略溶于水，对温血动物有较高毒性，对昆虫主要是神经毒，使昆虫神经功能失常，肌肉收缩紧张，不协调而痉挛，生理功能完全失常而死亡。对蚊、蝇、蚤、虱、臭虫、蟑螂等均有较好毒杀作用，也有强的胃毒和触毒作用，家蝇最敏感。表面应用 $0.1 \mathrm{~g/m}^2$，$10 \sim 15$ min 内家蝇即全部死亡。本品贮存于密闭容器，保存于阴暗、凉爽处所，盖严，专人保管，使用时注意安全。

（2）拟除虫菊酯类杀虫剂：此类杀虫剂的合成发展很快，这类菊酯的出现是近代杀虫剂的发展方向和新途径。具有广谱、高效、击倒快、毒性低、用量小等特点。对抗药性昆虫有效。如胺菊酯，化学性质稳定，不溶于水，溶于有机溶剂，对哺乳动物毒性极低，对蚊、蝇、蟑螂、虱、螨等均有强大击倒和杀灭作用。室内使用 0.3% 浓度胺菊酯油剂喷雾，0.1 ml/m³，20 min 内蚊虫全部击倒，12 h 全部死亡。对家蝇也有良好效果，0.3% 雾剂 0.2 ml/m³，15 min 内家蝇全部击倒，12 h 全部死亡。灭臭虫用 0.3～0.5 g/m²，对蟑螂用 0.5 g/m² 可触杀死。

（3）昆虫生长调节剂：昆虫生长调节剂可阻碍或干扰昆虫正常发育生长而致其死亡，不污染环境，对人畜无害。因而是最有希望的"第三代杀虫剂"。目前应用的为保幼激素和发育抑制剂。前者主要具有抑制幼虫化蛹和蛹羽化的作用，后者抑制表皮基丁化，阻碍表皮形成，导致它们死亡。

（4）驱避剂：驱避剂使用最多的为驱蚊剂。主要用于体外，即制成液体、膏剂或冷霜，直接涂皮肤，也可制成浸染剂，浸染衣服、纺织品或防护网等。常用的为邻苯二甲酸二甲酯（DMP）、避蚊胺（Deet）等。"驱蚊灵"是广东产品，以柠檬、桉油渣为原料制成，不仅有较好的防护效果，而且炎热气候下，无油粘之弊。

4. 常见医学昆虫的防治

（1）蚊的防治：灭蚊的重点是清除蚊子孳生场所，不生蚊子，这是治本措施。根据蚊密度高峰季节，采取防蚊和灭蚊方法，如蚊香、电热蚊香药片等驱杀蚊药剂，以杀灭室内蚊虫。使用气雾杀虫剂，如香菊雾、克害威、宝力杀、杀害灵等卫生用杀虫剂喷雾罐或瓶。

（2）蝇的防治：灭蝇的重点是清除户内、外蝇类孳生场所，不使招蝇生蛆，在蝇密度高峰季节，可用蝇拍扑打、诱蝇笼捕杀等方法灭蝇。在室内可用化学药物灭蝇，常用的药物为 5% 氯氰菊酯可湿性粉剂，2.5% 溴氰菊酯粉剂兑水 100～200 倍喷洒，药的残效可持续 2～3 个月之久，剂量要达到 20～25 mg/m²。另外，敌敌畏配成毒饵、使用效果更佳。

（3）蟑螂的防治：灭蟑螂要坚持综合性措施防治，治本为主。杜绝蟑螂隐秘场所（如堵抹管道缝隙、墙壁、窗台缝等），减少蟑螂吃食的机会，再用诱扑、胶粘、毒饵诱杀等方法加以消灭。常用的药为 2.5% 溴氰菊酯可湿粉剂和 5% 氯氰菊酯可湿性粉剂。

（4）蚂蚁的防治：要彻底消灭蚂蚁应采取诱饵毒杀和罐堵蚁穴的综合措施。可将药物配入蚂蚁喜食的食物中，常用的引诱剂（以高蛋白为主）市售的商品有"红蚁净"、"灭蟑螂蚂蚁药"。二者混合使用或交替使用更好。

（5）臭虫的防治：臭虫防治首先要注意室内清洁，及时修补墙洞、堵抹缝隙、清洗床架、被单床褥等，以防臭虫在室内孳生。可用开水烫或用高压蒸汽喷杀，化学药物可使用倍硫磷乳剂 1% 浓度喷洒，墙面 50 ml/m²、大床 500 ml/m²；用倍毕虫灭松杀虫剂 10% 浓度喷洒或涂刷缝隙。用 5% 氯氰菊酯或 2.5% 溴氰菊酯，兑水 200 倍做滞留性喷洒在孳生臭虫处所，效果更好。

（6）虱的防治：①对生虱衣、被用开水烫，以浸过衣服表面半寸即可，闷 10～20 min 后，虱和虮子可全部烫死。②用 25% 百部乙醇浸泡液擦头，将百部草半两浸泡于 100 ml、75% 乙醇中 48 h，用药酒液擦头发或黏液梳头，然后用毛巾包头或戴上帽子，次日洗净，头虱即可杀死。③百部水洗头，用百部草 50 g 加水 1 kg 煮沸 0.5 h 滤过，取药液 1 份，加水 4 份，洗头。注意勿入眼内，洗头后包头巾过夜，头虱即全部死亡。④热醋洗头：将市售食醋加温 40℃左右，洗头发可杀灭头虱和虱虮。

（7）蚤的防治：防治跳蚤孳生，经常注意环境卫生，房间要通风干燥，阳光充足，阴暗角落不积存有机腐生植物尘土，以免繁殖蚤的幼虫。灭鼠并不使家猫身上染蚤，以杜绝跳蚤的传入和蔓延。灭蚤用化学药物效果最好最快，如使用 2% 敌敌畏乳剂喷洒地面，0.5 ml/m²，喷洒后密闭门窗 1 h，可全部杀灭室内跳蚤。用溴氰菊酯 20 ml/m²，在室内做滞留喷洒。还可使用 2% 倍硫磷粉或敌百虫粉撒布，以杀灭跳蚤幼虫。家禽、猫、狗身上防止生蚤可用 1‰ 的敌敌畏乳剂定期洗澡，也可在猫身上喷洒"宝力杀"、"特效芳香百害敌液"，以免猫蚤在室内散布、咬人为害。

三、灭鼠

（一）老鼠及其危害

全球约有鼠形动物 1 800 种，我国有鼠形动物近 190 种，主要害鼠有褐家鼠、黄胸鼠、小家鼠、黑线姬鼠、黄毛鼠、东方田鼠、社鼠和针毛鼠。

鼠害主要表现在：

（1）传播疾病：老鼠通过尿、粪便和血液等直接传播疫病，也可通过体表的蚤、蜱、虱和螨等寄生虫，叮咬人类后间接传播 57 种疾病，如鼠疫、流行性出血热、狂犬病等。

（2）危害农业：据联合国粮农组织（FAO）报告，全球农业因鼠害造成的损失占作物总产量的 10%～20%，价值达数百亿美元。非洲、中东、东南亚地区鼠害造成的损失常常超过植物病虫灾害的损失。我国年均鼠害发生面积 3 000 万 km^2 以上，损失粮食 150 亿 kg 以上，相当于 6 200 万人口一年口粮。

（3）危害林业：老鼠啃食幼树的韧皮部、树根，咬断苗木的顶牙和嫩枝，在树根下挖洞做窝破坏根系。森林鼠害发生面积以每年 10% 的速度递增，每年危害损失在 3 亿元以上。

（4）危害畜牧业：老鼠大量取食牧草，破坏草原植被、土壤和地形，造成水土流失，毁坏了草地生态环境，使优质牧场沦为寸草不生的"黑土地"；老鼠常咬死仔鸡、仔鸭、仔兔等幼小畜禽，已成为畜禽业发展的重大障碍。1993 年湖南省邵阳县就有 130 多头母猪被老鼠咬死咬伤。

（5）危害工业：鼠类啃咬电线电缆、窜入变压器、进入高压线区，造成火灾、机器设备断电、击穿烧毁电器等事故。每年不明火灾中 1/4 是老鼠引起的。

（6）危害居民：老鼠咬坏衣物、家具、门窗、电线，咬死咬伤畜禽鸟，盗食和污染食品等，传播疾病，侵扰居民正常生活，甚至直接伤人。

（二）灭鼠方法

1. 物理灭鼠

物理灭鼠即单纯用工具捕杀老鼠，有下面几种：

（1）老鼠夹。在老鼠的必经之地放上捕鼠夹，放花生几粒或鲜肉少许，勾引贪吃的老鼠，只要它踏上机关，那就是它最后的晚餐。

（2）老鼠笼。在老鼠必经之路放一鼠笼，里面放花生、鲜肉，勾引它，即便老鼠东张西望、贼头贼脑，还是忍不住走进去。

（3）粘鼠板。强力粘鼠板无色无味，放在老鼠的必经之路上，老鼠一旦踩上粘鼠板就会被黏住，无法动弹，越黏越牢，直至把自己折腾死。

（4）诱鼠缸。用一个肚大口小的桶或缸，里面放上香味很浓的熟花生、肉、油炸食品等，老鼠一旦爬进去，就无法出来。

（5）电子灭鼠。物理灭鼠最好的效果是电子捕鼠器灭鼠，老鼠碰到细铁丝后被细铁丝的高压电流击晕，电子捕鼠器会发出声光报警，取走击晕的老鼠后第二只老鼠就可被打。适用于老鼠较多的食堂、酒店厨房、超市操作间等。

此外，还有水灌法、堵鼠洞法、挖鼠洞、叉刺、断水和钳夹法。

2. 安全灭鼠

（1）水泥灭鼠。将大米、玉米、面粉等食品炒熟，放少许食用油，然后拌入干水泥，放在老鼠出没的地方。老鼠食后，水泥在肠道内吸收水分而凝固，使老鼠腹胀而死。

（2）柴油灭鼠。把黄油、机油、柴油拌匀，投放在鼠洞周围。老鼠粘上油，易粘尘土，使老鼠感到不舒服，用嘴去舔，柴油随消化道进入肠胃后，腐蚀肠胃致死。

（3）氨水灭鼠。用氨水 1～1.5 kg，灌入老鼠洞内，立即堵住洞口，其气味可将老鼠熏死。用氨水毒杀过老鼠的鼠洞，一年内老鼠不敢入内。

（4）石灰灭鼠。把石灰塞进鼠洞，再灌入少量水，待洞口冒热气时，立即用湿泥土将洞口封死。生石灰和水反应产生的二氧化碳和热量可将老鼠闷死在洞内。

（5）漂白粉灭鼠。发现鼠洞后，封死后洞，从前洞投入 20 g 漂白粉，再往洞内灌入适量水，迅速封严洞口。漂白粉遇水产生氯气，会把老鼠毒死在洞内。

（6）甲胺磷灭鼠。用 25 g 甲胺磷拌和 0.5～1 kg 大米或大豆、小麦等粮食，5 min 后，待粮食汲足了药液，分撒于田间或老鼠出没的地方。因甲胺磷的气味与干萝卜片类似，老鼠喜爱吃，毒杀效果好。但此药不宜放在家庭内和畜禽来往之处，以免发生毒害。

3. 生态灭鼠

采取各种措施破坏鼠类的适应环境，抑制其繁殖和生长，使其死亡率增高。可结合生产进行深翻、灌溉和造林，以恶化老鼠的生存条件。生物灭鼠必须与其他方法配合，才可奏效。

4. 生物灭鼠

保护猫头鹰、黄鼠狼、獾、猫及多数以鼠为主食的蛇等鼠类天敌，控制害鼠数量。

5. 化学灭鼠

化学灭鼠法是大规模灭鼠中最经济的方法。使用时应注意安全，防止发生人、畜中毒事故。化学灭鼠可分为毒饵法和毒气法、毒水法、毒粉和毒糊法，危险性较大。

第七章　计划免疫与免疫接种

第一节　免疫接种基本知识

一、预防接种

1. 预防接种

是指根据疾病预防控制规划，利用疫苗，按照国家规定的免疫程序，由合格的接种技术人员，给适宜的接种对象进行接种，提高人群免疫水平，以达到预防和控制针对传染病发生和流行的目的。在特定范围和时间对某种或者某些传染病的特定人群，有组织地集中实施预防接种的活动称群体性预防接种。

2. 一般反应

是指在免疫接种后发生的，由疫苗本身所固有的特性引起的，对机体只会造成一过性生理功能障碍的反应，主要有发热和局部红肿，同时可能伴有全身不适、倦怠、食欲不振、乏力等综合症状。

3. 异常反应

是指合格的疫苗在实施规范接种过程中或者实施规范接种后造成受种者机体组织器官、功能损害，相关各方均无过错的药品不良反应。

二、疫苗知识

1. 疫苗

是指为了预防、控制传染病的发生、流行，用于人体预防接种的疫苗类预防性生物制品。疫苗有两类：一类疫苗是指政府免费提供公民应当依照规定受种的疫苗；二类疫苗是公民自费自愿受种的疫苗。

2. 类毒素

是指由于变性或化学修饰而失去毒性的毒素，但仍保留其抗原性。如氨基酸、多肽与蛋白质。

3. 球蛋白

是指一种存在于人体中的血清蛋白，球蛋白是一种常见的蛋白，基本存在于所有的动植物体中。球蛋白具有免疫作用，因此也有人称球蛋白为免疫球蛋白。

三、疫苗分类

1. 按付费方式分类

一类疫苗由国家支付费用，全体儿童都要注射，又称"计划免疫类疫苗"，有"五苗七病"：通过接种卡介苗、脊髓灰质炎、麻疹、百白破及乙肝疫苗等5种疫苗，能防治结核病、小儿麻痹症、麻疹、百日咳、白喉、破伤风和乙肝等7种疾病。

二类疫苗，家长需支付疫苗费用，又称"计划免疫外疫苗"，包括风疹、麻腮风三联、水痘、肺炎球菌、流感、甲肝疫苗等。

2. 按疫苗原分类

（1）活菌疫苗：减毒活疫苗作为疫苗用。如小儿麻痹、脊髓灰质炎、麻疹、BCG（卡介苗）等疫苗。

（2）灭活菌疫苗：杀死病原体，只留下能够产生免疫力的毒素作为疫苗。如百日咳、乙型脑炎、流行感冒等疫苗。接种灭活菌疫苗，可在血中制造抗体，以杀死入侵的病原体。

（3）类毒素：取出病原体的毒素，加以削弱毒性而成为无毒化。接种类毒素，血中可制造某种物质，使菌中的毒素无毒化，可借此预防疾病。白喉、破伤风的疫苗即属此类。

3. 其他

按剂型、成分、品种、使用等分类。

（1）按剂型分：液体疫苗，如百白破疫苗等；冻干疫苗，如冻干卡介苗等。

（2）按成分划分：普通疫苗，如伤寒疫苗等；提纯疫苗，如流脑多糖苗等。

（3）按含品种划分：单价疫苗，麻疹、卡介苗等；多价疫苗，如百白破混合疫苗。

（4）按含吸附剂划分：吸附疫苗，如吸附百白破疫苗；未吸附疫苗，如麻疹疫苗。

（5）按使用方法划分：注射用疫苗，如流脑疫苗；划痕用疫苗，如旧卡介苗；口服用疫苗，如脊髓灰质炎疫苗；喷雾用疫苗，如旧流感疫苗。

第二节　疫苗接种

一、疫苗接种基本原则

为了正确使用疫苗，计划免疫工作人员应充分发挥其防病灭病作用，疫苗接种中应该掌握以下基本原则：

（1）各级疾病预防控制机构应该根据上级计划免疫的要求，结合本地防病工作实际情况，科学地选用疫苗品种和剂型。对于计划外疫苗的使用问题，既要考虑防病效果和经济利益，又要考虑当地人们的经济承受能力和可能发生的免疫接种副反应。

（2）从事计划免疫管理和实施预防接种的人员，必须熟悉疫苗的基本知识，掌握各种疫苗的性质、使用方法和注意事项。预防接种的操作人员应严格按照各种疫苗说明书的要求进行接种。

（3）按照计划免疫的免疫程序规定、人群免疫水平监测结果和上级的部署，确定疫苗的接种对象，既不要漏种，也不能盲目接种。

（4）要根据传染病流行季节和接种疫苗后抗体维持时间的长短确定疫苗的接种时机。

（5）为了保证疫苗的质量，确保免疫接种效果，必须按照各种疫苗要求的温度保存和运输。

（6）疫苗在使用前必须进行外观检查。一旦出现标签不清、发霉变质、安瓿裂缝或内有异物或沉淀等情况，疫苗应予废弃。

（7）疫苗安瓿开启后应在规定时间内用完，否则必须废弃。活疫苗应在 $0.5\,h$ 内用完，灭活疫苗应在 $1\,h$ 内用完。

二、疫苗免疫种类

疫苗接种分为两类：应急接种和联合接种免疫。

1. 应急接种

应急接种是指某地某种传染病有流行趋势，或正常人接触某种传染病后采取的紧急预防接种措施。应急接种可以变被动为主动，一次成功的应急接种对阻断传染病的传播、控制疾病的流行将起到关键性的作用，是控制某些传染病的有效措施。注意：一是要在传染病潜伏期内实施应急接种。二是要选择合适的接种范围和接种对象。接种范围以流行病学调查的疫区范围来确定，接种对象应是疫区内的易感人群。三是接种时间要及时。接种疫苗应在首发病例出现后 1～10 d 内进行应急接种。

2. 联合接种

联合免疫具有简化免疫程序、减少接种次数、减轻儿童痛苦、节约人力和财力、方便群众等特点。联合免疫有两种方法：一是将几种抗原按适当的比例混合，制成多联多价疫苗。如百白破三联混合疫苗、脊髓灰质炎三价活疫苗、麻腮风联合疫苗等。二是将几种不同的疫苗采用不同的部位或途径同时接种。儿童免疫程序规定：卡介苗、麻疹疫苗、脊髓灰质炎疫苗和百白破混合疫苗可以同时接种，彼此间既不加重接种反应，也不影响各自的免疫效果。

注意：在联合免疫时，严禁将两种或两种以上的疫苗混合在同一注射器在同一部位接种，而应分别用不同的注射器在不同部位接种。

三、影响接种效果的因素

预防接种是根据儿童的免疫特点和传染病发生的情况制定的免疫程序，有计划地使用生物制品进行预防接种，以提高人群的免疫水平，达到控制和消灭传染病的目的。但是，现实生活中预防接种时，如果使用不当，可能影响免疫效果。主要受到以下因素影响：

（1）免疫接种：使用疫苗的剂量，一定要按照规定的剂量、浓度进行接种，才能有免疫效果。如果剂量过大，不仅加重接种反应，而且抑制抗体的产生；剂量太小，不能引起免疫反应，达不到免疫效果。接种的次数、间隔时间，均会影响抗体产生的程度，从而影响免疫效果。疫苗进入机体的方式越接近自然感染的方式，免疫效果越好，如果接种途径选择不当，也会影响免疫效果。

（2）免疫制品：主要是疫苗本身的质量问题，如有的疫苗免疫原性差，有的疫苗没有包含接种地区的流行菌（病毒）株型，就不能达到预期的免疫效果。

（3）机体方面：个体差异较大，如营养不良、生长发育不良等造成免疫功能低下、缺陷，以及基因遗传等因素均可影响免疫效果。

（4）保存和运输：疫苗应在低温条件下保存和运输，特别是减毒活疫苗，尤应强调冷藏。如果不实施低温保存、运输，疫苗的效价就无法保证，甚至失效。

（5）消毒措施：接种时由于消毒灭菌的措施不当，或疫苗接触消毒剂等理化因素，导致疫苗被灭活或破坏，也会影响免疫效果。

四、疫苗接种的禁忌症

某些机体因反应性不正常或处于某种病理生理状态，接种疫苗后，可能对机体带来某些损害，甚至引起严重的异常反应。为避免这类异常反应的发生，每种疫苗都具体规定了有某种疾患或处在某种特殊生理状态的人不能接种，这就是疫苗接种的禁忌症。疫苗接种的禁忌症，分为相对禁忌症和绝对禁忌症两类。

1. 相对禁忌症

相对禁忌症是指适用于各种疫苗接种的禁忌症，包括某些生理状态和病理状态两种情况。

（1）生理状态

①妇女妊娠期：妊娠期的妇女不能接种甲肝减毒活疫苗，以及麻疹、风疹、水痘、腮腺炎等疫苗。

②最近曾进行被动免疫者：最近 4 周曾注射过丙种球蛋白、免疫球蛋白或其被动免疫制剂者，为防止被动抗体的干扰，应推迟活疫苗的接种。近期用甾体类激素、细胞毒性药物、特异性免疫抑制剂等，应推迟疫苗接种。

③有既往病史者：患过某种传染病，可获得较长期的病后免疫，在近期内可不予接种相应的疫苗。

（2）病理状态

①发热。正在发热，特别是高热的人，接种疫苗后可加剧发热性疾病，应暂缓接种疫苗。

②传染病。急性传染病的潜伏期、前驱期、发病期及恢复期（一般指病后 1

个月内），或在传染病流行时，密切接触传染病人者，不宜马上接种疫苗。

③过敏性体质。有过敏性皮质、支气管哮喘、荨麻疹、血小板减少性紫癜、食物过敏史者，在接种疫苗前应详细了解过敏原，属于含有该过敏原的疫苗不应接种，不含该过敏原的疫苗可予接种。

④重症慢性疾病。如活动性肺结核、心脏代偿功能不全、急慢性肝脏、肾脏病变、糖尿病、高血压、肝硬化、血液系统疾患、活动性风湿病、严重化脓性皮肤病等病人，在接种局部有严重皮炎、牛皮癣、湿疹的病人，接种疫苗后可能加重原有病情或使反应加重，应暂缓接种。

⑤神经系统疾病和精神病。对脑或神经发育不正常或患有癫痫、癔症、脑炎后遗症、抽搐等疾患或有既往史者，接种疫苗时应慎重态度，尤其是接种乙脑疫苗、百白破联合疫苗和流脑多糖疫苗时，更应慎重。

⑥严重营养不良。尤其是 1 岁以下的婴儿严重营养不良、严重先天畸形、严重佝偻病、消化功能紊乱及障碍者。

2. 特殊禁忌症

特殊禁忌症是指根据各种疫苗的性质而对该疫苗规定的专门禁忌症，又称绝对禁忌症。特殊禁忌症是指对某种疫苗所特有的禁忌，并不是对所有的疫苗都不能接种。不同疫苗的特殊禁忌也有不同，如怀孕初期不能接种风疹疫苗、水痘疫苗、腮腺炎疫苗等；有神经系统疾病史（包括脑炎、抽风、癫痫、脊髓灰质炎等疾病和症状）的人，或在流行性脑炎和脊髓灰质炎流行期间，不宜接种百白破联合疫苗；近 1 周内腹泻 4 次以上者，不宜服用脊灰活疫苗；患有湿疹等严重皮肤病的人，不宜接种卡介苗；有免疫功能低下或缺陷的人，如吞噬细胞功能缺陷病、抗体缺陷病、补充缺陷病、联合免疫缺陷病等不能接种活疫苗。

3. 正确掌握疫苗的禁忌症

禁忌症通常根据疫苗的生物学特性和接种反应的轻重来确定。对待禁忌症问题必须根据疫苗性质、被接种者的健康状况及受到疾病威胁的严重程度等各方面的因素综合分析，严肃认真，区别情况，权衡利弊，具体对待。在实际工作中应注意以下问题：

（1）不能单纯追求接种率，而对不应该接种或需要暂缓接种的人进行接种。

（2）不要因接种反应而任意扩大禁忌症的范围。对于有营养不良和体弱的儿童，接种的反应与患病的危险相比，后者对其威胁更大，因此更需要对其进行免疫保护，不能让其失去任何一次接种的机会。

第三节　计划免疫实施和管理

免疫程序广义是指哪些人群（地域和年龄范围）需要接种疫苗的种类，以及接种的先后次序和要求；狭义是指某种疫苗的初次免疫月（年）龄、针次间隔时间、基础免疫完成时间及加强免疫的时间、次数等内容。制定儿童免疫程序应考虑①特定年龄发生疾病的可能性。②特定年龄对疫苗的免疫原性。③被动从母体获得的抗体对免疫反应的影响。④特定年龄的疫苗相关反应发生的可能性。⑤免疫规划的可行性。

一、免疫程序的制定

1. 免疫程序的制定原则

（1）考虑接种疫苗的实效性和可行性。

（2）科学合理的免疫程序应以最合适的初免年龄、最少的接种次数、最合理的针次间隔时间，使其充分发挥疫苗应有的免疫效果，达到预防和控制的目的。

（3）制定针对传染病的目的。

（4）还必须易于实施，为接种当事人所能接受。

2. 免疫程序制定依据

根据疫苗特性、免疫原理、传染病流行特征和对人群健康的危害程度、接种后的利弊和效益，以及国家或地方疾病控制规划等因素综合考虑后确定。

（1）传染病预防和控制规划。

（2）传染病流行情况：当地传染病流行种类、强度、特点、因素，以及年龄别发病危险性、年龄别并发症危险性等。WHO 把"四苗"针对的严重危害儿童健康病种列入 EPI，中国把乙肝也纳入其中。

（3）疫苗生物学特性和免疫效果：要考虑疫苗的免疫原性、反应性、产生理想免疫应答的针次、间隔时间、免疫效果和免疫持久性、几种疫苗同时接种的反应性、机体免疫系统发育的完善程度及母体胎传抗体的消失时间等。

（4）实施的条件：疫苗生产供应能力、接种后的成本－效益、群众的承受能力，以及实施的具体条件。

3. 免疫程序的制定

制定免疫程序的职能在国家级和省级（卫生部确定纳入国家免疫规划的疫苗种类，省级卫生厅确定增加疫苗种类，经省政府批准后公布，并报国务院卫生行政部门备案）。

在某个人群已经普遍得到免疫时，或某种传染病的流行规律改变和已经消灭时，疾病谱变化、新疫苗的研制成功等情况下，调整免疫程度。

4. 免疫程序的内容

（1）初次免疫起始月（年）龄：起始免疫月龄的确定主要考虑免疫接种能产生理想免疫应答和疾病最容易的最小月龄。如果免疫接种月龄大小，由于受母体被动抗体的干扰和婴儿的免疫系统发育不完善，而容易造成免疫接种不能成功。

（2）接种剂量：接种剂量对机体产生免疫反应有着明显的影响。适宜的接种剂量，可使机体产生较好的免疫反应。如接种剂量过小，抗原量不足以刺激机体免疫系统产生良好的免疫应答，有保护水平的特异性抗体，造成免疫失败。剂量过大，超过机体免疫反应承受能力，免疫麻痹或抑制，加重反应。

（3）接种次数：为了使机体产生有效的保护，接种疫苗必须有一定的接种次数。灭活疫苗接种 1 次仅起到动员抗体产生的作用，而接种 2～3 次可以获得高水平抗体和牢固的免疫。活疫苗一般接种 1 次即可产生比较理想的免疫效果。

（4）接种间隔：接种 2 次或以上疫苗，每次之间必须有一定间隔时间，间隔长短影响免疫效果，长间隔比短间隔所产生的免疫应答好。但过长会推迟产生保护性抗体的时间，增加暴露的机会。应间隔适当。间隔过长中断者，不需重新开始或增加次数间隔过短，超前的一次（包括起始提前）不应作为程序中的一次，应认为无效接种。

（5）加强免疫：有些疫苗完成基础免疫后，随着时间延长，抗体逐渐减少，在适当的时候进行加强免疫，可维持巩固的免疫。

（6）联合免疫：联合免疫有两种，多联多价疫苗和几种疫苗同时接种。但不能将几种疫苗放入同一注射器内混合接种。进行联合免疫的疫苗，必须是不增加接种反应，又能保证免疫效果。联合免疫既方便群众，又可以简化工作程序。

5. 现行免疫程序

我国目前施行的计划免疫主要是对一周岁儿童进行卡介苗、脊灰疫苗、百白破疫苗、麻疹疫苗和乙型肝炎疫苗的基础免疫及以后的加强免疫。现今使用的儿童基础免疫程序是经卫生部批准的、全国统一使用的法定免疫程序，每个儿童都享有这种免疫权利。具体程序是：出生接种卡介苗、乙肝疫苗；满一足月接种乙肝疫苗；满二足月服脊灰疫苗；满三足月接种百白破、服脊灰疫苗；满四足月也接种百白破疫苗、服脊灰疫苗；满五足月接种百白破疫苗；满六足月接种乙肝疫苗；满八足月接种麻疹疫苗。一岁半至两岁加强百白破疫苗和麻疹疫苗，四岁加强脊灰疫苗，七岁加强白破二联，至此完成基础免疫和加强免疫的全部接种。根据各省（区、市）具体情况，通过学术界讨论、卫生部批准，各省（区、市）还可实行以下免疫程序：六月龄初种流脑疫苗，以后按时加强；八月到一岁期间接种风疹疫苗和腮腺炎疫苗各一针；一岁接种乙脑疫苗，以后按时加强；具体接种情况可咨询接种点医生。各种疫苗免疫程序详见表7-1。

表7-1 国家免疫规划疫苗的免疫程序

疫苗	年（月）龄										
	出生时	1月	2月	3月	4月	5月	6月	8月	18～24月	4岁*	6岁
乙肝疫苗	第1剂	第2剂					第3剂				
卡介苗	1剂										
脊灰疫苗			第1剂	第2剂	第3剂					第4剂*	
百白破疫苗				第1剂	第2剂	第3剂			第4剂*		
白破疫苗											1剂*
麻疹疫苗							第1剂	第2剂**			

注：*加强免疫；**复种。

二、疫苗管理

1. 制定合理的疫苗计划

主要依据现行的免疫程序；人口资料（如总人口数、年龄组人口数、大中小学生数、出生率、流动人口儿童数等）；防病计划及免疫规划；流行病学和人群免疫水平资料；正常的疫苗损耗；冷链设备转运周期等。

2. 冷链设备及疫苗领发、运输、储存

（1）疫苗实行一个窗口专人管理，供应渠道严格执行：省—市—县—镇—接种门诊（接种点）。健全疫苗领发保管制度，建立疫苗领发台账，疫苗的出入账物相符，登记必须有疫苗的名称、数量、生产厂名、批号、失效期、进出数量、结余数量、领取人、备注等。

（2）根据现行的免疫程序，本辖区的总人口数、出生率、各年龄组人口数及疫苗的损耗系数等制订疫苗计划，每年3月前将下一年度的计划免疫用苗数量报上级疾病预防控制机构。

（3）疫苗的运输、贮存和使用要严格按照有关的温度要求进行。按照疫苗的品种、批号分类整齐码放，疫苗纸箱（盒）之间、与冰箱冰柜壁之间均应留有冷气循环通道。分发使用疫苗按照"先短效期、后长效期"和同批疫苗按"先入库，先出库"的原则，存放要整齐，包装标志明显，疫苗之间留出冷气循环通道。

（4）健全冷链设备管理制度，建立冷链设备台账，记录各种设备的品名、型号、到货时间、数量；建立设备运转与维修记录簿，记录发生故障与维修情况。疫苗过期应及时做好报损手续。

（5）冷链设备做到专人管理，定期保养，建立维修、温度记录。冷链设备要有专人保养，经常擦拭保洁，每日2次（上午上班后与下午下班前）观察记录冰箱冰柜内运转温度；保冷背包每次用后及时擦净晾干备用，冰排用后及时送回冷冻室冻存。

（6）冷链冰箱和冰柜应安放在干燥、通风、避免阳光直射、远离热源的地方，后部要留有空间，底部要垫搁架，电源线路与插座应专线专用。

（7）所有计划免疫冷链设备仅专用于贮存疫苗，任何单位和个人不得挪用，存放疫苗的冰箱和冷库严禁存放其他物品、过期疫苗。

三、实施免疫接种的要求

1. 免疫接种前准备工作

（1）确定受种对象：工作人员根据国家免疫规划疫苗规定的免疫程序，确定受种对象，填好通知单并及时告知家长。受种对象包括：本次应种者、上次漏种者和流动人口等特殊人群中的未受种者；清理接种卡（簿），根据接种记录核实受种对象；主动搜索流动人口和计划外生育儿童中的受种对象，与本地儿童同样管理。

（2）分发和领取疫苗：接种单位根据各种疫苗受种人数计算领取疫苗数量，做好疫苗领发登记；运输疫苗的冷藏包（箱），应根据环境温度、运输条件、使用条件放置适当数量的冰排。

（3）准备好接种时所需物品：包括注射器材、消毒药品、急救药品、冷藏包及其他物品等。按受种对象人次数的1.1倍准备注射器材；自毁型注射器和普通一次性注射器由上级单位随疫苗一并下发，领发时做好登记。使用前要检查包装是否完好并在有效期内使用。接种单位备好喂服脊灰疫苗的清洁小口杯、药匙。准备药品、器械：准备75%乙醇、95%乙醇、镊子、棉球杯、无菌干棉球或棉签、治疗盘、体温表、听诊器、压舌板、血压计等。

（4）免疫接种现场要尽快选择安静、清洁、宽敞、空气流通的室内进行，并有明显标志。工作人员分工明确，做到忙而不乱。

2. 免疫接种时的工作要求

（1）接种前详细核实受种对象：

①接种工作人员在实施接种前，应询问受种者的健康状况以及是否有接种禁忌等情况，并如实记录告知和询问情况。

②接种工作人员在实施接种前，应当告知受种者或者其监护人所接种疫苗的品种、作用、禁忌、不良反应以及注意事项。告知可采取口头或文字方式。

③认真核实接种对象的姓名、年龄、所接种疫苗、接种次数、接种方式、接种剂量等，防止发生差错。

（2）严格核实疫苗：

①核对接种疫苗的品种，检查疫苗外观质量。凡过期、变色、污染、发霉、有摇不散凝块或异物，无标签或标签不清，安瓿有裂纹的疫苗一律不得使用。

②冻结过的百白破疫苗、乙肝疫苗一律不得使用。

③注射剂型疫苗的使用：使用含有吸附剂的疫苗前，应当充分摇匀。使用冻干疫苗时，用注射器抽取稀释液，沿安瓿内壁缓慢注入，轻轻摇荡，使疫苗充分溶解，避免出现泡沫。安瓿启开后，未用完的疫苗盖上无菌干棉球冷藏。活疫苗超过 0.5 h、灭活疫苗超过 1 h 未用完，应将疫苗废弃。

（3）接种操作：

①接种工作人员在接种操作前再次查验核对受种者姓名、预防接种证、接种凭证和本次接种的疫苗品种，无误后予以接种。

②皮肤消毒。确定接种部位。接种部位要避开疤痕、炎症、硬结和皮肤病变处。用灭菌镊子夹取 75% 乙醇棉球或用无菌棉签蘸 75% 乙醇，由内向外螺旋式对接种部位皮肤进行消毒，涂擦直径≥5 cm，待晾干后立即接种。禁用 2% 碘酊进行皮肤消毒。

③疫苗的接种部位、途径和剂量参见《国家药典》的规定，对未收入《药典》的疫苗，参见疫苗使用说明书。

3. 免疫接种后的工作要求

预防接种后，做好注射所用器材和物品的清理，统计各种疫苗接种情况及疫苗使用情况，按要求及时处理剩余疫苗。接到预防接种反应报告后，应按要求及时到达现场进行调查处理或立即送医疗机构处理。

四、建立资料档案

1. 免疫接种资料收集、整理和保管

（1）人口资料：包括总人口数、各年龄组人口数、性别、出生数、出生率、死亡数、死亡率、流动儿童数、人口自然增长率等。

（2）免疫接种资料：各种疫苗应接种人数、实际接种人数、接种率、未接种人数及原因分析、异常反应调查资料等。

（3）疫情资料：相关疾病的发病数、发病率、死亡数、死亡率、发病年龄、职业、地区、时间的分析资料，发病与免疫的关系，个案及暴发疫情的调查资料等。

（4）冷链设备及疫苗管理：冷链设备的档案、测温记录、维修记录；各种疫苗计划、领发数、损耗数等。

（5）宣传、培训资料：包括培训计划、培训内容、次数、方法、总结等。

（6）其他资料：地理环境、生活水平、居住条件等。

2. 预防接种卡、证、表、册的建立和保管

（1）按规定建立预防接种卡、证、表、册。这些是免疫对象接种记录的基本保证。

（2）正确使用卡、证、表、册。对卡、证、表、册上的各项内容认真填写，做到及时、准确，不得缺项，不得涂改，定期进行核对，减少差错，儿童迁出迁入时，详细登记预防接种有关内容，存档备查。

（3）建立各项制定，如建卡、建证制度，转卡制度，卡、证核对制度、接种制度等。

第四节　常用的免疫接种疫苗

一、麻疹疫苗

麻疹疫苗是一种减毒活疫苗，接种反应较轻微，免疫持久性良好，婴儿出生后按期接种，可以预防麻疹。

【接种部位】上臂外侧三角肌附着处，皮下注射。

【剂量】0.2 ml。

【反应】注射后局部一般无反应。在 6～10 d 时少数人可能发热，一般不超过 2 d，偶有散在皮疹。

【禁忌】患严重疾病、发热或有过敏史（特别是有鸡蛋过敏史者）不得接种。

【注意事项】用75% 酒精消毒皮肤，要待干后再注射；注射过丙种球蛋白者接种本疫苗至少间隔 6 周以上，接种麻疹疫苗至少 2 周后方可注射丙种球蛋白。

二、脊髓灰质炎疫苗（简称脊灰糖丸）

脊灰糖丸是一种口服疫苗制剂，白色颗粒状糖丸，接种安全。婴儿出生后按计划服用糖丸，可有效地预防脊髓灰质炎（小儿麻痹症）。

【接种部位】口服。

【剂量】糖丸剂型 1 粒，液体剂型 2 滴。

【反应】只有极少数婴幼儿服用脊灰疫苗后发生一过性腹泻，可不治自愈。

【禁忌】有免疫缺陷症禁服；在接受免疫抑制剂治疗期间禁服。对牛乳及牛乳制品过敏者禁服糖丸型疫苗，可服液体疫苗。

【注意事项】本疫苗只供口服；该品系活疫苗，切勿加在热开水或热的食物内服用；偶尔超剂量多剂次服苗对人体无害。

三、百白破制剂

是将百日咳菌苗、精制白喉类毒素及精制破伤风类毒素混合制成，可同时预防百日咳、白喉和破伤风。

【接种部位】臀部外上 1/4 或上臂三角肌，肌内注射。

【剂量】0.5 ml。

【反应】①局部可出现红肿、疼痛、发痒或低热、疲倦、头痛等。一般不需特殊处理即自行消退。偶见过敏性皮疹、血管性水肿。②无菌性化脓。多系注射过浅或疫苗未摇匀，硬结不能吸收而形成注射部位化脓。③若全身反应较重，应及时到医院进行诊治。

【禁忌】有癫痫、神经系统疾患及抽风史者禁用；急性传染病（包括恢复期）及发热者暂缓注射；儿童免疫制剂，成人禁用。

【注意事项】使用时必须充分摇匀；制品不能冻结，冻结后出现凝块，不能使用；采用肌内注射，局部可能有硬结，可逐步吸收，注射第 2 针时应更换另侧部位；应备有 1:1 000 肾上腺素，供偶有发生休克时急救用；注射第 1 针后出现高热、惊厥等异常情况者，不再注射第 2 针。

四、卡介苗

采用无毒牛型结核杆菌制成，安全有效。婴儿出生后按计划接种，是预防结核病的一项可靠措施。卡介苗是一种减毒的活菌疫苗，目的是预防结核病的发生。一般在结核病病例较多的国家，主张新生儿在还没有感染时接种卡介苗，以便产生对结核病的抵抗力。

【接种部位】上臂外侧三角肌中部，皮内注射。

【剂量】0.1 ml。

【反应】接种 2 周左右，局部可出现红肿浸润。若随后化脓，形成小溃疡，可用 1% 甲紫涂抹，以防感染。一般 8～12 周后结痂，为正常反应。如遇淋巴结肿大，可用热敷处理。如已软化形成脓疱，可用灭菌注射器抽脓，不要切开。如一次抽脓未愈，还可重复抽脓，直至痊愈为止。如已破溃，则愈合时间较长，可扩大创口引流，并同时用异胭肼或对氨基柳酸软膏外敷，每 2～3 d 换敷料一次，这样可缩短治疗和愈合时间。

【禁忌】凡患有结核病、急性传染病、肾炎、心脏病、湿疹、免疫缺陷症或其他皮肤病者均不予接种。

【注意事项】严禁皮下或肌肉内注射；接种含有吸附剂的制品后 4 周内同臂不能接种卡介苗，接种卡介苗后 4 周内同臂不能接种其他疫苗。

五、乙脑灭活疫苗

乙脑疫苗系将流行性乙型脑炎病毒感染地鼠肾细胞，培育后收获病毒液冻干制成减毒活疫苗，用于预防流行性乙型脑炎。

1. 乙脑灭活疫苗

【接种部位】上臂外侧三角肌附着处，皮下注射。

【剂量】0.5 ml。

【反应】大多数人接种无反应，仅个别儿童注射后，局部出现红肿、疼痛，1～2 d 内消退。少数有发热，一般均在 38℃ 以下。少数有头晕、头痛、不适等自觉症状。偶有皮疹，血管性水肿和过敏性休克发生率随接种次数增多而增加。一般发生在注射后 10～30 min，很少有超过 24 h 者。此类接种反应多见于反复加强注射的对象，尤以 7 岁以上儿童加强注射较为多见。

【禁忌】发热及急性疾病；严重慢性病；脑及神经系统疾病；过敏性疾病，既往对抗生素、疫苗有过敏史者。

2. 乙脑减毒活疫苗

【接种部位】上臂外侧三角肌附着处，皮下注射。

【剂量】0.5 ml。

【反应】注射后一般无反应，少数人局部红肿，偶有发热和过敏性皮疹。

【禁忌】发热；急性传染病；中耳炎；心、肾及肝脏等疾病；活动性结核病；有过敏史或抽风史者；已知有免疫系统缺陷，近期或正在进行免疫抑制治疗者。

【注意事项】启开安瓿和注射时切勿使消毒剂接触疫苗；疫苗溶解后有摇不散的凝块、安瓿有裂纹、不可使用；疫苗溶解前变色（红），不可使用。

【注意事项】疫苗混浊、变色（变黄）、安瓿有裂纹、有异物者均不可使用；疫苗注射后在现场休息片刻，以防副反应发生；应备有 1∶1 000 肾上腺素，供偶发休克时急救用；10 岁以上人群已普遍因隐性感染而获得免疫力，故无必要再接种疫苗。

六、基因工程乙肝疫苗

是一种乙型肝炎亚单位疫苗，系采用现代生物技术将乙肝病毒中表达表面抗原的基因克隆进入酵母菌中，通过培养这种重组酵母菌来获取 HBsAg 亚单位，经纯化加佐剂吸附后制成。这种新一代乙肝疫苗具有安全、高效等优点。

【接种部位】上臂三角肌，肌内注射。

【剂量】1 支（5 μg/支，酵母疫苗或 10 μg/支、20 μg/支，CHO 疫苗）。

【反应】很少有不良反应，偶见接种部位红肿或疼痛、发热和头痛，不需任何处理。

【禁忌】凡发热、患有肝炎、急性感染或其他急慢性严重疾病者禁用；有过敏史者禁用。

【注意事项】用时要充分摇匀；安瓿破裂、有摇不散块状物时不得使用；应备有肾上腺素，当过敏反应发生时使用。

七、流行性腮腺炎活疫苗

系将流行性腮腺炎病毒减毒株接种鸡胚细胞经培育、收获病毒液后冻干制成。用于预防流行性腮腺炎。

【药物名称】腮腺炎疫苗 Mumps Vaccine［基］。

【药物别名】Parotidic Vaccine Live。

【制剂规格】粉针剂：2 人份。

【适应症】预防流行性腮腺炎。

【用法用量】注射用水溶解，于上臂外侧三角肌附着处皮下注射 0.25 ml，溶解液 1 h 内用完，剩余的应弃去。

【注意事项】对蛋制品过敏者应慎用，孕妇禁用。一个月内注射过丙种球蛋白者应暂缓使用，接种后 2 周内不可使用丙种球蛋白。不满 1 周岁婴儿不宜接受本品，因为来自母体的中和抗体可能干扰免疫反应。

八、风疹疫苗

系用风疹病毒减毒株 BPD Ⅱ 感染人二倍体细胞培养制成，冻干疫苗溶解后呈澄明橘色。用于预防风疹。

【药物名称】风疹疫苗 Rubella Vaccine［基］。

【制剂规格】注射液：1 ml。

【适应症】预防风疹。

【不良反应】有发热、皮疹、局部硬结、红斑、压痛及淋巴结肿大等。免疫后 2 个月内可能发生暂时性关节炎、关节痛和多神经炎，极少有慢性关节炎和脑炎，不良反应发生率随年龄增加而增多，且以女性较高。

【用法用量】皮下注射，0.5 ml 注入上臂外侧面，8 h 内未用完应弃去。

【注意事项】有发热、急性病、严重慢性器质性疾病、神经系统疾病、过敏史及孕妇、哺乳期及月经期妇女禁用。

第五节 预防接种反应

一、预防接种反应

预防接种反应包括一般反应、异常反应、偶合疾病、预防接种事故。

（1）一般反应：又称常见接种反应，接种 24 h 内接种部位有局部红、肿、痛、热等炎症反应，有时附近淋巴结肿痛。

一般反应是正常免疫反应，不需作任何处理，1～2 d 内即可消失。倘若反应强烈也仅需对症治疗。如果接种人群中的强度反应超过 5%，则该批疫苗不宜继续使用，应上报上级卫生机关检验处理。

（2）异常反应：少数人在接种后出现并发症，如晕厥、过敏性休克、变态反应性脑脊髓膜炎、过敏性皮炎、血管神经性水肿等。虽然异常反应出现概率很低，但其后果常较严重。若遇到异常反应时应及时抢救，注意收集材料，进行分析，并向上级卫生机构报告。

（3）偶合疾病：偶合疾病与预防接种无关，只是因为时间上的巧合而被误认为由接种疫苗所引起。冬季常偶合流脑，夏季常偶合肠道传染病，可经诊断加以鉴别。在接种时，应严格按照说明书规定进行接种，注意当时一些传染病的早期症状，尽量避免偶合疾病发生，同时应向病人家属作好解释。

（4）预防接种事故：制品质量不合格或消毒及无菌操作不严密或接种技术（部位、剂量、途径）错误而引起，常误认为接种反应。

二、常见预防接种反应

1. 常见预防接种反应

常见预防接种反应是指在预防接种后发生的，由疫苗本身所固有的特性引起的，对机体只会造成一过性生理功能障碍的反应，主要有发热和局部红肿，同时可能伴有全身不适、倦怠、食欲不振、乏力等综合症状。

2. 全身反应

（1）临床表现。发热：分为轻度（37.1～37.5℃）、中度（37.6～38.5℃）和重度（≥38.6℃）。部分受种者接种灭活疫苗后 5～6 h 或 24 h 左右体温升高，一般持续 1～2 d，很少超过 3 d；个别受种者发热可能提前，在接种疫苗后 2～4 h 即有体温升高，6～12 h 达高峰，持续 1～2 d。注射减毒活疫苗后出现发热反应的时间稍晚，个别受种者在注射麻疹疫苗后 6～10 d 内会出现中度发热，有类似轻型麻疹样症状。

部分受种者除体温上升外，可能伴有头痛、眩晕、恶寒、乏力和周身不适等，一般持续 1～2 d。个别受种者可发生恶心、呕吐、腹泻等胃肠道症状，一般以接种当天多见，很少有持续 2～3 d 者。

（2）治疗：①发生轻度全身反应时加强观察，一般不需任何处理，必要时适当休息，多喝开水，注意保暖，防止继发其他疾病。②全身反应严重者可对症处理。③高热不退或伴有其他并发症者，应密切观察病情，必要时送医院观察治疗。

3. 局部反应

（1）临床表现：注射局部红肿浸润，根据纵横平均直径分为弱反应（≤2.5 cm）、中反应（2.6～5.0 cm）和强反应（＞5.0 cm）。凡发生局部淋巴管/淋巴结炎者均为局部重反应。大部分皮下接种的疫苗在注射后数小时至24 h或稍后，局部出现红肿浸润，并伴疼痛，红肿范围一般不大，仅有少数人其直径＞5.0 cm。有的伴有局部淋巴肿大或淋巴结炎、疼痛。这种反应一般在24～48 h逐步消退。皮内接种卡介苗者，绝大部分受种者于2周左右在局部出现红肿，以后化脓或形成溃疡，3～5周结痂，形成疤痕（卡疤）。接种含吸附剂疫苗，部分受种者会出现注射局部不易吸收，刺激结缔组织增生，形成硬结。

（2）治疗：轻度局部反应一般不需任何处理。较重的局部反应可用干净的毛巾热敷，每日数次，每次10～15 min。卡介苗的局部反应不能热敷。对特殊敏感的人可考虑给予小量镇痛退热药，一般每天2～3次，连续1～2 d即可。

三、预防接种异常反应

1. 局部化脓

分有菌性化脓感染与无菌性脓肿，前者在疫苗分装时被致病菌污染，或因注射器、接种局部消毒不严所致，后者多因接种含有吸附剂疫苗，或注射部位选择不正确、注射过浅、剂量过大等。

处理方法：早期均可用热敷，每日3～5次，每次20 min。化脓性脓肿可用抗生素治疗。无菌性脓肿切忌切开排脓，可用注射器抽脓。

2. 晕厥（晕针）

接种者由于精神过度紧张和恐惧心理而造成暂时性脑贫血，引起短时间失去知觉和行动能力的现象。在空腹、过度疲劳、接种场所空气污浊等情况下易发生，多数在接种时或接种后数分钟发生，轻者有心慌、恶心、手足发冷、发麻等，经短时间即可恢复正常。严重者面色苍白、恶心、呕吐、心跳缓慢、脉搏无力、血压下降伴失去知觉，数十秒至数分钟清醒。

处理方法：患者平卧、头部放低，注意保暖，口服糖水，亦可针刺人中等穴位。如仍未见好转者应送医院抢救治疗。

3. 过敏性休克

在接种时或接种后数秒钟至数分钟内发生，也有少数延至30 min或1～2 h

发作。突然感到全身发痒、胸闷、气急、烦躁、面色苍白、出冷汗、四肢发凉、血压下降、心律减慢、脉细或无。如不及时抢救，死亡常发生于抗原进入机体后15～20 min。死亡原因多为窒息和末梢循环衰竭。

处理方法：让病人平卧、头部放低，注意保暖，立即肌肉内注射1∶1 000肾上腺素0.5～1.0 ml，同时肌肉内注射苯海拉明25～50 mg。呼吸衰竭者可肌肉注射尼可刹米250 mg，并吸入氧气。

4. 过敏性皮疹

各种疫苗接种后均可使一些过敏体质的人发生过敏性皮疹，常在接种后数小时或数天发生，多少不一，大小不等，色淡或深红，周围呈苍白色。

处理方法：给抗过敏药物，如苯海拉明，每次25～50 mg，每日2～3次。

5. 急性精神反应

为精神或心理因素所致，轻少见，最常见表现为急性休克性反应和癔症性发作，这类病人最大特点是临床表现与主观症状和客观体征不符，而且意识不丧失。各种症状常在患者注意力转移或进入睡眠后明显减轻，预后一般良好。

一般不需特殊治疗，大多数用针灸、暗示疗法即可恢复，严重者可给些镇静剂。

第六节　常见疑似预防接种异常反应的诊治原则

一、预防接种操作方法

（一）皮内接种法

适用疫苗：卡介苗。
注射部位：上臂三角肌外下缘皮内。
操作方法：

（1）家长抱紧儿童，露出儿童胳膊；

（2）用1 ml一次性注射器或一次性蓝芯注射器配4.5号针头吸取1人份疫苗，皮肤常规消毒，待酒精干后，左手绷紧注射部位皮肤，右手持注射器，食指固定针管，针头斜面向上，与皮肤呈10°～15°角刺入皮内。再用左手拇指固定针管，但不要接触针头部分，然后注入疫苗，使注射部位形成一个圆形皮丘，针管顺时针方向旋转 180°角后，拔出针头。勿按摩注射部位。

（二）皮下接种法

适用疫苗：麻疹疫苗、乙脑疫苗、流脑疫苗、风疹疫苗。

接种部位：上臂外侧三角肌下缘附着处皮肤。

操作方法：

（1）如在儿童左上臂接种，家长取坐位，儿童应坐于家长腿上；家长左臂抱紧儿童，使儿童头部靠在家长左肩部；将儿童右臂置于家长身后；家长用右臂固定儿童双腿，右手握住儿童左手，防止在接种过程中乱动。

（2）接种人员用 1 ml 注射器配上 5.5 号针头，吸取 1 人份疫苗后，皮肤常规消毒，绷紧皮肤，右手持注射器，食指固定针柄，针头斜面向上，与皮肤成 30°～40°角，快速刺入针头长度的 1/3～2/3，放松皮肤，左手固定针管，回抽无血，注入疫苗，快速拔出针头，用消毒干棉球稍加按压针眼部位。若有回血，应更换注射部位，重新注射。

（三）肌内接种法

适用疫苗：百白破疫苗、白破疫苗、乙肝疫苗。

接种部位：上臂外侧三角肌中部。

操作方法：

（1）家长取坐位，儿童应坐于家长腿上；家长左臂抱紧儿童，使儿童头部靠在家长左肩部；将儿童右臂置于家长身后；家长用右臂固定儿童双腿，右手握住儿童左手，防止在接种过程中乱动。大年龄儿童可取坐位或立位，注射侧的手叉腰。

（2）用适当规格的注射器吸取 1 人份疫苗，皮肤常规消毒，左手将三角肌绷紧，右手持注射器（以执毛笔式），与皮肤成 90°角，快速刺入针头长度的 2/3，固定针管，放松皮肤，回抽无血，注入疫苗后快速拔出针头，用消毒干棉球稍加按压针眼部位。

（四）口服法

适用疫苗：口服脊灰疫苗。

操作方法：

（1）用消毒的药匙将脊灰疫苗送入儿童口中（液体疫苗可直接滴入），用凉开水送服咽下。

（2）月龄小的儿童，喂服脊灰疫苗时可将糖丸疫苗碾碎，放入药匙内，加少许凉开水溶解成糊状服用，或将糖丸疫苗溶于 5 ml 凉开水中，使其完全溶化口服咽下。

（3）口服疫苗时要看服下肚，如儿童服苗后吐出应先饮少量凉开水，休息片刻后再服。

二、预防接种异常反应处理原则

（一）无菌性脓肿

1. 临床表现

（1）注射局部先有较大红晕，2～3 周后接种部位出现大小不等的硬结、肿胀、疼痛。

（2）炎症表现并不剧烈，可持续数周至数月。轻者可在原注射针眼处流出略带粉红色的稀薄脓液；较重者可形成溃疡，溃疡呈暗红色，周围皮肤呈紫红色。

（3）溃疡未破溃前，有波动感。轻者经数周至数月可自行吸收。严重者破溃排脓，创口和创面长期不能愈合，有时表面虽然愈合，但深部仍在溃烂，形成脓腔，甚至经久不愈。

2. 治疗

（1）干热敷以促进局部脓肿吸收，每日 2～3 次，每次 15 min 左右。

（2）脓肿未破溃前可用注射器抽取脓液，并可注入适量抗生素。不宜切开排脓，以防细菌感染或久不愈合。

（3）脓肿如已破溃或发生潜行性脓肿且已形成空腔需切开排脓，必要时还需扩创，将坏死组织剔除。

（4）有继发感染时，先根据以往经验选用抗生素，然后对分泌物进行细菌培养，按照药敏培养实验结果，选用敏感的抗生素；换药时用 3% 硼酸溶液冲洗伤口，引流通畅。

（二）热性惊厥

1. 临床表现

（1）热性惊厥是指先发热，后有惊厥，体温一般在 38℃ 以上，惊厥多发生在发热开始 12 h 之内、体温骤升之时。

（2）发作突然，时间短暂，肌肉阵发痉挛，四肢抽动，两眼上翻，口角牵动，牙关紧闭，口吐白沫，呼吸不规则或暂停，面部与口唇发绀，可伴有短暂的意识丧失，大小便失禁。

（3）预防接种引起的惊厥，多数只发生 1 次，发作持续数分钟，很少有超过 20 min 者。有些儿童可表现为多次短暂惊厥。

（4）无中枢神经系统病变，预后良好，不留后遗症。

（5）惊厥应与脑炎、脑膜炎、破伤风等感染性疾病，以及脑水肿、癫痫、癔症发作等疾病鉴别。

2. 治疗

（1）静卧于软床之上，用纱布缠裹的压舌板使口张开，并放在上下牙齿之间以防咬伤舌头。保持呼吸道通畅，必要时给氧。

（2）止痉，如苯巴比妥钠每次 5 ～8 mg/kg 肌内注射，也可用 10% 水合氯醛，每岁每次 1 ml，灌肠。紧急情况下也可针刺人中。

（3）可用物理降温和药物治疗退热。

（三）过敏反应

在预防接种异常反应中过敏反应最常见，它是受同一种抗原（致敏原）再次刺激后出现的一种免疫病理反应，可引起组织器官损伤或生理功能紊乱，临床表现多样化，轻则一过即愈，重则救治不及时或措施不当可危及生命。

1. 过敏性休克

临床表现：出现以周围循环衰竭为主要特征的症候群，发病呈急性经过，一般在输入抗原（致敏原）后数分钟至 1 h 内发病，出现胸闷、气急、面色潮红、皮肤发痒，全身出现皮疹，甚至由于喉头水肿、支气管痉挛而导致呼吸困难、缺氧、紫绀、面色苍白，四肢冰冷，脉搏细而弱，血压下降，呈昏迷状。

治疗：

（1）使病人平卧、头部放低、保持安静、注意保暖。

（2）立即皮下注射 1∶1 000 肾上腺素，小儿为 0.01 ml/（kg·次），最大量 0.33（1/3 支）ml。

（3）用肾上腺素 15 ～30 min 后，血压仍不回升者宜用地塞米松。为阻止组胺释放，可给予氢化可的松。

（4）发生呼吸衰竭，有条件时予插管给氧，或肌内注射洛贝林（山梗菜碱） 30 mg 或尼可刹米 250 mg，呼吸停止立即进行人工呼吸和做胸外心脏按压，心跳停止立即心室内注射异丙肾上腺素 1.0 mg，儿童 <1 岁为 0.25 mg，1 ～4 岁为

0.5 mg，5～8 岁为 0.75 mg，超 9 岁同成人。喉头水肿阻碍呼吸应吸氧，并做气管插管。

（5）烦躁不安者可肌注镇静剂，如苯巴比妥，小儿 5～8 mg/kg，每次最大量不超过 0.1 g。

（6）基层单位做上述处理后，待病情稍有好转立即转院以便进一步处理，或至少留院观察 12 h，以防晚期过敏反应的出现。

2. 过敏性皮疹

（1）临床表现：①皮疹：接种疫苗后无其他原因而出现的皮疹。荨麻疹：最为多见，一般在接种后数小时以至数日发生。一般先在皮肤瘙痒，随后发生水肿性红斑、风疹团。皮疹大小不等，色淡红或深红，皮疹周围呈苍白色，压之褪色，边缘不整齐。麻疹、猩红热样皮疹：常见于接种后 3～7 d。色鲜红或暗红。为隆起于皮肤表面的斑丘疹，可见于耳后、面部四肢或躯干，多少不均，可散在发生或融合成片。大疱型多形红斑：接种疫苗后 6～8 h 或 24 h 内注射局部及附近皮肤发生一至数个丘疹，并伴发热，3～5 d 后发疹处出现水疱，疱液淡黄清晰不混浊。

②其他症状。呼吸系统：呼吸困难、哮鸣、咽喉水肿、声音嘶哑，鼻眼症状如鼻塞、流涕、喷嚏、发痒和结膜充血、流泪、眼痒；消化系统：恶心、呕吐、腹泻、腹痛；神经系统：头晕、头痛、抽搐、意识丧失等。

（2）治疗：轻症仅口服抗组胺药如扑尔敏、西替利嗪等即可。口服苯海拉明、异丙嗪；也可用阿司咪唑（息斯敏）或氯雷他定（开瑞特）治疗。重症给予 1:1 000 肾上腺素，剂量见"过敏性休克"，静脉输液急救，吸氧。也可使用肾上腺皮质激素，如静脉滴注氢化可的松，同时使用大剂量维生素 C。必要时用 10% 葡萄糖酸钙 10 ml，加于 25% 葡萄糖液 20 ml 中缓慢静脉注射。出现以下情况应给予特殊处理：伴支气管痉挛应吸入或口服支气管扩张剂，喉水肿者立即喷入或雾化吸入 1:1 000 肾上腺素，并可考虑皮质激素治疗，抽搐者尽快用适当药物镇静。病情稍有好转立即转院以便进一步处理，或至少留院观察 12 h，以防晚期过敏反应的出现。

3. 过敏性紫癜

（1）临床表现：①一般在接种某些疫苗 1～7 d 在接种部位发生紫癜。②皮肤紫癜多对称性分布于双下肢，双膝关节以下为多，也可见于双上肢、臀部。呈大小不等的红色斑疹、荨麻疹样丘疹，初起时可为淡红色，压之褪色，数小时即成为深紫色红斑中心点状出血或融成片状，稍凸出于皮肤，压之不褪色，少数病例可见出血性疱疹。紫癜分批出现，多于 1～4 周自然消退。③还可表现为腹部症状，关节及肾脏损害。腹部症状表现为腹痛、呕吐，甚至血便。腹痛也可出现于皮肤紫癜以前数日或数周。可有一过性关节肿痛，多见于膝、踝、肘、腕关节。肾脏损害可有血尿，甚至水肿、高血压。少数病例呈肾病综合征或慢性肾功能不全表现。④血小板计数及出凝血时间均正常，嗜酸粒细胞可增高。

（2）治疗：①给予大剂量维生素 C、维生素 PP 等改善血管脆性。②糖皮质激素一般选用泼尼松，剂量为每天 1 mg/kg，也可用氢化可的松静滴，每天 4～8 mg/kg。泼尼松用药一般 4～6 周，用药时间短易复发，病情稳定可逐步减量。③免疫抑制剂等药物联合应用：可用环磷酰胺和泼尼松或硫唑嘌呤和泼尼松联合应用。④甲基泼尼松龙：对于重症紫癜肾炎宜早期使用甲基泼尼松龙冲击治疗，可使肾小球损伤恢复。

4. 局部过敏性反应（Arthus 反应）

（1）临床表现：重复注射某种疫苗后易于发生。在注射局部发生急性小血管炎症为特征，其表现为局部组织变硬，并有明显红肿，轻者直径 5.0 cm 以上，严重者扩展到整个上臂。一般持续时间可达月余，愈后不留痕迹。严重者在注射部位有轻度坏死，深部组织变硬。个别严重者局部组织、皮肤和肌肉发生坏死和溃烂。

（2）治疗：反应范围较小，仅有红肿或硬块，一般不需处理，可以逐渐消退；症状较重者可以予抗过敏药治疗。可用氢化可的松每天 0.5～2 mg/kg，分 3 次口服，局部用氢化可的松油膏；若坏死，局部保持清洁，防止感染，促使坏死组织更新。

5. 血管性水肿

（1）临床表现：注射疫苗后不久或最迟于 1～2 d 内产生。注射局部的红肿范围逐渐扩大，皮肤光亮，不痛，仅有瘙痒、麻木、胀感。重者肿胀范围可以显著扩大至肘关节及整个上臂。水肿在全身各个部位均可发生，出现的部位可引起不同的症状和后果。发生在皮肤，表现为荨麻疹或水肿；发生在眼睑或眼结膜，则严重妨碍视觉；发生在视神经周围可导致视力减退或暂时性失明；发生在尿道可引起尿闭；发生在咽喉或气管可引起窒息；发生在肠壁、肠系膜可引起腹痛等症状。如无其他症状，一般不会造成严重的或持久的损害，消退后不留痕迹。

（2）治疗：干净毛巾热敷。抗过敏治疗，口服苯海拉明，成人 25～50 mg/次，每天 2～3 次；儿童每次 1 mg/kg，每天 3～4 次。很快痊愈，预后良好。

表7-2　局部炎性反应与超敏反应（血管性水肿，局部过敏反应）鉴别

	局部炎性反应	血管性水肿	局部过敏反应
发生原因	疫苗中异种蛋白及毒性物质	Ⅰ型超敏反应	Ⅲ型超敏反应
反应发生	疫苗接种后6～24 h达高峰，48 h后缓解	红肿可由注射部达前手臂	红肿浸润由注射部位为中心，直径 > 10 cm
局部表现	红肿热痛，痛觉明显	红、肿、热、痛觉不明显，而瘙痒明显，皮肤紧而有光泽	浸润为主，消退缓慢
处置	局部热敷可加速缓解	服抗组胺类药效果显著	抗变应性炎症药物如糖皮质类固醇药口服和外用

（四）多发性神经炎

1. 临床表现

（1）一般在接种疫苗后1～2周发病，通常开始为足部和小腿部肌肉无力和刺痛性感觉异常，在几日时间内逐渐累及躯干、臂部和头颈肌肉。表现为对称性的迅速上行性多发性神经炎，即四肢远端对称性分布的感觉、运动和营养功能障碍。起病最初表现为手指或足趾的疼痛、麻木、肢端皮肤可有痛觉过敏现象，轻触亦有疼痛，并伴有蚁走感和刺痛等异常感觉。常有自限倾向。

（2）典型感觉障碍的分布呈对称性手套和袜子感，感觉一般不消失，但病区有明显的压痛及运动障碍，首先是肌力减退，以手、足部为显，严重的可影响四肢关节的肌力，有手足部肌肉萎缩，但很少有上下肢肌肉萎缩的，引起全身性弛缓性瘫痪的也不多见。

（3）常见并发症是肋间肌和膈肌麻痹，导致呼吸麻痹、吞咽困难和无力排除支气管中分泌物。脑脊液检查蛋白质增高。

（4）一般起病后2～3周病情稳定，并开始逐步恢复。本病预后较好，大部分病人完全或几乎完全恢复正常功能，少数可有复发。

2. 治疗

（1）大部分病人应用激素治疗有效。严重病例应给予氢化可的松，成人100～300 mg，儿童每天4～8 mg/kg加在10%葡萄糖液250～500 ml，每日静脉滴注。病情轻者可用泼尼松（强的松），成人每天20～100 mg，儿童每次1.0～2 mg/kg口服，每日3～4次，一般均在数日内见效，疗程2周左右。病情好转可减量服至1个月左右停药。

（2）如有呼吸困难，关键在于维持呼吸，最理想的方法是用人工呼吸机、气管插管，保持呼吸道畅通，一般度过 2 周左右，大多可恢复正常。

（3）肢体疼痛对症治疗，应用止痛剂。

（4）应用葡萄糖、维生素 C 等静脉滴注支持疗法。

（五）臂丛神经炎

1. 临床表现

（1）一般在接种后 3 个月内发生。

（2）本病多见于成年人。急性或亚急性起病，病前及发病早期多伴有发热及全身症状。

（3）病初以肩和上肢的疼痛为主，继而出现肌无力和肌萎缩。

（4）臂丛神经炎临床需与臂丛损伤鉴别。后者可呈疼痛持续性或有阵发性加剧，夜间或肢体活动时疼痛更甚，病因多为臂丛邻近组织的病变压迫，如颈椎病、颈椎间盘脱出、颈椎结核和肿瘤等。

2. 治疗

（1）对症止痛药物，如去痛片、芬必得等。

（2）理疗、针灸和中医中药治疗。

（3）病程超过数周，有学者主张用泼尼松治疗或其他免疫抑制剂，对缓解疼痛有较好效果。

（六）癫痫

1. 临床表现

（1）一般在预防接种后 15 d 内发生。

（2）一次以上反复出现发作。临床具有突然性、短暂性、复发性特点。

（3）发作表现可以各式各样，除了有意识改变和全身强直——阵挛性发作以外，还可以有感觉、精神、情感、行为及植物神经功能异常等。脑电图记录出现脑的异常放电，即典型的癫痫样波，故脑电图检查对癫痫诊断有重要意义。

2. 治疗

（1）癫痫治疗以口服抗癫痫药物为主。需遵循抗癫痫药物治疗原则，即根据发作类型选用不同药物，提倡首选单一药物治疗，规律服药，定期检查血、肝、肾功能等，定期做血药浓度监测，以保证患儿尽快控制发作，减少毒副反应，提高生活质量，适应正常学习和生活。

（2）对少数难治癫痫，可考虑手术治疗，术后仍需合理用药。

（七）脑病

1. 临床表现

（1）一般在预防接种后 15 d 内发生。

（2）有意识障碍、抽搐等颅压增高的症状。病理只有脑水肿没有炎症，故脑脊液除压力增高外，常规及生化一般是正常。

（3）有癫痫发作、持续超过 1 d 的意识水平严重改变、持续超过 1 d 的行为改变 3 种情况中任何 2 种方可确诊。

（4）本病应与瑞氏综合征鉴别，后者是急性进行性脑病。病理特点是急性脑水肿和肝、肾、胰、心肌等器官的脂肪变性。临床特点是在前驱的病毒感染以后出现呕吐、意识障碍和惊厥等症状，肝功能异常和代谢紊乱（如血氨高、血糖低、凝血酶原时间延长等）。

2. 治疗

（1）降低颅内压，控制脑水肿。应用 20% 甘露醇静注，每次 1.0 g/kg，开始每 6 h 1 次，以后酌情递减。地塞米松可同时应用。

（2）对症治疗及精心护理，惊厥者用止惊剂。保持气道通畅。记录每日出入量并维持热量。预防继发感染。

（八）脑炎和脑膜炎

1. 临床表现

（1）一般在接种疫苗后 15 d 内发生。

（2）临床表现急性发病常伴有发热、头痛、呕吐、烦躁不安、惊厥、嗜睡、昏迷等。如有脑膜炎者，查体可有颈项强直、克氏征和布氏征等脑膜刺激征象。本病重症者，可有中枢性颅神经麻痹、肢体瘫痪和巴氏征。

（3）脑脊液（CSF）常规及生化可以正常，或 CSF 中细胞数轻度至中度增多，且以淋巴细胞为主。糖及氯化物含量正常，蛋白质轻度增高。血清学和脑脊液可有特异性 IgM 抗体阳性，或 IgG 抗体有 4 倍增高。在 CSF 中有时可分离到与疫苗相一致的病毒，是确诊的重要依据。

2. 治疗

（1）抗病毒治疗：目前尚无有效的抗病毒药物，可用阿糖腺苷，剂量是 15 mg/kg，分 3 次静脉滴注，疗程为 10 d。应作 CSF 细菌培养与病毒分离。

（2）对症治疗：应细致密切观察患儿病情变化，控制高热和惊厥，保持呼吸道通畅等，维持体液和电解质平衡，并积极控制脑水肿等均为主要治疗措施。

（九）脊灰疫苗相关病例

发生率极低，且往往只见于免疫功能低下的儿童。

1. 临床表现

（1）服苗者疫苗相关病例：①服用活疫苗（多见于首剂服苗）后 4～35 d 内发热，6～40 d 出现急性弛缓性麻痹，无明显感觉丧失，临床诊断符合脊灰。②麻痹后未再服用脊灰活疫苗，粪便标本只分离到脊灰疫苗株病毒者。③如有血清学检测脊灰 IgM 抗体阳性，或中和抗体或 IgG 抗体有 4 倍增高并与分离的疫苗病毒型别一致者，则诊断依据更为充分。

（2）服苗接触者疫苗相关病例：①与服脊灰活疫苗者在服苗后 35 d 内有密切接触史，接触后 6～60 d 出现急性弛缓性麻痹，符合脊灰的临床诊断。②麻痹后未再服脊灰活疫苗，粪便中只分离到脊灰疫苗株病毒者。③如有血清学特异性 IgM 抗体阳性或 IgG 抗体（或中和抗体）4 倍以上升高并与分离的疫苗株病毒型别相一致者，则诊断依据更为充分。

2. 治疗

使用维生素营养神经药物，加强麻痹肢体功能锻炼。有后遗症者，建议手术矫治。

（十）接种卡介苗后的异常反应

1. 淋巴结炎

（1）临床表现：①卡介苗接种后同侧局部淋巴结肿大超过 1 cm 或发生脓疡破溃，淋巴结可一个或数个肿大。②分泌物涂片检查可发现抗酸杆菌，培养阳性，菌型鉴定为卡介苗株，淋巴结组织病例检查为结核病变。

（2）治疗：①若局部淋巴结继续增大，可口服异烟肼或加用利福平，局部用异烟肼粉末或加用利福平涂敷，最好采用油纱布，起初每天换药 1 次，好转后改为 2～3 d 换药 1 次。大龄儿童可以采用链霉素局部封闭。②脓疡有破溃趋势，应及早切开，用 20% 对氨基水杨酸油膏纱条或利福平纱条引流。若脓疡自发破溃，用 20% 对氨基水杨酸软膏或利福平粉剂涂敷。

2. 骨髓炎

（1）临床表现：好发部位以四肢长骨，尤以股骨、胫骨、骨骺及股骨颈为多见，可单发也可多发，有的病例可形成脓肿。呈慢性良性过程，症状一般轻微，可有轻度发热、病变部位肿胀、轻度疼痛与功能障碍，患儿全身健康状况良好。

（2）治疗：用异烟肼和利福平治疗，疗程至少6个月。因为卡介苗菌株对吡嗪酰胺存在天然耐药性，故联用时不加吡嗪酰胺。

3. 全身播散性卡介苗感染

（1）临床表现：卡介苗接种后出现局部淋巴结肿大破溃、愈合慢、同时合并全身淋巴结结核、肺结核和/或肝脾结核、腹腔结核和/或脑膜炎等其他部位结核。一般表现为长期发热、体重下降或不增、易合并机会性感染。诊断依赖于体液标本培养有结核杆菌生长，组织活检可查到结核杆菌和结核病变，菌型鉴定为卡介苗株。

（2）处理原则：联合抗结核治疗，一经发现，转上级有关医疗单位诊治。

三、预防接种后的其他不良反应

（一）局部化脓性感染

1. 临床表现

常因接种时注射器材或疫苗污染，或接种后局部感染引起。

（1）局部脓肿：①一般以浅部脓肿较为多见，在注射局部有红、肿、热、痛的表现。②脓肿浸润边缘不清楚，有明显压痛。脓肿局限后，轻压有波动感。③深部脓肿极为少见，可能发生在局部感染后因治疗不及时而延伸至深部，有局部疼痛和压痛，全身症状和患肢的运动障碍比较明显。④有时局部可触及清楚的肿块，在肿块的表面可能出现水肿。⑤病人有全身疲乏、食欲减退、头痛、体温升高等症状，有时有寒战等症状。

（2）淋巴管炎和淋巴结炎：①一般在局部感染后，化脓性细菌沿淋巴管移行引起淋巴管炎。②淋巴管炎以注射侧肢体最为多见，病灶上部的皮肤出现红线条，轻触较硬而疼痛。同时伴有发冷、发热、头痛等症状。③局部淋巴结炎有时单独发生，有时同时出现多处淋巴管炎，常伴有同侧淋巴结肿大，以注射侧腋下淋巴结和颈淋巴结最为多见。局部红、肿、痛、热，有显著压痛，严重者常化脓而穿破皮肤，形成溃疡。

（3）蜂窝织炎：①常由局部化脓病灶（A组和β-溶血性链球菌和金黄色葡萄球菌最常见）扩散而引起，多沿淋巴管和血管走行而播散。以充血、水肿而无细胞坏死和化脓为其特征。最常见的部位为皮肤和皮下组织，但亦可累及较深部位。②注射侧的上肢或颈部蜂窝组织炎症，局部红、肿、痛、热，常形似橘皮，但不像丹毒那样鲜明；边缘不甚明显，有时会有发生组织坏死和溃烂。③可伴有全身疲乏、食欲不振、头痛和发热等症状。

2. 治疗

（1）炎症初起时，应禁止热敷。有条件者可配合理疗。

（2）局部可外涂百多邦、金霉素软膏或鱼石脂软膏，也可用中药或中药提取物（如欧莱凝胶），以减轻局部炎症的症状。

（3）脓肿形成后，可用注射器反复抽脓；一般不切开引流，脓液稠厚时则应切开引流。脓肿切开或自行破溃后，可按普通换药处理。

（4）脓液细菌培养，用抗生素经验治疗（开始时）与针对性治疗（根据药敏结果）。

（5）全身抗感染治疗，可使用抗生素，同时可内服具有清热解毒、化瘀消痈的中药，外敷化毒膏。

（二）全身性化脓感染

1. 临床表现

毒血症：高热、头痛、头晕、乏力、胃纳差、脉细小而快，可有黄疸、皮疹和贫血等症状。为细菌毒素引起，血培养阴性。

败血症：寒战、高热，一般稽留热在 40℃ 左右，多汗、全身无力、皮疹或皮下瘀点、黄疸、肝脾肿大、呕吐、腹泻、出血、贫血等症状。尿常规检查有蛋白、管型、红细胞或白细胞。严重者可出现意识不清、谵妄甚至昏迷。血培养可发现病原菌。

脓毒血症：和败血症大致相同，但寒战明显，体温呈弛张热，体内脏器和皮下组织可发生转移性脓肿。血培养可发现病原菌。

2. 治疗

（1）应早期、足量先用敏感抗生素治疗，一般可先选青霉素钠静滴，剂量应加倍。以后可根据情况更换抗生素。

（2）早期彻底处理局部感染病灶，切开引流，保持通畅。

（3）对症处理：退热、镇静、补液，维持内环境及代谢稳定和各器官系统功能；严重贫血者可酌情输血及其他支持疗法。

（4）调整机体应激性，毒血症症状严重者可在应用有效抗生素基础上，考虑少量激素治疗。

(三) 晕厥

1. 临床表现

(1) 多见于年轻体弱的女性或小学生，婴幼儿较少见。

(2) 常在接种时或接种后不长时间内，甚至在准备接种时发生。其特点是发病突然、持续时间短，恢复完全。

(3) 临床表现多样。轻者有心慌、虚弱感，胃部不适伴轻度恶心、手足麻木等，一般短时间内可恢复正常。稍重者面色苍白、恶心、呕吐、出冷汗、四肢厥冷。严重者面色更显苍白、瞳孔缩小、呼吸缓慢、收缩压降低、舒张压无变化或略低、脉搏缓慢、心动徐缓、肌肉松弛，并失去知觉。数十秒钟至数分钟即可意识清楚，一般可在短时间内完全恢复或有 1～2 d 头晕无力。

(4) 晕厥易误诊为过敏性休克。过敏性休克虽表现有头晕、眼花、恶心、无力、出冷汗，但血压明显下降、脉搏细微而快速。并有胸闷、心悸、喉头阻塞感、呼吸困难等呼吸道阻塞症状。过敏性休克早期意识清楚或仅表现迟钝，但稍后有水肿和皮疹发生 (表7-3)。

表 7-3　晕厥与过敏性休克

		晕厥	过敏性休克
发病原因		血管迷走神经性反应	抗原 - 抗体免疫反应
临床各 系统表现	皮　肤	苍白，出汗，冰冷，湿黏	潮红，发痒，皮疹，眼面水肿
	呼　吸	正常至深呼吸	因气道阻塞而发生有声的呼吸
	心血管	心动过缓，一过性低血压	心动过速，低血压
	胃肠道	恶心，呕吐	腹部疼痛性痉挛
	神　经	头晕，可一过性意识丧失	意识丧失，平卧无应答
处理		静卧，保温，输氧	肾上腺素为首选急救药

2. 治疗

(1) 保持安静和空气新鲜，平卧，头部低下，肢抬高，同时松解衣扣，注意保暖。

(2) 轻者一般不需要特殊处理，可给予喝热开水或热糖水，短时间内即可恢复。

(3) 经过上述处置后不见好转，可按过敏性休克处理，在 3～5 min 仍不见好转者，应立即送附近医疗单位诊治。

（四）癔症和群发性癔症

1. 癔症

（1）临床表现：见表 7-4。

表 7-4　癔症主要临床表现

反应类型	主要临床表现
自主神经系统紊乱	头痛、头晕、恶心、面色苍白或潮红、出冷汗、肢冷、阵发性腹痛等
运动障碍	阵发性抽搐、下肢活动不便、四肢强直等
感觉障碍	肢麻、肢痛、喉头异物感
视觉障碍	视觉模糊、一过性复视
精神障碍	翻滚、嚎叫、哭闹
其他	嗜睡（阵发性）

（2）治疗：①一般不需特殊治疗，如果病人在丧失知觉时可用棉球蘸少许氨水置于鼻前，促其苏醒。②苏醒后可酌情给予镇静剂，如地西泮（安定）成人每次 2.5～5 mg，儿童每次 0.1～0.2 mg/kg。③暗示治疗收效最佳，如注射生理盐水和给维生素的同时结合心理暗示；也可用物理治疗，如针刺人中、印堂、合谷等穴位或应用电针治疗。④尽可能在门诊治疗，尽快予以治愈。⑤对发作频繁而家属又不合作者，可考虑请精神神经科医生会诊处理。

2. 群发性癔症

（1）临床表现：群发性癔症为预防接种后多人同时或先后发生的，多数表现相同或相似的癔症。临床症状见表 7-4。临床类型呈多样化，发病者以植物神经功能紊乱为主，可以同时出现多个系统的症状，但体检无阳性体征。具有以下特点。

①急性群体发病：有明显的精神诱发，多数起病急骤，可有发作性和持续性两种临床经过。②暗示性强：在他人的语言、动作和表情的启发下，或看到某种事物"触景生情"，并可相互影响，诱发症状。③发作短暂：绝大多数病人症状持续时间较短。一般运动障碍 5～20 min，精神、感觉障碍 10～30 min。植物神经系统紊乱可达 1 h 或更长。④反复发作：患者症状可反复发作，表现可以完全一样，发作次数 2～10 次不等，少数发作次数更多。⑤主观症状与客观检查不符，无阳性体征。⑥女性、年长儿童居多，发病者均属同一区域，处同一环境、同一年龄组在同一时间发作，并受同一种精神刺激引起。⑦预后良好。

（2）防治对策及措施：①宣传教育，预防为主：平时要做好预防接种的宣传教育工作，特别应讲清接种后可能出现的不良反应及其处理原则，使受种者心理上有所准备，避免出现反应后思想紧张和恐惧。应尽量避免在温课应考、精神过于紧张时进行预防接种。注射时避免一过性刺痛而引起的晕针，避免在空气不畅通场所、疲劳或饥饿时进行接种。②排除干扰，疏散病人：一旦发生群发性癔症，应及时疏散病人，不宜集中处理，进行隔离治疗，避免相互感染，造成连锁反应，尽量缩小反应面。③避免医疗行为的刺激：如脑电图、头颅CT或磁共振等检查，无需补液者避免输液。④疏导为主，暗示治疗：正面疏导，消除恐惧心理和顾虑心理，稳定情绪。辅以药物治疗，不可用兴奋剂，可应用小剂量镇静剂，采用暗示疗法往往会收到很好的效果。⑤仔细观察，处理适度：群体反应人员复杂，个体差异也较大，应注意接种反应之外的偶合症，并及时报告家长及学校，要求积极配合做好治疗工作。特别要防止少数人利用不明真相的群众聚众闹事。

（五）卡介苗接种事故的处理

接种卡介苗时误种皮下或肌肉，以及超剂量接种引起的事故最为多见。

1. 临床表现

（1）接种局部在2～5 d内出现红肿，以后发生硬结，发展成中心软化、破溃而成脓肿。接种部位同侧腋窝、锁骨下可伴有淋巴结肿大。

（2）可有体温升高，伴有乏力、烦躁、食欲减退，个别儿童肺部可闻及干性或湿性啰音。

（3）X线检查可见肺纹理增加和肺异常阴影，但极少引起肺部结核。

2. 治疗

（1）全身治疗：口服异烟肼，儿童8～10 mg/kg，1次顿服，每日总量不得超过300 mg，至局部反应消失。同时口服维生素C、维生素B6，以减少异烟肼反应。如在服异烟肼的同时加服利福平，则效果更好。

反应严重者可肌肉注射异烟肼，儿童每天40～60 mg/kg，分1～2次注射，疗程1个月。

（2）局部治疗：立即异烟肼50 mg加于0.5%普鲁卡因溶液中，作局部环形封闭，每日1次，连续3 d后改为每3 d1次，共计8～10次。

已发生溃疡者，在用异烟肼液冲洗后，再用异烟肼粉撒于溃疡面，并可同时用利福平，有广谱抗菌作用。

第二篇　各　论

第八章　肠道传染病

第一节　病毒性肝炎

病毒性肝炎是由多种肝炎病毒引起的、以肝脏损害为主的一组全身性传染病。按病原学分为甲型肝炎、乙型肝炎、丙型肝炎、丁型肝炎、戊型肝炎。各型病毒性肝炎临床表现相似，以疲乏、食欲不振、厌油、肝大、肝功能异常为主，部分病例出现黄疸。

一、病原学

病毒性肝炎的病毒体是肝炎病毒，已证实甲、乙、丙、丁、戊五型肝炎病毒是病毒性肝炎的致病因子。

1. 甲型肝炎病毒

甲型肝炎病毒（HAV）属于微小病毒科嗜肝 RNA 病毒属，是一种无囊膜正20 面对称体颗粒。HAV 对外界抵抗力较强，耐酸碱。加热60℃30 min 仍具有传染性，80℃5 min 或100℃1 min 才能完全灭活。对甲醛、氯、紫外线敏感。

2. 乙型肝炎病毒

乙型肝炎病毒（HBV）属于正嗜肝 DNA 病毒属，血清中有 3 种形式的病毒颗粒：①大球形颗粒，或称 Dane 颗粒，为完整的 HBV 颗粒，直径42 nm，由包膜与核壳组成。②小球形颗粒，直径约 22 nm。③丝状或柱状颗粒，直径约22 nm。后两者由 HBsAg 组成，为空心包膜，不含核酸。HBV 对外界抵抗力很强，对热、低温、干燥、紫外线及一般浓度的消毒剂。能耐受，在37℃可存活7 d，-20℃可保存20 a。高压蒸气消毒、煮沸（100℃）10 min 或56℃ 10 h 可使 HBV 失去传染性。2% 过氧乙酸浸泡 2 min 可灭活。

3. 丙型肝炎病毒

丙型肝炎病毒（HCV）是黄病毒科丙型肝炎病毒属，粒径为30～60 nm 的球形颗粒，外有脂质外壳、囊膜和棘突结构，内有核心蛋白和核酸组成核衣壳；HCV 基因组为单股正链 RNA。HCV 对有机溶剂敏感，10% 的氯仿可杀灭；血清经100℃ 5min 或60℃ 10h 或用 1:1 000 甲醛 37℃ 6h 熏蒸均可使 HCV 传染性丧失。血制品中的 HCV 可用干热 80℃ 72h 或加变性剂使之灭活。

4. 丁型肝炎病毒

丁型肝炎病毒（HDV）是一种 RNA 病毒，颗粒呈球形，直径35～37 nm，是一种缺陷病毒，其复制、表达抗原及引起肝损伤需要 HBV 的辅佐。

5. 戊型肝炎病毒

戊型肝炎病毒（HEV）是 20 面对称体圆球形颗粒，无包膜，直径27～34 nm。HEV 基因组为单股正链 RNA。HEV 在碱性环境下较稳定，对高热、氯仿敏感。

二、流行病学

1. 甲型肝炎

（1）传染源：甲型肝炎无病毒携带状态，传染源为急性患者和隐性感染者。后者数量远较前者多。甲型肝炎患者在起病前 2 周至发病后 1 周随粪便排出病毒最多，传染性最强，起病 30 d 后仍有少数患者排出甲型肝炎病毒（HAV）。

（2）传播途径：甲型肝炎以粪—口传播为主，粪便污染饮用水水源、食物、蔬菜、玩具等可引起流行。水源或食物污染可致暴发流行。日常生活接触多为散发性发病，输血后甲型肝炎极罕见。

（3）易感人群：抗 HAV 阴性者。6 个月以内婴儿有来自母亲的 HAV 抗体而不易感，6 个月后，血中 HAV 抗体消失而成为易感者。大多在幼儿、儿童、青少年时期获得感染，以隐性感染为主。甲型肝炎的流行率与居住条件、卫生习惯及教育程度有密切关系，农村高于城市，发展中国家高于发达国家。

2. 乙型肝炎

（1）传染源：乙型肝炎的传染源主要是急、慢性患者和病毒携带者。慢性患者和病毒携带者作为传染源的意义最大，其传染性与体液中的乙肝病毒（HBV）载量成正比关系。

（2）传播途径：人类因含 HBV 体液或血液经破损的皮肤和黏膜进入机体而获得感染，具体传播途径主要有：①母婴传播：宫内感染主要经胎盘获得，可能与妊娠期胎盘轻微剥离有关。分娩过程是母婴传播的主要形式，婴儿因破损的皮肤或黏膜接触母血、羊水或阴道分泌物而感染。分娩后传播主要由于母婴间密切接触。母婴传播人群中 40%～50% 的 HBV 感染者是由其传播积累而成。②血液、体液传播：血液中 HBV 含量很高，微量的污染血进入人体即可造成感染，如输血及血制品、注射、手术、拔牙、针刺、共用剃刀、共用牙具、血液透析、器官移植等均可传播；唾液、汗液、精液、阴道分泌物、乳汁等体液含有 HBV，密切的生活接触、性接触等也可获得 HBV 感染。

（3）易感人群：乙肝表面抗体（抗 HBs）阴性者。婴幼儿是获得 HBV 感染的最危险时期。高危人群包括乙肝表面抗原（HBsAg）阳性母亲的新生儿、乙肝表面抗原（HBsAg）阳性者的家属、反复输血及血制品、血液透析患者、多个性伴侣者、静脉药瘾者、接触血液的医务工作者等，感染后或疫苗接种后出现抗 HBs 者有免疫力。

（4）流行特征：①有地区性差异。我国属高流行区域；②有性别差异。男性高于女性，男女比例约为 1.4∶1；③无明显的季节性；④以散发为主；⑤有家庭聚集现象，与母亲传播及日常生活密切接触有关；⑥婴幼儿感染多见。

3. 丙型肝炎

（1）传染源：传染源主要是急、慢性患者和无症状病毒携带者。丙型肝炎病毒（HCV）携带者有更重要的传染源意义。

（2）传播途径：类似乙型肝炎。但由于体液中 HCV 含量少，对外界抵抗力较低，其传播较乙型肝炎局限。主要通过肠道外途径传播：①输血及血制品，曾是最主要的传播途径，输血后肝炎 70% 以上是丙型肝炎，随着筛查方法的改善，传播方式已得到明显控制；②注射：如静脉注射毒品使用非一次性注射器和针头等；③经破损的皮肤和黏膜传播：如使用未严格消毒的牙科器具、内镜、侵袭性操作等；④生活密切接触：散发的 HCV 感染者中约 40% 无明确的输血及血制品、注射史，称为社区获得性感染，其中的大部分由生活密切接触传播。

（3）易感人群：人类对 HCV 普遍易感。目前检测到的 HCV 抗体并非保护性抗体。

4. 丁型肝炎

丁型肝炎传染源和传播途径与乙型肝炎相似，以重叠感染或同时感染形式存在；我国西南地区感染率较高；人类对 HDV 普遍易感；HBV 抗体不是保护性抗体。

5. 戊型肝炎

戊型肝炎传染源和传播途径与甲型肝炎相似，有以下特点：①暴发流行均由粪便污染水源所致，散发多以不洁食物或饮品所引起；②隐性感染多见，显性感染多见于成年；③原有慢性 HBV 感染者或晚期孕妇感染 HEV 后死亡率高；④有春冬季高峰；⑤HEV 抗体多在短期内消失，少数可持续 1 a 以上。

三、临床表现

潜伏期甲型肝炎为 2～6 周，平均 1 月；乙型肝炎为 6 周至 6 个月；丙型肝炎 2 周～6 个月，平均 40 d。丁肝一般在 6～12 周。戊型肝炎 2～9 周（一般为 40 d）。不同类型肝炎引起的临床表现具有共同性，根据病情轻重、黄疸有无以及病程长短等，临床上将肝炎分为 5 个类型：急性肝炎、慢性肝炎、重型肝炎、淤胆型肝炎、肝炎后肝硬化。

1. 急性肝炎

各型肝炎病毒均可引起急性肝炎。

（1）急性黄疸性肝炎：可分为黄疸前期、黄疸期和恢复期 3 个阶段，总病程 2～4 个月。

①黄疸前期：甲型、戊型肝炎起病较急，有畏寒、发热、体温在 38～39℃。乙型、丙型、丁型肝炎多缓慢起病，发热轻或无发热，部分患者有皮疹、关节痛等血清病样表现。本期常见症状：显著乏力、食欲减退、厌油食、恶心、呕吐、腹胀、右季肋部疼痛等，有时表现为腹痛、腹泻。尿色逐渐加深。少数病例可以发热、头痛、四肢酸痛等症状为主，类似感冒。肝功能改变主要为 ALT 升高。本期平均 5～7 d。②黄疸期：自觉症状好转，发热消退；巩膜及皮肤出现黄疸，于 1～2 周内达高峰。尿色深黄，部分病人可有粪色变浅、皮肤瘙痒、心率缓慢等梗阻性黄疸表现。肝肿大，质较软，右压痛和叩击痛。脾脏也可轻度肿大。肝功能检查 ALT 和胆红素升高，尿胆红素阳性。本期持续 2～6 周。③恢复期：黄疸消退，症状消失，肝脾回缩，肝功能逐渐恢复正常。本期持续 2 周～4 个月，平均 1 个月。

（2）急性无黄疸型肝炎：较黄疸型多见，约占急性肝炎的 90% 以上，起病较缓慢。乏力及消化道症状较轻，少数患者有肝肿大，质较软，轻压痛，脾肿大较少见。肝功能呈轻、中度异常。病程为 2～3 个月。

2. 慢性肝炎

见于乙、丙、丁三型肝炎，指肝炎病程超过半年，或发病日期不明，或虽无肝炎病史，但影像学或肝组织病理学检查符合慢性肝炎者。慢性肝炎可分为：

（1）轻度：症状、体征较轻，肝功能仅 1 项或 2 项轻度异常，ALT ≥ 正常值3 倍；胆红素 ≤ 正常值 2 倍；白蛋白 ≥5 g/L；凝血酶原活动度（PTA）>70%。

（2）中度：症状、体征、肝功能异常介于轻、重度之间。正常值 3 倍 ≤ALT ≤ 正常值 10 倍，胆红素为正常值 2 ～5 倍。

（3）重度：症状、体征明显，伴有肝病面容、肝掌、蜘蛛痣、肝脾肿大。肝功能明显异常，血清 ALT > 正常值 10 倍，胆红素 > 正常值 5 倍，A/G 比值异常（白蛋白降低，球蛋白升高）。此外，凝血酶原活动度 40% ～60%。

3. 重型肝炎

是病毒性肝炎中最严重的一种类型，占全部病例的 0.2% ～0.5%，病死率达70% ～80%。

（1）急性重型肝炎：又称暴发型肝炎。起病与急性黄疸型肝炎相似，但病情发展迅猛，10 d 内出现高热、极度乏力、厌食、频繁呕吐、黄疸急剧加深、出血倾向、肝脏进行性缩小，中毒性鼓肠或腹水，迅速出现肝性脑病表现，可有肝臭。胆红素大于正常值 10 倍且有胆酶分离，凝血酶原活动度低于 40%。患者多因发生肝肾功能衰竭、大出血、脑水肿、脑疝等死亡。病程一般不超过 3 周。

（2）亚急性重型肝炎：又称亚急性肝坏死。为急性黄疸型肝炎起病 10 d 后出现上述表现者。肝性脑病多出现于疾病后期，常因消化道出血、肝功能衰竭、感染等而死亡。存活者可发展为肝炎后肝硬化。

（3）慢性重型肝炎：临床表现同亚急性重型肝炎，但有慢性肝炎或肝炎肝硬化病史、症状和体征，肝功能损害严重及影像学和组织学证据等，预后较差，病死率高。

4. 淤胆型肝炎

起病类似急性黄疸性肝炎，但自觉症状较轻。黄疸症状较深，持续数月或 1年以上。主要表现为肝内梗阻性黄疸，如肝肿大、皮肤瘙痒、大便陶土色，血清直接胆红素增高。

5. 肝炎后肝硬化

根据肝脏的炎症分为活动性与静止性两型：①活动性肝硬化有慢性肝炎活动的表现，ALT 升高，乏力及消化道症状明显，黄疸、白蛋白下降。伴有腹壁、食管静脉曲张，腹水，脾脏进行性增大，门静脉、脾静脉增宽等门脉高压的表现；

②静止性肝硬化无肝脏炎症活动性表现，症状轻或无特异性。

四、实验室检查

（一）肝功能检查

血清酶检测、血清胆红素检测、血清蛋白检测、凝血酶原活动度检测等。

（二）病原学检查

1. 甲型肝炎

（1）抗 HAV IgM：在病程早期即为阳性，3～6 个月后转阴，是早期诊断甲型肝炎最简便可靠的血清学标志。

（2）抗 HAV IgG：出现稍晚，于 2～3 个月达高峰，持续多年或终生。属于保护性抗体。

2. 乙型肝炎

（1）HBsAg 与抗 HBs：HBsAg 在感染 HBV2 周后即可阳性。但阴性也不能排除 HBV 感染。HBsAg 本身只有抗原性，无传染性。抗 HBs 为保护性抗体，阳性表示对 HBV 有免疫力见于乙型肝炎恢复期、过去感染及乙肝疫苗接种后。

（2）HBeAg 与抗 HBe：急性 HBV 感染时，HBeAg 出现时间略晚于 HBsAg。HBeAg 存在表示病毒复制活跃且有较强的传染性。HBeAg 消失而抗 HBe 产生称血清转换。抗 Hbe 阳性表明病毒复制多处于静止状态，传染性降低。

（3）HBcAg 与抗 HBc：HBcAg 阳性表示 HBV 处于复制状态，有传染性。抗 HBc IgM 对诊断急性乙型肝炎或慢性乙型肝炎急性发作有帮助。抗 HBc IgG 在血清中可长期存在。高滴度的抗 HBcIgG 通常预示现症感染，常与 HBsAg 并存；低滴度的抗 HBc IgG 通常预示过去感染，常与抗 HBs 并存。单一的抗 HBc IgG 阳性者可以是过去感染，也可以是低水平感染，尤其是高滴度者。

（4）HBV DNA：是病毒复制和传染性的直接标志。HBV DNA 定量检测对于判断病毒复制程度、传染性大小、抗病毒药物疗效等有重要意义。

3. 丙型肝炎

（1）抗 HCV IgM、抗 HCV IgG：不是保护性抗体，是存在 HCV 感染的标志。抗 HCV IgM 在发病后即可检测到，一般持续 2～3 个月。低滴度抗 HCV IgG 提示病毒处于静止状态，高滴度抗 HCV IgG 提示病毒复制活跃。

（2）HCV RNA：HCV RNA 阳性是病毒复制和传染性的直接标志。

4. 丁型肝炎

（1）HDAg、抗 HD IgM、抗 HD IgG：HDAg 阳性是诊断急性 HDV 感染的直接证据。抗 HD IgM 阳性是现行感染的标志。抗 HD IgG 不是保护性抗体，高滴度抗 HD IgG 提示感染的持续存在。低滴度提示感染静止或终止。

（2）HDV RNA：血清或肝组织中 HDV RNA 阳性是诊断 HDV 感染最直接的依据。

5. 戊型肝炎

（1）抗 HE IgM、抗 HE IgG：抗 HE IgM 阳性是近期感染的标志。抗 HE IgG 急性期滴度较高，恢复期则明显下降。

（2）HEV RNA：戊型肝炎患者发病早期，粪便和血液中存在 HEV，如在这些标本中检测到 HEV RNA，可明确诊断。

（三）肝脏活组织检查

是明确诊断、衡量炎症活动度、纤维化程度及评估疗效的可靠依据。

五、诊断

根据密切接触史、注射史和家庭成员疾病史、HBeAg 阳性母亲分娩的婴儿以及临床表现等对病毒性肝炎的诊断有参考价值。肝功能检查、肝脏活组织检查、病原学检查对病毒性肝炎明确诊断有意义。

六、治疗

大多数患者经过适当的休息和合理的营养治疗即可恢复健康。根据病情适当选用中西药物治疗，有利于患者恢复，但过多的用药会增加肝脏的负担，尤应避免各种损害肝脏的药物和因素。

1. 一般治疗

（1）休息：活动期（包括急、慢性）均需卧床休息，减少能量消耗以减轻肝脏负担，保证肝脏血流供应有利于肝细胞的恢复。临床治愈（症状消失，肝功能正常）出院后，要经过 3 个月左右全休和 1～3 个月半休后，逐步恢复工作。1 a 内不宜参加重体力劳动和免疫接种，以减少病情反复。继续随访肝功能 1～2 a。

（2）饮食：应给予高蛋白、低脂肪及多种维生素饮食。急性期患者食欲减退，应予清淡的流质或半流食。严重食欲不振、不能进食者，可静脉滴注葡萄糖和维生素以维持物质代谢需要，食欲好转后给予富有营养的饮食。

（3）保护肝脏：应禁止饮酒，慎用镇静剂和止痛剂，禁用巴比妥、冬眠灵及氨类等损肝药物；肝炎期间应避免妊娠。

2. 药物治疗

目前对肝炎的治疗尚无特效药物，原则是合理用药，避免损害肝脏。常常采取：改善和恢复肝功能治疗；使用免疫调节；抗病毒治疗。

七、预防

1. 管理传染源

病人和健康携带者是肝炎的传染源。急性期病人应隔离期至病毒消失；慢性患者和健康携带者应根据病毒复制指标评价其传染性，符合抗病毒条件的应予以抗病毒治疗。加强献血者的管理，对不合格的人员不得献血。现症感染者不得从事食品加工、餐饮服务、公共场所、保育工作。

2. 切断传播途径

（1）加强饮食卫生管理：提高个人卫生水平，做到饭前便后洗手，加强饮食卫生监督做好餐具消毒，防止食物污染。

（2）做好饮水及粪便管理：加强粪便管理，做到粪便无害化。防止粪便污染水源。饮用水须煮沸。

（3）防止医源性传播：加强院内隔离消毒和管理，各种医疗器械，如注射器、采血器、针灸针、手术器械及各种导管等，应做到一人一副，用后彻底消毒，对污染的衣物、被褥等随时消毒；加强血制品的管理，严格其适应症，减少感染的机会。

3. 保护易感人群

（1）被动免疫：胎盘球蛋白和丙种球蛋白对预防甲肝有较好效果，可在接触患者 10 d 内注射。乙肝免疫球蛋白已证明有一定预防效果，但保护时间短暂，代价较高，仅用于①高传染性母亲所生的新生儿；②被 HBV 污染的器械刺伤；③输入含有 HBV 的血液等。用量：效价 ≥1∶10 万的乙肝免疫球蛋白，成人每次 5 ml。

（2）主动免疫：甲肝减毒活疫苗，注射剂量为 1 ml。免疫间隔为零月（注射当时）、1 月及 6 月，共 3 针。乙肝基因疫苗，经试用注射 3 次 10 μg 或注射 2

次 20 μg 疫苗者，抗 HBs 产生率达 96%，且无任何不良反应。

第二节 脊髓灰质炎

脊髓灰质炎（Poliomyelitis，Polio）是由病毒侵入血液循环系统引起部分病毒可侵入神经系统的急性传染病。患者多为 1～6 岁儿童，主要症状是发热，全身不适，严重时肢体疼痛，发生瘫痪。俗称小儿麻痹症。从口服的脊髓灰质炎减毒活疫苗投入使用后，发病率明显降低。

一、病原学

脊髓灰质炎病毒是属于小核糖核酸病毒科的肠道病毒，病毒呈球形，直径 20～30 nm，核衣壳为立体对称 20 面体，有 60 个壳微粒，无包膜。根据抗原不同可分为 Ⅰ、Ⅱ、Ⅲ 型，Ⅰ 型易引起瘫痪，各型间很少交叉免疫。脊髓灰质炎病毒对外界因素抵抗力较强，但加热至 56℃ 以上、甲醛、2% 碘酊、升汞和各种氧化剂（如双氧水、漂白粉、高锰酸钾等），均能使其灭活。

二、流行病学

1. 传染源

人是脊髓灰质炎病毒的唯一自然宿主，隐性感染和轻症瘫痪型病人是本病的主要传染源，瘫痪型因症状明显而在传播上意义不大。

2. 传播途径

本病以粪—口感染为主要传播方式，发病前 3～5 d 至发病后 1 周患者鼻咽部分泌物及粪便内排出病毒，少数病例粪便带毒时间可长达 3～4 个月；密切生活接触，不良卫生习惯均可使之播散。

3. 易感人群

人群具有普遍易感性，感染后获持久免疫力并具有型特异性。小于 4 个月的婴儿有来自母体的抗体，故很少病，以后发病率逐渐增高，至 5 岁以后又降低。

4. 流行特征

本病广泛分布于全世界，温带地区流行高峰在 5—10 月，热带地区终年可见。由于减毒活疫苗的应用，发病率已明显下降，但我国仍为流行地区。1988年世界卫生组织提出 2000 年全球消灭脊髓炎，1989 年又提出消灭本病的行动计划，我国政府对此极为重视，已动员全国做好疫苗接种工作，进行免疫强化措施。2000 年 10 月被世界卫生组织认可，我国实现无脊髓灰质炎证实的目标。

三、临床表现

本病潜伏期为 5～14 d，临床上可表现多种类型：①隐性感染；②顿挫型；③无瘫痪型；④瘫痪型。

1. 前驱期

主要症状为发热、食欲不振、多汗、烦躁和全身感觉过敏；亦可见恶心、呕吐、头痛、咽喉痛、便秘、弥漫性腹痛、鼻炎、咳嗽、咽渗出物、腹泻等，持续 1～4 d。若病情不发展，即为顿挫型。

2. 瘫痪前期

前驱期症状消失后 1～6 d，体温再次上升，头痛、恶心、呕吐严重，皮肤发红、有短暂膀胱括约肌障碍，颈后肌群、躯干及肢体强直灼痛，常有便秘。体检可见：①三脚架征，即患者坐起时需用两手后撑在床上如三脚架，以支持体位；②吻膝试验阳性，即患者坐起、弯颈时唇不能接触膝部；③出现头下垂征，即将手置患者肩下，抬起其躯干时，正常者头与躯干平行。如病情到此为止，3～5 d 后热退，即为无瘫痪型，如病情继续发展，则常在瘫痪前 12～24 h 出现腱反射改变，最初是浅反射、以后是深腱反射抑制，因此早期发现反射改变有重要临床诊断价值。

3. 瘫痪期

自瘫痪前期的第 3～4 d 开始，大多在体温开始下降时出现瘫痪，并逐渐加重，当体温退至正常后，瘫痪停止发展，无感觉障碍。可分以下几型：

脊髓型：此型最为常见。表现为弛缓性瘫痪，不对称，腱反射消失，肌张力减退，下肢及大肌群较上肢及小肌群更易受累，但也可仅出现单一肌群受累或四肢均有瘫痪，如累及颈背肌、膈肌、肋间肌时，则有不能坐起及坐起困难、呼吸运动障碍、矛盾呼吸等表现。

延髓型：又称球型，系颅神经的运动神经核和延髓的呼吸、循环中枢被侵犯所致。此型占瘫痪型的 5%～10%，呼吸中枢受损时出现呼吸不规则，呼吸暂停；血管运动中枢受损时可有血压和脉率的变化，两者均为致命性病变。颅神经受损时则出现相应的神经麻痹症状和体征，以面神经及第 X 对颅神经损伤多见。

脑型：此型少见；表现为高热、烦躁不安、惊厥或嗜睡昏迷，有上运动神经元痉挛性瘫痪表现。

混合型：以上几型同时存在的表现。

4. 恢复期

瘫痪从肢体远端开始恢复，持续数周至数月，一般病例 8 个月内可完全恢复，严重者需 6～18 个月或更长时间。

5. 后遗症期

严重者受累肌肉出现萎缩，神经功能不能恢复，造成受累肢体畸形。部分瘫痪型病例在感染后数十年，发生进行性神经肌肉软弱、疼痛，受累肢体瘫痪加重，称为"脊髓灰质炎后肌肉萎缩综合征"。

四、治疗

处理原则是减轻恐惧，减少骨骼畸形，预防及处理并发症，康复治疗。

1. 前驱期及瘫痪前期

卧床休息、对症治疗。

2. 瘫痪期

患者卧床时身体应成一直线，膝部稍弯曲，髋部及脊柱可用板或沙袋使之挺直，踝关节成 90°。疼痛消失后立即做主动和被动锻炼，以避免骨骼畸形。

应给予营养丰富的饮食和大量水分，如因环境温度过高或热敷引起出汗，则应补充钠盐。

促进神经传导功能药物如地巴唑，剂量为 1 岁 1 mg，2～3 岁 2 mg，4～7 岁 3 mg，8～12 岁 4 mg，12 岁以上 5 mg，每日或隔日一次口服；增进肌肉张力药物，如加兰他敏，每日 0.05～0.1 mg/kg，肌肉注射，一般在急性期后使用。

①保持呼吸道通畅：采用低头位（床脚抬高成 20°～25°）以免唾液、食物、呕吐物等吸入，最初数日避免胃管喂养，使用静脉途径补充营养；②每日测血压 2 次，如有高血压脑病，应及时处理；③声带麻痹、呼吸肌瘫痪者，需行气管切开术，通气受损者，则需机械辅助呼吸。

3. 恢复期及后遗症期

体温退至正常，肌肉疼痛消失和瘫痪停止发展后应进行积极的功能恢复治疗，如按摩、针灸、主动和被动锻炼及其他理疗措施。

五、预防

必须普遍接种疫苗，常用的有以下几种。

（1）灭活疫苗（IPV）：优点是安全，一般用于免疫功能缺陷者及其家庭成员，也可用于接受免疫抑制剂治疗者；缺点是价格较昂贵，免疫维持时间较短，且需重复注射，肠道不能产生局部免疫能力。

（2）减毒活疫苗（OPV）：优点是使用方便，95%以上的接种者产生长期免疫，并可在肠道内产生特异性抗体SIgA，使接触者亦可获得免疫效果。目前普遍采用此型疫苗，在-20℃可保存2年，4～8℃保存5个月。一般首次免疫从2月龄开始，连服3次，间隔4～6周，4岁时再加强免疫一次。服糖丸后2 h内不能喝过热开水或饮料，也不给喂奶，以免影响效果。极少数小儿用后可发生疫苗相关性麻痹性脊髓灰质炎。

第三节　伤寒

伤寒是由沙门氏菌引起的肠源性全身性感染疾病。以发热、相对缓脉、肝脾大、玫瑰疹及白细胞减少为主要临床特点，单核-巨噬细胞系统增生肿大为基本病理变化。

一、病原学

伤寒沙门菌，又称伤寒杆菌，属沙门菌属D组。革兰染色阴性，呈短杆状，周有鞭毛，有活动力；不产生芽孢，无荚膜。伤寒杆菌在自然界中的生活力较强，在粪便中能维持1～2个月；耐低温，在冰冻环境中可存活数月，但对光、热、干燥及消毒剂的抵抗能力较弱，日光直射数小时即死，加热至60℃后30 min或煮沸后立即死亡；消毒饮水余氯可迅速致死。

二、流行病学

1. 传染源

患者与带菌者是伤寒的传染源。起病后 2～4 周内排菌量最大，感染性最强；患者恢复期或病愈后排菌时间在 3 个月以内为暂时带菌，在 3 个月以上为慢性带菌，个别可终生带菌。

2. 传播途径

主要通过粪—口途径传播，苍蝇和蟑螂是伤寒杆菌传播流行的媒介。水源污染可引起暴发流行，食物被污染是传播伤寒的主要途径，日常生活接触可导致伤寒散发流行。

3. 易感人群

各类人群普遍易感，患病后可获持久免疫力，很少出现二次发病；伤寒与副伤寒间不存在交叉免疫。

4. 流行特征

本病无地区差异，世界范围发生，均有散发，以卫生条件差的地区多发；全年均可发病，以夏秋多见；各年龄组均可发病，以青少年、儿童多见。

三、临床表现

伤寒潜伏期一般为 7～14 d；分为 4 期，每期持续约 1 周。

（1）初期：缓慢起病，发热为其首发表现，可有畏寒，体温呈阶梯样上升，3～7 d 达 39～40℃；伴头痛、咽痛、乏力、纳差及全身不适等表现。

（2）极期：发生于病程第 2～3 周。其特点：① 持续高热，体温在 40℃左右，多呈稽留热。②神经系统症状表现为软弱、表情淡漠、呆滞及听力减退，严重者可谵妄和昏迷，偶可见虚性脑膜炎的表现。③消化道症状可见腹胀、腹痛、腹泻或便秘及食欲不振。④相对缓脉，脉搏的加快与体温的上升不匹配，出现重脉；并发心肌炎缓脉不明显。⑤肝、脾肿大，有压痛；中毒性肝炎者有肝功能异常。⑥玫瑰疹，病程第 7～13 d 皮肤出现淡红色小斑丘疹，略高于皮面，压之褪色。

（3）缓解期：病程的第 4 周。体温逐渐下降，食欲转好，腹胀减轻，肿大的脾脏回缩。但由于本期小肠病理改变仍处于溃疡期，还有可能出现肠出血、肠穿孔等并发症。

（4）恢复期：为病程的第 5 周。体温恢复正常，各项症状和体征消失。

此外，伤寒并发症多发生于极期，常见的有肠出血、肠穿孔、中毒性心肌炎、中毒性肝炎、支气管炎、支气管肺炎、急性胆囊炎及溶血性尿毒综合征等。

四、诊断

流行病学资料、临床特征和实验室检查共同确诊。

五、治疗

1. 一般治疗

按消化道感染病进行隔离，临床症状消失后每 5 ～7 d 送检 1 次粪便培养，连续 2 次阴性可解除隔离。应给予高热量、富营养及易消化的无渣流食。高热者可予物理降温，但不宜大量应用退热药，以免虚脱。

2. 抗感染治疗

氯霉素为敏感病例的首选药物。对耐氯霉素伤寒，20 世纪 90 年代以后许多报道推荐使用第三代喹诺酮类药物为治疗伤寒的首选药物。

3. 慢性带菌者治疗

一般首选喹诺酮类抗菌药物，也可选氨苄西林。合并胆囊炎和胆结石者须同时切除胆囊与结石。

4. 并发症治疗

肠出血：止血药物可选止血敏、安络血、维生素 K 及云南白药等，必要时适当输入新鲜血。肠穿孔：局限性穿孔患者应给予禁食，并予以胃肠减压。除抗菌治疗外，还应加强控制腹膜炎的抗菌治疗，警惕感染性休克的发生。中毒性心肌炎：应用保护心肌的药物治疗心力衰竭，应给予洋地黄和利尿剂维持至症状消失；溶血性尿毒综合征和肺炎、中毒性肝炎等并发症：积极采取相应的内科治疗措施进行治疗。

六、预防

（1）管理传染源：加强对伤寒病人隔离治疗，对密切接触者进行医学观察；

加强对饮食行业人员进行健康检查，及时发现带菌者，进行监督、管理和治疗。

（2）切断传播途径：是预防和控制肠道传染病的主导措施。加强对饮食、粪便的卫生管理，消灭苍蝇。

（3）保护易感人群：可采用伤寒、副伤寒甲、乙三联菌苗进行预防接种。但副反应较大，保护效果不理想，已很少应用。近年口服减毒活菌苗株的疫苗多糖疫苗亦证明有效。

第四节　霍乱

霍乱是由霍乱弧菌引起的烈性甲类肠道传染病。发病急、传播快，属国际检疫传染病。主要症状为腹泻和呕吐，病情严重者泻吐剧烈、迅速脱水，可致周围循环衰竭，诊治不及时易致死亡。

一、病原学

霍乱的病原体为霍乱弧菌，WHO 腹泻控制中心将霍乱弧菌分为三群：①O_1群霍乱弧菌，包括古典生物型和埃尔托生物型，是霍乱的主要致病菌；②非 O_1群霍乱弧菌。③不典型 O_1群霍乱弧菌。霍乱弧菌对干燥、加热和消毒剂均敏感。一般煮沸 1～2 min 即可杀灭。0.2%～0.5% 过氧乙酸溶液可立即将其杀死。正常胃酸中只能存活 5 min。鱼、虾、贝壳类食物中可存活 1～2 周。

二、流行病学

1. 传染源

病人和带菌者为霍乱的主要传染源。轻型患者、健康带菌者在霍乱传播起重要作用。

2. 传播途径

霍乱为肠道传染病，多经水、食物和接触等环节传播。

3. 人群易感性

人群普遍易感，有临床症状的显性感染则较少，多以隐性感染为主。病后可获得一定的免疫力，但不持久。

4. 流行特征

全年均有发病，热带较多；我国以夏秋季发病较高，集中在 7—10 月。流行地区发生在交通线、沿海地区，以水型暴发流行多见。无家庭聚集性，男性多于女性。

三、临床表现

潜伏期一般 1～3 d，最短数小时，长者 3～6 d。临床表现轻重悬殊，古典型 59% 和爱尔托型 75% 并无临床症状者，只在短期内向外排菌。出现临床症状者，可分以下三型。

1. 轻型

患者微感不适，每日腹泻数次，大便稀薄，有粪质，偶有恶心呕吐，很少出现腹肌痉挛；临床上不易与其他细菌所致的轻型腹泻鉴别，在 48 h 内腹泻停止。

2. 中型

腹泻次数较多，部分出现一定程度的脱水，血压略有降低，尿量减少。

3. 重型

古典型占 11%，爱尔托型占 2%。病程经过可分为泻吐期、脱水期和恢复期。

（1）泻吐期。突然剧烈腹泻，多以黄色水样便和清水样便，或者为米泔样便、洗肉水样血便。粪便无臭味，量多且次数频繁，无里急后重，无腹痛。呕吐发生在 1～2 次腹泻后，常为喷射性和连续性，无恶心，呕吐物初为胃内容物。后为清水样或米泔水样，持续数小时至 2 d。

（2）脱水期。因剧烈腹泻和呕吐，病人迅速出现脱水及电解质紊乱的征象。轻者皮肤及唇舌干燥、眼窝稍陷等；重者表情淡漠或呆滞，眼窝及两颊部深陷，皮肤干缩，弹性消失，手指皱瘪，唇舌干裂，声音嘶哑甚至失音，排肠肌、腹直肌病性痉挛，呈舟状腹，俗称"吊脚痧"和"绞肠痧"；尿量减少，严重脱水可致循环衰竭，病人极度无力。此期约数小时至 3 d。

（3）恢复期。停止泻吐，多数病人渐趋好转，1/3 病人有发热，体温多在 38～39℃，1～3 d 自行消退；小儿可有高热或过高热；病程平均 3～7 d，长者达十多天。

四、细菌学检查

取病人的泻吐物进行霍乱弧菌检查。直接悬滴检查、涂片染色检查、细菌培养和血清凝集试验。

五、诊断

首例病人迅速诊断，有利于控制本病的流行。霍乱诊断需要综合流行病学资料、临床表现以及细菌学检查的结果。

六、治疗

治疗原则：严格隔离，及时补液，辅以抗菌和对症治疗。

七、预防

1. 管理传染源

设置肠道门诊，及时发现、隔离病人，做到早诊断、早隔离、早治疗、早报告，对接触者需留观 5 d，连续 3 次便培养阴性可解除隔离。

2. 切断传播途径

积极开展群众性的爱国卫生运动，加强卫生宣传，管理好水源、饮食，处理好粪便，消灭苍蝇，养成良好的卫生习惯。

3. 保护易感人群

加强身体锻炼，提高抗病能力，预防接种霍乱疫苗，保护易感人群。

第五节　细菌性食物中毒

细菌性食物中毒是指由于进食被细菌或其细菌毒素所污染的食物而引起的急性中毒性疾病。其中前者亦称感染性食物中毒，病原体有沙门氏菌、副溶血性弧菌（嗜盐菌）、大肠杆菌、变形杆菌等；后者则称毒素性食物中毒，由进食含有葡萄球菌、产气荚膜杆菌及肉毒杆菌等细菌毒素的食物所致。临床上可分为胃肠型食物中毒与神经型食物中毒两大类。

一、病原学

引起食物中毒的细菌很多，常见的有下列 7 种。

1. 沙门氏菌

为肠杆菌科沙门氏菌属，以鼠伤寒沙门氏菌、肠炎沙门氏菌和猪霍乱沙门氏菌较为多见。

2. 副溶血性弧菌（嗜盐菌）

为革兰氏阴性、椭圆形、荚膜球杆菌；对酸敏感，不耐热；广泛存在于海水中，偶亦见淡水。带鱼、黄鱼、乌贼、梭子蟹、鲫鱼、鲤鱼及咸菜、咸肉、咸蛋易带菌。

3. 大肠杆菌

为革兰氏阴性短杆菌，有周鞭毛，能运动，可有荚膜。体外抵抗力较强；为人和动物肠道正常寄居菌，特殊条件下可致病。大肠杆菌中能引起食物中毒的菌种有 16 个血清型。

4. 变形杆菌

为革兰氏阴性、两端钝圆、无芽孢的多形性小杆菌，有鞭毛与动力。能产生肠毒素；莫根变形杆菌使组氨酸脱羧成组织胺，引起过敏反应；致病食物以鱼蟹类为多，以青皮鱼多见。

5. 葡萄球菌

革兰氏阳性，不形成芽孢，无荚膜。在乳类、肉类食物、剩饭菜中易生长，30℃作用 1 h 可产生耐热强的肠毒素，以 A 型引起食物中毒最多见。

6. 产气荚膜杆菌

厌氧革兰氏阳性粗大芽孢杆菌，常单独、成双或短链状排列；在体内形成荚膜，无鞭毛，不活动。芽胞体外抵抗力极强，能分泌强烈的外毒素，引起食物中毒者主要是 A 型和 F 型。

7. 肉毒杆菌亦称腊肠杆菌

革兰氏阳性厌氧梭状芽孢杆菌、芽胞，有周鞭毛，能运动。抵抗力极强，耐热。致病者以 a、b、e3 型为主，均能产生嗜神经毒素，剧毒，无色、无臭、无味。

发病原因：

①生熟交叉污染；②食品贮存不当；③食品未烧熟煮透；④从业人员带菌污染食品。此外，食品食用前未彻底再加热是细菌性食物中毒的常见原因。

二、流行病学

1. 传染源

带菌的动物如家畜、家禽及其蛋品、鱼类及野生动物为本病主要传染源，患者带菌时间较短，作为传染源意义不大。

2. 传播途径

被细菌及其毒素污染的食物经口进入消化道而得病。食品本身带菌，或在加工、贮存过程中污染。苍蝇、蟑螂亦可作为沙门氏菌、大肠杆菌污染食物的媒介。

3. 人群易感性

人群普遍易感，病后无明显免疫力。

4. 流行特征

本病在5—10月较多，7—9月尤易发生，此与夏季气温高、细菌易于大量繁殖密切相关。常因食物采购疏忽（如食物不新鲜或病死牲畜肉）、保存不好（如各类食品混合存放）、贮存条件差、烹调不当（如肉块过大、加热不够、凉拌菜）、生熟刀板不分或剩余物处理不当而引起。节日会餐时，饮食卫生监督不严，尤易发生食物中毒。

三、食物中毒特征和常见临床症状

1. 细菌性食物中毒的特征

①在集体用膳单位常呈暴发起病，发病者与食入同一污染食物有明显关系；②潜伏期短，突然发病，临床表现以急性胃肠炎为主，肉毒中毒则以眼肌、咽肌瘫痪为主；③病程较短，多数在2～3 d内自愈；④多发生于夏秋季。

2. 常见临床症状

一般由活菌引起的感染型细菌性食物中毒多有发热和腹泻。如沙门氏菌食物中毒时，体温可达38～40℃，有恶心、呕吐、腹痛、无力、全身酸痛、头晕等症状。呈水样便，有脓血、黏液。副溶血性弧菌食物中毒，起病急、发热不高、腹痛、腹泻、呕吐、脱水、大便为黄水样或黄糊状，1/4 病例呈血水样或洗肉水样。细菌毒素引起的细菌性食物中毒，常无发热。葡萄球菌肠毒素食物中毒的主要症状为恶心、剧烈反复呕吐、上腹痛、腹泻等。肉毒中毒的主要症状为头晕、头痛、视力模糊、眼睑下垂、张目困难、复视，随之出现吞咽困难、声音嘶哑等，最后可因呼吸困难而死亡。患者一般体温正常、意识清楚。

（1）沙门菌食物中毒：潜伏期一般为 4～24 h，亦可短至 2 h，长达 2～3 d。起病急，先有腰痛、恶心、食物中毒引起腹痛、腹泻、呕吐，继而腹泻、水样便、恶臭，偶带脓血，一日大便数次至数十次不等。严重病例可发生抽搐、甚至昏迷。老、幼、体弱者若不及时抢救，可发生死亡。

（2）变型杆菌食物中毒：可分过敏型及胃肠型两类。潜伏期，过敏型为 30～120 min，胃肠型为 3～20 h。多数病例在 1～2 d 内迅速痊愈，短者仅数小时，长者可达数日。

（3）副溶血性弧菌食物中毒：潜伏期 1～26 h，突然发病，发热不高，多以上腹部绞痛开始，迅速出现呕吐和腹泻，一日大便数次至十数次，大便为黄水样或黄糊状，1/4 病例呈血水样或洗肉水样。吐泻严重者，可致脱水和休克。病程一般为 2～4 d。

（4）葡萄球菌食物中毒：潜伏期为 1～6 h，突然起病，上腹痛和腹泻，以呕吐最为显著。一般在数小时至 1～2 d 内迅速恢复。

（5）肉毒杆菌食物中毒：潜伏期一般为 12～36 h，可短至 2 h，长达 8～10 d。起病突然，先感头痛、头晕、全身软弱、乏力等，随即出现神经麻痹症状，如复视、斜视、视力模糊、瞳孔散大、对光反射消失、眼睑下垂。患者可于 4～10 d 后逐渐恢复健康，但全身乏力，眼肌瘫痪可持续数月之久。严重者在发病 3～10 d 内因呼吸衰竭、心力衰竭或继发性肺炎等而死亡。

四、治疗

1. 暴发流行时的处理

应做好思想工作和组织工作，将患者进行分类，轻者在原单位集中治疗，重症患者送往医院治疗，及时收集资料，进行流行病学调查及细菌学的检验工作，以明确病因。

2. 对症治疗

轻者，卧床休息，流食或半流食，宜清淡，多饮盐糖水，密切观察病情变化。对有高热、中毒症状重、吐泻不止、脱水、休克等重患者应进行抢救。

3. 抗菌药物的选择

通常无须应用抗菌药物，可以经对症疗法治愈。症状较重考虑为感染性食物中毒或侵袭性腹泻者，应及时选用抗菌药物，如诺氟沙星、左氧氟沙星、头孢曲松、头孢哌酮、呋喃唑酮、氯霉素、土霉素、依替米星、庆大霉素，葡萄球菌的食物中毒可用苯唑青霉素等治疗。

4. 肉毒杆菌食物中毒

早期，应立即用水或1∶4 000高锰酸钾液洗胃，灌肠。安静卧床，注意保温。尽早使用多价抗毒血清，在起病后24 h内或在发生肌肉瘫痪前静注或肌注5万～10万单位，必要时6 h后重复注射。

五、预防

（1）防止食品被细菌污染。加强对食品企业的卫生管理，特别加强对屠宰厂宰前、宰后的检验和管理。禁止使用病死禽畜肉。食品加工、销售部门及食品饮食行业、集体食堂的操作人员应当严格遵守《食品安全法》，严格遵守操作规程，做到生熟分开，特别是制作冷荤熟肉时更应该严格注意。从业人员应该进行健康检验合格后方能上岗，如发现肠道传染病及带菌者应及时调离。

（2）控制细菌繁殖。主要措施是冷藏、冷冻。温度控制在2～8℃，可抑制大部分细菌的繁殖。熟食品在冷藏中做到避光、断氧、不重复被污染，其冷藏效果更好。

（3）高温杀菌。食品在食用前进行高温杀菌是一种可靠的方法，其效果与温度高低、加热时间、细菌种类、污染量及被加工的食品性状等因素有关，根据具体情况而定。

第六节　细菌性痢疾

细菌性痢疾简称菌痢，是由痢疾杆菌引起的夏秋季常见肠道传染病，以起病急、突然发热、腹痛、腹泻、里急后重、脓血样便为主，伴全身毒血症状。菌痢常年散发，是我国的常见病、多发病。

一、病原学

痢疾杆菌为肠杆菌科志贺氏菌属，革兰氏染色阴性，无荚膜，无芽孢，兼性厌氧，但最适宜于需氧生长。痢疾杆菌存在于患者与带菌者的粪便中，在体外生存力较强，温度越低保存时间越长；痢疾杆菌对各种消毒剂敏感。

二、流行病学

1. 传染源

急性病人、慢性病人及健康带菌者都是传染源。非典型病人、慢性病人和带菌者不易被发现，成为重要传染源。

2. 传播途径

本病以消化道传播为主，通过接触被粪便污染的食物、水、生活用品后，经过粪—口途径传播。

3. 易感人群

各类人群普遍易感。年龄分布在学龄前儿童和青壮年期两个高峰，病后可获得一定免疫力，但时间较短且不稳定，不同菌群及血清型间无交叉免疫，因此易重复感染。

4. 流行学特征

多发生在温带或亚热带。全国各地菌痢发病不同，终年均可发生，呈散发；通常始于5月，8—9月达高峰，10月后开始下降；夏秋季高发与降雨量多、苍蝇密度高及与生吃瓜果食品有关；卫生条件差的地区易导致菌痢的暴发流行。

三、临床表现

1. 急性菌痢

急性菌痢分为典型、非典型和中毒性菌痢3型。

（1）典型菌痢：急性腹痛腹泻，伴有发冷、发热、里急后重、排黏液脓血便；全腹压痛、左下腹压痛明显；病程为1～2周，可自行恢复，少数可转为慢性。

（2）非典型菌痢：该型无明显发热，全身症状较轻；腹泻每天不超过10次，为黄色稀薄便无脓血。轻微的腹痛，里急后重较轻或缺如。病程 3～7 d 而痊愈，也可转为慢性。

（3）中毒性菌痢：2～7 岁儿童多见，成人偶发。急性发病，突然高热，病情凶险，全身中毒症状严重，可有嗜睡、昏迷及抽搐，迅速发生呼吸和循环衰竭。发病 24 h 内出现腹泻和痢疾样大便。

2. 慢性菌痢

有持续轻重不等的腹痛、腹泻、里急后重，排黏液脓血便的痢疾症状，病程超过 2 个月，即为慢性菌痢。根据临床表现可分为急性发作型、慢性迁延型和慢性隐匿型。①急性发作型：有慢性菌痢史，间隔一段时间出现急性菌痢表现；因食入生冷食物或受凉、劳累而诱发，出现腹痛、腹泻、脓血便，发热常不明显。②慢性迁延型：急性菌痢发作后，迁延不愈，出现腹痛、腹泻稀黏液便或脓血便，时好时坏；长期腹泻导致营养不良、贫血、乏力等，大便常间歇排菌。③慢性隐匿型：1 年内有急性菌痢史，无明显临床症状；大便培养可检出痢疾杆菌，乙状结肠检查可发现黏膜炎症或溃疡等病变。慢性菌痢以慢性迁延型多见，其次慢性菌痢急性发作型，最少慢性隐匿型。

四、诊断

典型菌痢依据有不洁饮食史或与菌痢病人接触史，有发烧、腹痛、腹泻、里急后重、黏液脓血便，左下腹有明显的压痛，及时做肛拭子或用温盐水灌肠取大便检查，如果镜检粪便见大量脓球和红细胞即可确诊；有条件时可做粪便细菌培养以鉴定菌群，并做药物敏感试验以指导治疗。慢性菌痢患者则有急性菌痢史，病程超过 2 个月而病情未愈者，应做乙状结肠镜检查，粪便培养出痢疾杆菌确诊。

五、治疗

1. 急性菌痢

应用抗生素和其他辅助药为主。

（1）一般治疗。卧床休息，进流食或半流食，不能进食或明显脱水者给予静脉补液，腹痛可用颠茄或阿托品，高热时及时降温。

（2）抗菌治疗。适当选用抗菌药物，成人菌痢首选氟哌酸，而学龄前儿童忌用；其次可用庆大霉素，抗生素治疗不超过一周；使用抗生素同时可使用黄连素，用于减少肠道分泌，7 d 为一疗程。

2. 中毒型菌痢

抗生素联合使用，积极治疗高热、惊厥、脑水肿和呼吸衰竭等症状；抗菌治疗，降温止痉，抗休克治疗和治疗脑水肿。

3. 慢性菌痢

抗菌药物、支持治疗和并发症治疗的综合治疗。

六、预防

消灭传染源是预防菌痢重要措施之一。除治愈患者外，必须对托幼、饮食业及自来水厂工作人员定期检查，及时发现带菌者，调离工作岗位并予以治疗。切实做好饮食卫生、水源及粪便管理，消灭苍蝇，切断传播途径，防止病从口入。正在试用口服菌痢活疫苗，可刺激肠道持续产生分泌型 IgA，增强机体免疫力，减少人体免受痢疾杆菌的侵袭。

第七节　阿米巴痢疾

阿米巴肠病是溶组织阿米巴引起的肠道感染，以近端结肠和盲肠为主要病变部位。病情轻重悬殊，典型的以痢疾症状为主，易于复发，变成慢性。

一、病原学

溶组织内阿米巴的形态变化可分为滋养体期、包囊前期和包囊期。而滋养体期又分为大小两型，大型滋养体大，主要生活在肠壁组织里；小型滋养体小，生活在肠腔内，营共栖生活，能形成包囊。前者称组织型大滋养体（简称大滋养体），后者称共栖成囊型小滋养体（简称小滋养体）。

二、流行病学

1. 传染源

慢性病人、恢复期病人及健康的带虫者为本病的传染源。

2. 传播途径

通过污染的水源、蔬菜、瓜果、食物等消化道传播，亦可通过污染的手、用品、苍蝇、蟑螂等间接经口传播。

3. 人群易感性

人群普通易感，感染后不产生免疫力，故易再感染。

4. 流行特点

本病遍及全球，多见于热带与亚热带。我国多见于北方。发病率农村高于城市；男性高于女性，成人多于儿童，大多为散发，偶因水源污染等因素而暴发流行。

三、临床症状

潜伏期长短不一，数日至数周，大多 3 周以上。

1. 无症状型

患者感染阿米巴后，粪便中有包囊排出，但无临床症状。其中 80% 感染的是非致病株，呈携带状态；少数患者感染呈隐匿型感染。

2. 普通型阿米巴肠病

典型表现为阿米巴痢疾，起病缓慢，一般无发热，呈间歇性腹泻，发作时有腹胀、轻中度腹绞痛，大便每日数次至 10 余次。典型的阿米巴痢疾大便量中等，粪质较多，腥臭，血性黏液样便呈果酱样。多数有稀散或水样便，臭，有时含黏液或血，间歇期大便基本正常。体征仅有盲肠、升结肠部位轻度压痛，偶有肝肿大伴压痛。症状可持续数月至数年，有时可自然缓解，但易因疲劳、饮食不节等复发。病程迁延反复者可有贫血、乏力、腹部不适、大便习惯改变等，体检可扪及结肠增厚伴压痛。

3. 暴发型阿米巴肠病（中毒型阿米巴肠病）

少见，但病情较重。常因感染严重、机体抵抗力差或合并细菌感染所致，易见于体质虚弱、营养不良、孕妇或服用激素者。半数以上起病突然，高热，大便每日十几次以上，排便前有较长时间剧烈的肠绞痛，伴里急后重，粪便量多，呈黏液血性或血水样，并有呕吐、失水，迅速发生虚脱，后期可有肠出血、肠穿孔。体检见腹胀明显，有弥漫性腹部压痛，有时相当显著，甚而疑为腹膜炎，肝肿大常见。如不及时抢救，可于 1～2 周内死亡。

四、治疗

1. 一般治疗

急性期必须卧床休息，必要时给予输液。根据病情给予流质或半流质饮食。慢性患者应加强营养，以增强体质。

2. 病原治疗

治疗阿米巴病的首选药物是甲硝咪唑或称灭滴灵；其次是甲硝磺酰咪唑、吐根碱、卤化喹啉类、安特酰胺和巴龙霉素。

各种药物除灭滴灵外，需要 2 种或 2 种以上药物的联合应用，能获得较好效果。

3. 并发症的治疗

在积极有效的灭滴灵与吐根碱治疗下，一切肠道并发症可得到缓解。暴发型患者有细菌混合感染，应加用抗生素。大量肠出血可输血。肠穿孔、腹膜炎等必须手术治疗者，应在灭滴灵和抗生素治疗下进行。

五、预防

治疗患者及携带包囊者，饮水须煮沸，不吃生菜，防止饮食被污染。防止苍蝇孳生和灭蝇。检查和治疗从事饮食业的排包囊及慢性患者，平时注意饭前便后洗手等个人卫生。

第八节　肠出血性大肠杆菌 O157：H7 感染性腹泻

肠出血性大肠杆菌是指能引起人类出现出血性结肠炎、溶血性尿毒综合征、血栓性血小板减少性紫癜的一群大肠杆菌，因能够引起出血性结肠炎而得名。以 O157：H7 血清型菌株为主。肠出血性大肠杆菌感染属于重要的新发现的传染病。

一、病原学

肠出血大肠菌 O157：H7 属肠杆菌科埃希菌属，又称产 Vero 细胞毒大肠菌，或志贺毒源性大肠菌或产志贺样毒素大肠菌。EHEC O157：H7 为革兰染色阴性杆菌，大小 0.4～0.7 μm×1～3 μm，无芽孢，有动力，有普通菌毛与性菌毛。需氧或兼性厌氧菌，最适生长温度 37℃，但超过 45℃以上不能生长或生长不良。在外环境中生存能力较强，耐酸，在 pH 2.5 或 3.0，温度 37℃时能耐受 5 h 而不失去生存力，能在冰箱长期生存，耐低温，在 −70℃可存活多年。但对热的抵抗力差，加热到 75℃以上 1 min 即被杀死；对含氯消毒剂十分敏感，在有效氯含量 0.4 mg/kg 以上的水体中难以存活。

二、流行病学

1. 传染源

大肠杆菌 O157：H7 感染患者和无症状携带者可作为传染源。牛、羊、狗和鸡等动物是大肠杆菌 O157：H7 的天然宿主，有腹泻症状的动物带菌率比较高。动物作为传染源要比人类更为重要，它往往是动物来源食品污染的根源。

2. 传播途径

食源性传播是大肠杆菌 O157：H7 实现感染的首要传播途径，另外，水源性传播是大肠杆菌 O157：H7 首次发生并经证实的水源性暴发。接触传播在人与人之间的传播过程中，二代患者的症状往往较轻；苍蝇、蟑螂可以携带 O157：H7 大肠杆菌进行传播；除了上述传播途径之外，许多病人的感染可能是通过多种途径引起的。

3. 人群易感性

人群普遍易感，男女均可发病，病后无持久免疫力。但儿童和老年人容易发病且症状往往较重，易发生严重的并发症，如溶血性尿毒综合征或血栓形成性血小板减少性紫癜。暴发流行往往容易发生在幼儿园、学校和敬老院甚至医院等公共场所。儿童是大肠杆菌 O157：H7 的最易感人群。

4. 流行特点

O157：H7 感染主要集中在发达国家，如美国、加拿大、英国、意大利和日本等国。EHEC O157：H7 的感染是一种肠道传染病，在发达国家的大量出现与其良好的卫生条件与卫生保障系统相矛盾。全年都可发生，但散发性病例大多出现在夏季，这与大部分细菌性肠道传染病的夏季发病高峰是一致的。暴发病例根据感染途径的不同，发病时间无严格界限。疫情表现形式可为散发，也可呈现局部暴发，乃至大暴发。

三、临床表现

O157：H7 大肠埃希菌感染包括无症状感染、轻度腹泻、出血性肠炎、溶血性尿毒症综合征、血栓性血小板减少性紫癜。感染潜伏期为 2～7 d，往往急性起病，通常为突然发生的剧烈腹痛和非血性腹泻，数天后出现血性腹泻，无粪质，不发热或仅有轻度发热，血白细胞计数可增多，感染 1 周后，5%～10% 的病人可发生严重的溶血性尿毒综合征（HUS），对肾脏可造成不可逆性病变。出血性肠炎是 EHEC 感染最常见的症状。

出血性结肠炎（HC）：肠出血性大肠菌像痢疾那样，1～10 个菌落形成单位（CFU）即可感染人发病。典型出血性肠炎的临床表现为腹部剧烈疼痛、先期水样便，继而有类似下消化道出血的血性粪便、低热或不发热。低热或不发热是与其他炎症性结肠炎的区别。粪便中无炎性排出物，且钡餐检查有特征性的拇指印状或假肿瘤状缺损区。血性腹泻时病原菌的分离率可达 40% 左右。最典型的出血性肠炎的粪便几乎全是血、无粪便。

溶血性尿毒综合征（HUS）：前驱症状是血性腹泻或腹痛，每日腹泻 2～5次，严重者可发热。无脓血便和里急后重症状。起病后 6～9 d，突然发作溶血、患儿面色苍白、肾衰竭伴血尿（呈酱油色）、少尿或无尿。可有轻度黄疸、皮肤和黏膜出血、神经系统等多系统症状。典型的临床表现有急性溶血性贫血、黄疸、急性肾衰竭、出血症状等；根据临床病情，将其分为轻型和重型。轻型患者除上述三联症状外，还可有高血压、抽搐、少尿（三者之一）。重型除上述三联症状外，还同时有高血压、抽搐、少尿。病程长短不一，平均 15～27 d。

血栓形成性血小板减少性紫癜（TTP）：TTP 和 HUS 的临床病理特相似，大多数 TTP 病例无前驱性疾病。TTP 的五个临床特征为：①发烧；②血小板减少性紫癜；③微血管病理溶血性贫血；④时轻时重的神经系统表现（头痛、轻度瘫痪、昏迷、间歇性谵妄等）；⑤肾功能失调（血尿、蛋白尿、急性肾功能衰竭）。多发生于 20～30 岁的青年人，病情发展迅速，90 d 内有 70% 的病人死亡。TTP 的复发率可高达 37%。TTP 的病理特征是动脉透明血栓，与一般的 TTP 的区别是此前有血性腹泻。

四、治疗

目前尚无有效手段用于肠出血性大肠杆菌 O157：H7 出血性肠炎的治疗。临床治疗的目的是缩短病程、缓解病情、预防 HUS 和 TTP 的发生、防止把病原菌传播给密切接触者，特别是防止疾病的进一步传播。治疗原则是支持疗法和治疗并发症。

五、预防

近年来全球大肠杆菌 O157：H7 流行范围不断扩大，发病数逐年上升，特别是 1996 年 5—8 月日本发生大规模暴发流行，引起了全世界的重视。全球大肠杆菌 O157：H7 的流行态势已对我国造成了现实威胁。

1. 管理传染源

主要传染源是带菌动物和病人；对确诊病人做好隔离治疗，对密切接触者进行观察管理；协同农业部门共同解决畜禽的带菌问题；在农村要做好人和畜禽粪便的无害化处理。广泛开展"三管一灭"为主的群众性爱国卫生运动，加强农村，改水改厕，不断改善卫生环境，是预防和控制 EHEC O157：H7 的根本性措施。

2. 切断传播途径

停止使用可疑的食品，进行饮用水的消毒。对病人的呕吐物、排泄物随时消毒，对受污染的环境、水源、病人吃剩的食物、衣物、用品都要进行消毒处理；对病人家庭及其周围的动物粪便要及时堆埋消毒，消灭苍蝇、蟑螂等传播媒。

3. 保护易感人群

加大健康教育的力度和范围，要利用多种宣传形式使人们了解 O157：H7 大肠杆菌感染性腹泻是一种食源性疾病，应特别注意食品卫生和个人卫生，避免食用半生的牛肉，不喝生牛奶，不吃不卫生的食品、水果、蔬菜等，不饮用伪劣饮料，不喝脏水、生水，把住病从口入关；不随地大小便、饭前便后洗净手，养成良好的卫生习惯；避免与患者密切接触。

4. 严把卫生检疫关

进出口食品、入境患者是远距离传播肠出血性大肠菌 O157：H7 大肠杆菌的重要的传染源，因此必须把好海关检疫，重点对进口的种畜、种禽、肉类、蛋类、蔬菜等食品进行检测，防止该病原菌的国际间传播。

第九章　呼吸道传染病

第一节　流行性感冒

　　流行性感冒简称流感，是由流感病毒引起的急性呼吸道传染病，其潜伏期短，传染性强，传播性快。主要有发热、乏力、头痛及周身酸痛等全身中毒和较轻的呼吸道症状，热程 3～4 d。

一、病原学

　　流感病毒属正黏液病毒科，多呈球形，直径 80～120 nm，病毒核心为单链 RNA，两者均有特异性。流感病毒分为甲、乙、丙三型，同型病毒又分为若干亚型。流感病毒不耐热，对乙醚、甲醛、紫外线、酒精及漂白粉等常规消毒剂都很敏感。通常地，乙型和丙型流感病毒只感染人，而甲型流感病毒除人外可感染猪、马、禽类。

二、流行病学

　　1. 传染源

　　病人和隐性感染者有传染性，自潜伏期末至发病初 3 d 内传染性最强，是主要传染源。隐性感染者作为传染源，流行性学意义重大。

　　2. 传播途径

　　主要通过飞沫呼吸道传播，也可通过接触感染。

3. 人群易感性

人群普遍易感，感染后可获得对同型病毒免疫力，持续时间短。各种类型与亚型之间无交叉免疫。

4. 流行特征

甲型流感突然发病，快速传播，每隔 10 a 左右发生一次大流行。乙型流感主要以局部流行为主，丙型流感一般呈散发。一年四季均有发病，以冬春季为主，南方夏秋季也可有流感流行。

三、临床表现

潜伏期一般 1 ～3 d，最短数小时，长者 4 d。

1. 典型流感

全身症状较重而呼吸道症状较轻。起病急，畏寒，高热，体温达 39 ～40℃，全身不适，乏力，腰背酸痛，头痛以前额、眼球或颈后最重，鼻塞，咳嗽，少痰，胸痛，颜面潮红，眼结膜及咽部充血。部分患者出现食欲不振、腹泻等胃肠道症状。发热至 12 d 达高峰，3 ～4 d 热退，退热后全身症状好转。

2. 轻型流感

急性起病，轻或中度发热，全身症状和呼吸道症状都较轻，2 ～3 d 后痊愈。

3. 肺炎型流感

表现为发热、剧咳、痰中带血、呼吸困难、发绀等。老、幼、弱及原有心肺疾病的患者病死率较高。

四、诊断

流感流行期间诊断较容易，可根据接触史短时间出现较多数量的相似患者，典型的临床表现，如全身中毒症状重而呼吸道症状轻作为临床诊断。散发病例与轻型病例诊断较困难。确诊依靠从病人分泌物中检出流感病毒抗原、血清抗体反应、RT-PCR 阳性或病毒分离。

五、治疗

1. 一般治疗

轻者家庭隔离。重症及有并发症者应住院隔离，隔离期 1 周或至主要症状消失。卧床休息，多饮水，保持鼻咽部及口腔卫生。

2. 对症治疗

如有高热烦躁，可予解热镇静剂，高热呕吐可适当补液等。

3. 抗病毒治疗

对甲型流感病毒，金刚烷胺和甲基金刚烷胺治疗；病毒唑对各型流感病毒均有效。

六、预防

1. 控制传染源

早期隔离是减少传播、降低发病率和控制流行的有效措施。对患者隔离治疗1周或至退热后48h。对密切接触者进行医学观察3 d。对可疑患者要就地隔离治疗。

2. 切断传播途径

流感流行期间不进行集会娱乐活动，不到病家串门，减少到公共场所活动，不赶集；动员群众戴口罩；对公共场所要加强管理，开窗通风，房间和公共场所用1%漂白粉澄清液或3%过氧乙酸喷洒或用0.75 g/m³过氧乙酸熏蒸消毒。

3. 保护易感人群

（1）疫苗预防：常用流感减毒活疫苗和灭活疫苗，是预防呼吸道传染病的主要措施。减毒活疫苗采用鼻腔接种，只在16～60岁健康人中使用；灭活疫苗采用皮下注射，仅限老年人、婴幼儿、体弱者或慢性病患者。

（2）药物预防：病毒唑滴鼻预防各型流感，金刚烷胺对甲型流感有预防效果，它可抑制病毒繁殖。孕妇、哺乳妇女及有癫痫史者忌用。

第二节　猩红热

猩红热是由化脓链球菌感染引起的急性呼吸道传染病。其临床特征为发热、咽峡炎、全身弥漫性鲜红色皮疹和疹退后明显脱屑。少数患者患病后可出现变态反应性心、肾、关节的损害。

一、病原学

A 组 β 型溶血性链球菌，也称化脓性链球菌，直径为 $0.5\sim2.0\ \mu m$，革兰染色阳性。该菌对热及干燥抵抗力不强，56℃ 30 min 及一般消毒剂均能将其杀灭，但在痰液和脓液中可生存数周。刚从体内检出时常有荚膜，无鞭毛、芽孢，易含血的培养基上生长，并产生完全（β 型）溶血。其致病力来源于细菌本身及其毒素和蛋白酶类。

二、流行病学

1. 传染源

猩红热患者和带菌者是主要传染源。

2. 传播途径

通过呼吸、咳嗽、打喷嚏、说话等方式产生飞沫通过呼吸道而传播细菌，也可以通过皮肤伤口或产道等处传播。

3. 人群易感性

人群普遍容易感染，感染后人体可以产生抗菌免疫和抗毒免疫。

4. 流行特征

本病一年四季都有发生，尤以冬春之季发病为多。多见于小儿，尤以 5～15 岁居多。

三、临床表现

本病多见于小儿，尤以 5～15 岁居多，潜伏期 1～7 d，一般为 2～5 d，临床表现差别较大。

1. 普通型

在流行期间大多数患者属于此型。临床主要表现为：①发热：多为持续性，体温可达 39℃左右，可伴有头痛、全身不适等全身中毒症状；②咽峡炎：表现为咽痛、吞咽痛，局部充血并可有脓性渗出液，颌下及颈淋巴结呈非化脓性炎症改变；③皮疹：皮疹是猩红热最显著的症状。典型皮疹为均匀分布的弥漫充血性针尖大小的丘疹，压之褪色，伴有痒感。皮疹一般于 48 h 达高峰，然后按出疹先后开始消退，2～3 d内退尽。疹退后开始出现皮肤脱屑。近年来，由于患者很早使用抗菌素，干扰了疾病的自然发展，出现症状轻者多见，常仅有低热、轻度咽痛等症状，皮疹、脱屑等症状较轻，但仍可引起变态反应性并发症，损害心脏、肾及关节。皮疹特征：发热后24 h内开始发疹；始于耳后、颈部及上胸部，然后迅速蔓及全身；病程初期舌覆白苔，红肿的乳头突出于白苔之外，称为"草莓舌"，2～3 d后白苔开始脱落，舌面光滑呈肉红色，乳头仍凸起，又称为"杨梅舌"。"口周苍白圈"如颜面部仅有充血而无皮疹，口鼻周围充血不明显，相比之下显得发白，称为"口周苍白圈"。在皮肤皱褶、皮疹密集或由于摩擦出血称紫色线状，称为"线状疹"或帕氏线。

2. 脓毒型

以咽峡炎表现为主，咽部红肿，渗出脓液，甚至发生溃疡，细菌扩散到附近组织，形成化脓性中耳炎、鼻旁窦炎、乳突炎、颈部淋巴结明显肿大，还可引起败血症。此型已少见。

3. 中毒型

临床表现主要为毒血症。高热、剧吐、头痛，甚至神志不清，可有中毒性心肌炎及感染性休克。咽峡炎不重但皮疹很明显。此型病死率高，目前亦很少见。

4. 外科型

病原菌由创口或产道侵入，局部先出现皮疹，由此延及全身，但无咽炎，全身症状大多较轻，此型预后较好。

四、诊断

猩红热的病例多为临床诊断，主要依据流行病学资料（如病史中是否有与猩红热或咽峡炎患者接触），临床上具发热、咽峡炎、全身弥漫性鲜红色皮疹等特征性表现及实验室检查有相应发现。确诊依据为咽拭子、脓液培养获得 A 组链球菌。

五、治疗

1. 一般治疗

包括急性期卧床休息，呼吸道隔离。

2. 对症治疗

主要包括物理降温、补充维生素和维持水、电解质平衡。咽部症状较重时可以雾化以减轻症状。

3. 抗病毒治疗

首选青霉素，每次 80 万单位，2～3 次/d，肌内注射，连用 5～7d。脓毒型患者应加大剂量到 800 万～2 000 万单位/d，分 2～3 次静脉输入。儿童 20 万单位/（kg·d）分 2～3 次静脉输入，连用 10 d 或热退后 3 d。对青霉素 G 过敏者可用红霉素，成人 1.5～2 g/d，分 4 次静脉输入，儿童 30～50 mg/（kg·d），分 4 次静脉输入。对带菌者可用常规治疗剂量青霉素连续用药 7 d，一般均可转阴。

六、预防

1. 控制传染源

本病流行时，儿童应避免到公共场所活动。

2. 隔离患者

住院或家庭隔离至咽拭子培养 3 次阴性，且无化脓性并发症出现，可解除隔离（自治疗日起不少于 7 d）。咽拭子培养持续阳性者应延长隔离期。

3. 接触者的处理

儿童机构发生猩红热患者时，应严密观察接触者包括儿童及工作人员 7 d。认真进行晨间检查，有条件可做咽拭子培养。对可疑猩红热、咽峡炎患者及带菌者，都应给予隔离治疗。

第三节 麻疹

麻疹是由麻疹病毒引起的急性呼吸道传染病。临床症状有发热、咳嗽、流涕、眼结膜充血、口腔黏膜有红晕的灰白小点（Koplik's spots 斑）。单纯麻疹预后良好，重症患者病死率较高。

一、病原学

麻疹病毒属于副黏液病毒科，呈球状，直径 140～250 nm，单股 RNA，无分节，外层有包膜，上有凝集素（HA）和溶血素（HL），共6种结构蛋白，仅1种血清型。在外界环境中抵抗力不算强，对干燥、日光、高温和一般消毒剂都没有抵抗力。在阳光下或空气流通环境中0.5 h就失去活力；在室温下仅存活2 h，56℃时30 min即被破坏。能耐寒不怕冻，4℃可存活5个月，−15℃能存活5 a。

二、流行病学

1. 传染源

病人是唯一的传染源，自发病前2 d（潜伏期末）至出疹后5 d内，眼结膜分泌物、鼻、口咽、气管的分泌物中都含有病毒，具有传染性。恢复期不带病毒。

2. 传播途径

主要通过飞沫直接传播，有衣物、玩具等间接传播甚少见。

3. 易感人群

人群普遍易感。易感者接触病人后90%以上发病，病后有持久的免疫力；成人多因儿童时患过麻疹或接种麻疹疫苗获免疫力；6个月内婴儿可受母体抗体的保护，但由于麻疹疫苗接种后，麻疹的自然感染率下降，育龄妇女抗体水平降低，对婴儿的保护能力也下降。

4. 流行特征

发病季节以冬春季为多，但全年均可由病例发生。我国以6个月～5岁小儿发病率最高。近年因长期疫苗免疫的结果，麻疹流行强度减弱，平均发病年龄后移。流动人口或免疫空白点易造成城镇易感人群累积，导致局部麻疹暴发流行。

三、临床表现

潜伏期约10 d（6～18 d），曾接受主动免疫或被动免疫者可延长至3～4周。

1. 典型麻疹分三期

（1）前驱期：从发病至出疹前一般3～5 d。发热、咳嗽等上呼吸炎、黏膜炎、病毒血症、口腔黏膜斑的出现早期诊断有价值。麻疹黏膜斑（KopLik斑）——在口腔黏膜告第一齿处，可见0.5～1 mm大小细砂样灰白色小点，绕以红晕。该黏膜斑亦可见于唇内，出现2～3 d即可消失。

前驱期的特征性体征：病程2～3 d，口腔双侧第一臼齿的颊黏膜上麻疹黏膜斑（科普利克斑），初起时仅数个，1～2 d 内迅速增多、融合，扩散至整个颊黏膜，2～3 d 内很快消失。

（2）出疹期：发病 3～4 d 耳后、发际渐及耳前、面颊、前额、躯干及四肢，最后达手足心，2～5 d 布及全身。皮疹初为淡红色斑丘疹，直径 2～5 mm，稀疏分明，疹间皮肤正常。此时全身中毒症状加重，体温高、全身淋巴结肿大，肝脾肿大、肺部可有啰音。嗜睡或烦躁不安。咳嗽加重，结膜红肿、畏光。查体：浅表淋巴结肿大、肝及脾大。肺部常闻干、湿性啰音。

（3）恢复期：3～5 d 后，发热开始减退，全身症状减轻，皮疹按出疹的先后顺序消退，留褐色色素斑，1～2 周消失、留有碎屑样脱皮。

2. 非典型麻疹

（1）轻型：潜伏期 3～4 周，发病缓、体温低、皮疹少、咳嗽轻、疹色淡、并发症少。

（2）重型麻疹：多见于全身情况差、免疫力低下或继发严重感染者。可分为中毒性麻疹、休克性麻疹、出血性麻疹、疱疹性麻疹不同类型。

（3）成人麻疹症状：成人麻疹症状严重、易导致多脏器损害，同时病情不典型呈多样性，易误诊，并具有以下特点：①多数报告患者存在胃肠道症状，24 例成人麻疹中有 21 例以水样便腹泻为主要表现；②呼吸道卡他症状和眼部症状重；③Koplik 斑明显且持续时间长；④多伴有肝脏和心脏损伤。

四、诊断

单纯麻疹治疗重点在护理，对症及预防并发症。

1. 一般治疗

隔离、休息、加强护理。在出疹期间既要保证患儿一定的营养（易消化而富有蛋白质和维生素的饮食），又要保持眼睛和口腔等的卫生，并应注意室内空气交换，但又不能让患儿直接吹风。

2. 对症治疗

高热可酌情用小剂量退热药，应避免急骤退热致虚脱；咳嗽选用止咳剂；烦躁选用镇静剂。体弱病患儿可早期应用丙种球蛋白。

3. 中医中药治疗

透疹解表药，葛根升麻汤加减，芫荽汤口服。出疹期用银翘散加减。

4. 并发症的治疗

支气管肺炎：主要为抗菌治疗常选用青霉素，参考痰菌药敏选用抗菌药物。

高热中毒症状重者可短期用氢化可的松每日 5～10 mg/kg 静脉点滴，2～3 d 好转后停用。心肌炎：有心衰者宜及早强心治疗。有循环衰竭者按休克处理。注意输液总量及电解质平衡。脑炎：参考流行性乙脑治疗。急性喉炎：尽量使患儿安静，蒸汽吸入以稀释痰液，选用抗菌药物，重症者用肾上腺皮质激素以缓解喉部水肿。出现喉梗阻者应及早行气管切开术或气管插管。

五、预防

1. 管理传染源

隔离病人至出疹后 5 d，有并发症者延长至 10 d。接触者检疫 3 周，曾接受被动免疫者检疫 4 周。

2. 切断传播途径

病房通风，易感者流行期尽量少外出，避免去人群密集的场所。

3. 增强人群免疫力

主动免疫：我国计划免疫定于 8 月龄初种，7 岁时复种。应急接种时，最好在麻疹流行季节前 1 个月。接种 12 d 后产生抗体。

被动免疫：年幼、体弱患病的易感儿接触麻疹后，可采用被动免疫。接触病人后 5 d 内注射可有保护作用。6 d 后注射后可减轻症状。有效期 3～8 周。常用的制剂是丙种球蛋白。

第四节 白喉

白喉是由白喉棒状杆菌引起的急性呼吸道传染病，属于乙类传染病，主要通过呼吸道飞沫或与感染病人接触传播。临床特征为咽喉鼻等处灰白粗厚的假膜形成及外毒素引起的心肌、神经及其他脏器的损害，伴有全身中毒症状（如发热、乏力、恶心呕吐头痛等）。

一、病原学

白喉杆菌为革兰氏阳性菌，耐寒，耐干燥，在干燥飞沫中能生存 24 h 以上，在干燥伪膜中能生存数月，在水和牛奶中可存活数周。但加温 56℃ 10 min 即可杀死。按其菌落形态的不同及对淀粉发酵的特点，白喉杆菌又可分为轻、中、重三型，但所产毒素相同。

二、流行病学

1. 传染源

白喉病人或带菌者是本病的传染源，流行期间典型病例仅占全部病人的 2%～6%。国外曾有报告皮肤白喉为白喉杆菌的宿主及传染源。

2. 传播途径

主要为飞沫传染，亦可通过污染的手、玩具、食具等物品或尘埃传播。白喉杆菌可在牛奶内繁殖从而引起暴发流行。

3. 人群易感性

人群普遍易感，易感性与免疫状态密切相关，近年由于白喉类毒素的推广接种，成年患者相对增多，但病后可获持久性免疫。

4. 流行特征

大多数病例发生在秋、冬季节，主要与人们生活方式有关，天气寒冷大部分时间在室内活动，相互接触密切，疾病易于散播，同时此季节小儿易患呼吸道感染，咽部黏膜的炎性改变有利于白喉杆菌的侵袭。

三、临床病学

根据假膜部位不同，白喉可分为四种类型。发生率依次为：咽白喉、喉白喉、鼻白喉和其他部位的白喉。成人和年长儿童品质以咽白喉居多，其他类型的白喉较多见于幼儿。

1. 咽白喉

病灶局限于扁桃体及咽部周围组织，为最常见的类型，约占 80%，按假膜大小及病情轻重分为轻型、普通型、重型、极重型。

轻型：发热和全身症状轻微，扁桃体稍红肿，其上有点状或小片状假膜。数日后无数症状可自然消失。易误诊为急性扁桃体炎，在白喉流行时应加以注意。

普通型：起病缓慢，有乏力，食欲不振，恶心呕吐，头痛咽痛，轻至中度发热，扁桃体中度红肿。其上可见乳白色或灰白色大片假膜，但范围仍不超出扁桃体，可伴有颌下淋巴结肿大及压痛。

重型：全身症状严重，高热、面色苍白、极度乏力，恶心、呕吐严重，脉搏增快，严重者出现血压下降。局部假膜迅速扩大延及腭弓，上腭悬雍垂咽后壁及鼻咽部甚至口腔黏膜。假膜呈大片状厚，呈灰色、黄色，污秽灰色甚至出血而成黑色。口腔有腐臭味，颈淋巴结肿大。

极重型：起病急，假膜范围广泛，多为黑色扁桃体和咽部高度肿胀，大多影响呼吸和吞咽，口腔有腐臭味。颈淋巴结肿大，出现淋巴结周围炎。颈部至锁骨上窝软组织明显水肿呈现所谓"公牛颈"，全身中毒症状严重。高热或体温不升，烦躁不安，呼吸急促，面色苍白，脉快细弱，血压下降，可有实在心脏扩大，心律失常或奔马律等，亦可见出血及血小板减少等危重表现，预后险恶。

2. 喉白喉

多为咽白喉向下扩散所致，少数为原发性。原发性喉白喉由于毒素吸收少，中毒症状轻起病时呈犬吠样咳嗽，声音嘶哑甚至失音，吸气性呼吸困难慢性进行性加重。可见鼻翼扇动，三凹征，口唇发绀，烦躁不安。

3. 鼻白喉

单纯鼻白喉属原发性，多见于 2 岁以下的婴儿，病变范围小，毒素产量少，又不易吸收入血循环，因而一般无全身症状。主要表现为鼻腔血性黏液分泌，腐蚀上唇鼻孔外周，致表皮剥脱。

继发性鼻白喉均是咽白喉扩散所致，因此有人称之为鼻咽白喉，伪膜范围广泛，毒素吸收量多，毒血症严重，预后欠佳。表现为鼻阻，经口呼吸，鼻分泌物稀薄而量多。

4. 其他部位白喉

不多见，皮肤白喉多见于热带，眼结膜、耳、口腔、外阴、新生儿脐带、食管等处偶可发生。白喉均有局部炎症，假膜形成，但全身症状轻。

四、治疗

1. 一般护理

严格隔离，不少于 7 d，卧床休息 2～4 周，有心肌损害时应延长至 4～6 周甚至更长。对患者用过的器皿煮沸 15 min 消毒，或用 2% 来苏浸泡。烦躁不安者，可给镇静剂，如注射硫酸镁。给予易消化、刺激性小的饮食与维生素 B、C，保持口腔清洁，防止继发感染。

2. 药物治疗

白喉抗毒素：宜早期、足量。依据病情轻、中、重不同，剂量分别为 2 单位、6 单位、10 单位，肌肉注射。注意使用前进行皮试：用生理盐水稀释 10 倍后取 0.1 ml 注于前臂屈侧皮内，15～30 min 后无过敏反应（红肿）方可应用，过敏者须先做脱敏治疗。

抗生素：青霉素 40 万～80 万单位肌注，2 次/d。也可用红霉素、四环素，或联用。

其他：中毒症状严重患者酌用皮质激素；并发心肌炎患者静注高渗糖、能量合剂、维生素 C、B6 等；喉梗阻患者可气管滴入 α 蛋白酶；出现神经麻痹患者可用 B 族维生素 B1、B6、B12 等。

五、预防

1. 控制传染源

及时隔离治疗病人，治愈后连续 3 次咽拭子白喉杆菌培养阴性，可解除隔离。对密切接触者观察检疫 7 d。对没有接受白喉类毒素全程免疫的幼儿，最好给予白喉类毒素与抗毒素同时注射。带菌者给予青霉素或红霉素治疗 7～10 d，细菌培养 3 次阴性始能解除隔离。

2. 切断传播途径

呼吸道隔离，病人接触过的物品及分泌物，必须煮沸或加倍量的 10% 漂白粉乳剂或 5% 石炭酸溶液浸泡 1 h。

3. 保护易感人群

对学龄前儿童应预防接种百、白、破三联疫苗，可产生良好免疫力。6 月龄的幼儿即可开始免疫，皮下注射 3 次（0.5 ml、1.0 ml、1.0 ml），每次间隔 4～6 周，1 a 后和入学前各加强注射 1 次。7 岁以上儿童首次免疫注射，应以白喉和破伤风类毒素开始。对白喉易感者或体弱多病者可用抗毒素作被动免疫，成人 1 000～2 000 U 肌注，儿童 1 000 U，有效期仅 2～3 周。

第五节 百日咳

百日咳是由百日咳杆菌引起的急性呼吸道传染病。主要为阵发性痉挛性咳嗽伴有深长的"鸡鸣"样吸气性吼声，如未得到及时有效的治疗，病程可迁延数个月左右，故称"百日咳"。本病传染性很强，常引起流行。患儿的年龄越小，病情越重，可因并发肺炎、脑病而死亡。

一、病原学

百日咳杆菌为卵圆形短小杆菌，鲍特氏菌属，无鞭毛、芽孢；革兰氏染色阴性。专性需氧，初次分离培养时营养要求较高，需用马铃薯血液甘油琼脂培养基才能生长。经37℃ 2～3 d培养后，可见细小、圆形、光滑、凸起、银灰色、不透明的菌落，周围有模糊的溶血环。液体培养呈均匀混浊生长，并有少量黏性沉淀。本菌抵抗力弱。56℃ 30 min、日光照射1 h可致死亡。对多黏菌素、氯霉素、红霉素、氨苄青霉素等敏感，对青霉素不敏感。

二、流行病学

1. 传染源

患者是唯一的传染源，非典型或轻型患者在本病的流行中起着更重要的作用。从潜伏期末1～2 d，至发病后6周内都有传染性，以病初1～3周为最强。少见带菌者。

2. 传播途径

咳嗽时病原菌随飞沫传播，易感者吸入带菌的飞沫而被感染，由于该菌在体外生存力弱，间接传播可能性小。

3. 易感人群

人群对百日咳普遍易感，新生儿也不例外，因自胎盘传入的母体抗百日咳抗体，为非保护性抗体，不能保护新生儿。无论菌苗全程免疫者或自然感染者，均不能提供终生免疫，因此均可再次感染。

4. 流行特征

分布遍及全世界，多见于寒带及温带，全年均可发病，以冬、春高发；常为散发，多在幼儿园等集体机构、经济落后的地区流行。我国百日咳发病率明显下降，接种菌苗后一般可获数年免疫力。接种超过12 a者，百日咳发病率可达50%，百日咳的发病率向儿童及成人转移。

三、临床病学

潜伏期 2～21 d，一般为 7～14 d。

前驱期：自发病至出现阵发性痉挛性咳嗽，一般为 7～10 d。最初有咳嗽、打喷嚏，伴低热约 3 d，以后咳嗽日渐加重，常日轻夜重。

痉咳期：出现明显的阵发、痉挛性咳嗽，一般持续 2～6 周，亦可长达 2 个月以上。痉咳特点为成串的、接连不断的痉挛性咳后，伴一次深长吸气，此时因较大量空气急促通过痉挛着的声门发出一种特殊的高音调鸡啼样吸气性吼声，俗称"回勾"。然后又发生一次痉咳，反复多次，直至咳出大量黏稠痰液，同时常伴呕吐。痉咳时患儿常面红唇绀，舌向外伸、表情焦急、颈静脉怒张、躯体弯曲。由于剧咳可致面部、眼睑浮肿，眼结膜出血、鼻衄，重者颅内出血、痉咳次数随着病势发展而增多，每于进食、哭闹、受凉、烟尘刺激、情绪激动等均可诱发。痉咳间歇期患儿玩耍活动如常。本期若无并发症，体温多正常。

恢复期：此期痉咳缓解、"回勾"消失至咳嗽停止，为 2～3 周。整个病程中体检很少阳性发现，痉咳严重时已有切齿的小儿，可见舌系带溃疡、新生儿和 3 个月以下婴儿常不出现典型痉咳，多见咳数声后即发生屏气、发绀，以致窒息、惊厥或心脏停搏。成人百日咳一般较轻，仅有持续咳嗽。

四、诊断

流行病学资料，如百日咳接触史、预防接种史等；临床表现典型和实验室检查细菌检查或免疫学检查阳性即可诊断。

五、治疗

1. 一般治疗

按呼吸道传染病隔离，保持室内安静、空气新鲜、温度适当，注意避免诱发患儿痉咳的因素，进食营养丰富、易于消化的食物，注意补充各种维生素和钙剂。镇静剂能减少患儿因恐惧、忧虑、烦躁而诱发的痉咳，同时保证睡眠；咳嗽剧烈可用镇咳药，若痰液黏稠可用雾化吸入；如惊厥时用安定、复方氯丙嗪或苯巴比妥等药物止惊。

2. 抗菌治疗

前驱期应用抗生素，首选红霉素，百日咳杆菌对红霉素敏感，也可以使用阿奇霉素、氨苄青霉素和氯霉素。

3. 并发症治疗

合并支气管炎或肺炎时给予抗生素治疗，单纯肺不张可采取体位引流、吸痰、肺部理疗等，必要时用支气管镜排除局部堵塞的分泌物。合并脑病时使用复方氯丙嗪或苯巴比妥钠抗惊厥。

六、预防

1. 管理传染源，切断传播途径

发现病人应立即作疫情报告，并立即对患者进行隔离和治疗，这是防止本病传播的关键，隔离自发病之日起 40 d 或痉咳出现后 30 d。有本病接触史的易感儿童应予以隔离检疫 21 d，然后予以预防接种。

2. 保护易感人群

（1）自动免疫：常用的疫苗是白喉类毒素、百日咳菌苗、破伤风类毒素（DPT）三联制剂，一般于出生后 3 个月开始初种，每月 1 次，共 3 次。注射量分别为 0.5 ml、1 ml、1 ml。次年再加强注射 1 次。若遇到百日咳流行时可提前至出生后 1 个月接种。若有流行时易感人群仍需加强接种。

（2）被动免疫：未接受过预防注射的体弱婴儿接触百日咳病例后，可注射含抗毒素的免疫球蛋白预防。

3. 药物预防

对没有免疫力而有百日咳接触史的婴幼儿主张进行药物预防，可服用红霉素或复方新诺明 7～10 d。

第六节　流行性脑脊髓膜炎

流脑是由脑膜炎奈瑟氏菌（脑膜炎双球菌）经呼吸道传播的一种急性化脓性脑膜炎，主要表现为突然高热、剧烈头痛、呕吐、皮肤黏膜瘀点及脑膜刺激症状，部分可有败血症休克和脑实质损害。本病冬春季多发，儿童多见。

一、病原学

脑膜炎球菌或称奈瑟氏菌，革兰氏阴性菌，肾形或豆形，多呈凹面相对成双排列；人体是唯一天然宿主；专性需氧，营养要求高，分A、B、C等13群及若干亚群，以A、B、C多见。外界不易生存，产生自溶酶。内毒素、菌毛及外膜蛋白是其致病的重要因素。

二、流行病学

1. 传染源

带菌者和流脑病人是本病的传染源。流行期间人群带菌率高达50%，感染后细菌寄生于正常人鼻咽部，不引起症状不易被发现，而病人经治疗后细菌很快消失，因此，带菌者作为传染源的意义更重要。

2. 传播途径

病原菌主要经咳嗽、打喷嚏借飞沫由呼吸道直接传播。密切接触（如同睡、怀抱、喂乳、接吻等）对2岁以下婴儿传播本病有重要意义。

3. 人群易感性

人群普遍易感，本病隐性感染率高。6月～5岁儿童易发病。6月以内有来自母体的抗体，故很少发病。成年人经反复隐性感染可产生保护性抗体，感染者较少。

4. 流行特征

本病遍布全球，在温带地区可出现地方性流行，全年经常有散发病例出现，但在冬春季节会出现季节性发病高峰。发病从前1年11月开始，次年3、4月达高峰，5月开始下降。其他季节有少数散发病例发生。通常每3～5 a出现1次小流行，8～10 a出现1次大流行。

三、临床表现

潜伏期最短1 d，最长7 d，一般为2～3 d。

1. 普通型

本病绝大多数为普通型。

（1）前驱期（上呼吸道感染期）：主要表现为上呼吸道感染症状，如低热、鼻塞、咽痛等，持续 1～2 d，此期易被忽视。

（2）败血症期：多数起病后迅速出现高热、寒战、体温迅速高达 40℃以上，伴明显的全身中毒症状，头痛及全身痛，精神极度萎靡。幼儿常表现哭闹、拒食、烦躁不安、皮肤感觉过敏和惊厥。70% 以上皮肤黏膜出现瘀点，初呈鲜红色，迅速增多，扩大，常见于四肢、软腭、眼结膜及臀等部位。本期持续 1～2 d 后进入脑膜脑炎期。

（3）脑膜脑炎期：除败血症期高热及中毒症状外，同时伴有剧烈头痛、喷射性呕吐、烦躁不安，以及颈项强直、凯尔尼格征和布鲁津斯基征阳性等脑膜刺激征，重者谵妄、抽搐及意识障碍。有些婴儿脑膜刺激征缺如，前囟未闭者可隆起。本期经治疗通常在 2～5 d 内进入恢复期。

（4）恢复期：经治疗体温逐渐下降至正常，意识及精神状态改善，皮肤瘀点、瘀斑吸收或结痂愈合。神经系统检查均恢复正常。病程中约有 10% 的患者可出现口周疱疹。患者一般在 1～3 周内痊愈。

2. 暴发型

少数患者起病急剧，病情变化快，如不及时治疗可于 24 h 内危及生命，儿童多见。

（1）暴发型休克：严重中毒症状，急起寒战、高热、严重者体温不升，伴头痛、呕吐，短时间内出现瘀点、瘀斑，可迅速增多融合成片。随后出现面色苍白、唇周及肢端发绀、皮肤发花、四肢厥冷、脉搏细速、呼吸急促。若抢救不及时，病情可迅速恶化，周围循环衰竭症状加重，血压显著下降，尿量减少，昏迷。

（2）暴发型脑膜脑炎型：主要表现为脑膜及脑实质损伤，常于 1～2 d 内出现严重的神经系统症状，患者高热、头痛、呕吐，意识障碍加深，迅速出现昏迷。颅内压增高，脑膜刺激征阳性，可有惊厥，锥体束征阳性，严重者可发生脑疝。

（3）混合型：可先后或同时出现休克型和脑膜脑炎型的症状。

3. 轻型

多见于流脑流行后期，病变轻微，临床表现为低热、轻微头痛及咽痛等上呼吸道症状，可见少数出血点。脑脊液多无明显变化，咽拭子培养可有脑膜炎奈瑟菌生长。

4. 慢性型

少见，一般为成人患者，病程可迁延数周甚至数月。常表现为间歇性发冷、发热，每次发热历时 12 h 后缓解，相隔 1～4 d 再次发作。每次发作后常成批出现皮疹，亦可出现瘀点。常伴关节痛、脾大、血液白细胞增多，血液培养可为阳性。

四、治疗

1. 普通型

卧床休息，流质饮食，必要时鼻饲或静脉补液。高热、头痛、呕吐、烦躁或惊厥等，应分别给予相应处理。轻症病例首选磺胺嘧啶（SD），疑对磺胺过敏或耐药者应改换其他药物（如青霉素或氯霉素）。

2. 休克型

病因治疗：首选青霉素，剂量 20 万～40 万 U/（kg·d），多与氯霉素联合用药，病情好转后用法同普通型。抗休克治疗：补充血容量（扩容），纠正酸中毒，抗血管活性药，抗凝治疗和使用肾上腺皮质激素（激素）。

3. 脑膜脑炎型

抗菌药物的应用同前，治疗重点为减轻脑水肿、防止脑疝和呼吸衰竭。及时应用脱水剂和肾上腺皮质激素，积极治疗呼吸衰竭。

4. 混合型

应根据病情，参照休克型及脑膜脑炎型治疗。

五、预防

（1）早期发现病人，就地隔离治疗。

（2）流行期间做好卫生宣传，应尽量避免大型集会及集体活动，不要携带儿童到公共场所，外出应戴口罩。

（3）药物预防国内仍采用磺胺药，密切接触者可用碘胺嘧啶（SD），成人 2 g/d，分 2 次与等量碳酸氢钠同服，连服 3 d；小儿每日为 100 mg/kg，在流脑流行时，给予足量全程的磺胺药治疗，能有效地降低发病率和防止流行，国外采用利福平或二甲胺四环素进行预防，利福平每日 600 mg，连服 5 d，1～12 岁儿童每日剂量为 10 mg/kg。

（4）菌苗预防。目前国内外广泛应用 A 和 C 两群荚膜多糖菌苗，经超速离心提纯的 A 群多糖菌苗，保护率为 94.9%，免疫后平均抗体滴度增加 14.1 倍，国内尚有用多糖菌苗做"应急"预防者，若 1—2 月的流脑发病率大于 10/10 万，或发病率高于上一年同时期时，即可在人群中进行预防接种。

第七节　流行性腮腺炎

流行性腮腺炎是儿童和青少年中常见的呼吸道传染病，多见于 4～15 岁的儿童和青少年，俗称"痄腮"、"流腮"。

一、病原学

是由腮腺炎病毒所引起，腮腺炎病毒与副流感、麻疹、呼吸道合胞病毒等病毒同属于副黏液病毒，系核糖核酸（RNA）型，病毒直径为 85～300 nm，平均 140 nm，对物理和化学因素的作用均甚敏感，1% 甲酚皂溶液、70% 乙醇、0.2% 甲醛溶液等均可于 2～5 min 内将其灭活，暴露于紫外线下迅速死亡，在 4℃时其活力可保持 2 个月，37℃时可保持 24 h，加热至 55～60℃时经 10～20 min 即失去活力，对低温有相当的抵抗力。

二、流行病学

1. 传染源

主要传染源是流行性腮腺炎病人和隐性感染者。

2. 传播途径

主要通过呼吸道传播；也可通过被带病毒的唾沫污染的食物、餐具、衣物以及胎盘传播。

3. 人群易感性

人群对本病普遍易感染，其易感性随年龄的增加而下降，多见于 4～15 岁的儿童和青少年。病愈后可获得持久免疫力。

4. 流行特征

多见于 4～15 岁的儿童和青少年，亦可见于成人，好发于冬、春季，在学校、托儿所、幼儿园等儿童集中的地方易暴发流行，曾在我国多个地方发生大流行，成为严重危害儿童身体健康的重点疾病之一。

三、临床表现

发病前 2～3 周有流行性腮腺炎接触史。初期可有发热、乏力、肌肉痠痛、食欲不振、头痛、呕吐、咽痛等症状，但多数患儿症状不重或不明显。起病 1～2 d 腮腺肿胀，一般先见于一侧，1～2 d 后对侧肿胀。腮腺肿胀以耳垂为中心，向周围蔓延，边缘不清楚，局部皮肤不红，表面灼热，有弹性感及触痛。腮腺管口可见红肿。患儿感到局部疼痛和感觉过敏，张口、咀嚼时更明显。部分患儿有颌下腺、舌下腺肿胀。同时伴中等度发热，少数高热。腮腺肿胀大多于 1～3 d 到达高峰，持续 4～5 d 逐渐消退而恢复正常，整个病程 10～14 d。不典型病例可无腮腺肿胀而以单纯睾丸炎或脑膜脑炎的症状出现，也有仅见颌下腺或舌下腺肿胀者。

四、诊断

根据流行情况及接触史，以及腮腺肿大的特征，流腮诊断并不困难，如遇不典型的可疑病例，可按实验室检查方法进一步明确诊断。

五、治疗

（1）对腮腺肿大、疼痛较明显、全身症状（如高热）明显者，静脉给予抗病毒药物、抗生素和维生素 C，连续 3～5 d，症状明显好转后改为口服抗病毒药物 3～5 d。10 d 系统治疗，绝大多数患儿都可痊愈，不会留下后遗症。

（2）中医治疗：散风解表，清热解毒。用板蓝根 60～90 g 水煎服或银翘散加大青叶 15 g 水煎服；局部外涂可用紫金锭或青黛散用醋调，外涂局部，一日数次；或用蒲公英、鸭跖草、水仙花根、马齿苋等捣烂外敷，可减轻局部胀痛。必要时内服去痛片、阿司匹林等解热镇痛药。

（3）并发症治疗：积极治疗脑膜脑炎、睾丸炎、心肌炎，以及睾丸炎和胰腺炎并发症。

六、预防

1. 接种疫苗

是预防本病最有效的方法，儿童应按时完成预防接种，1.5 岁接种一针，6

岁接种一针。15岁以下儿童均可接种。目前有麻腮疫苗、麻风腮疫苗。

2. 减少活动，加强防护

在呼吸道疾病流行期间，尽量减少到人员拥挤的公共场所；出门时应戴口罩，尤其在公交车上。

3. 积极治疗，注意个人卫生

一旦发现孩子患疑似流腮，有发热或出现上呼吸道症状时，应及时到医院就诊，有利于早期诊治；养成良好的个人卫生习惯，做到"四勤一多"：勤洗手、勤通风、勤晒衣被、勤锻炼身体、多喝水。

4. 加强体检，做好预防筛查

腮腺炎的传染性仅次于麻疹和水痘，常在幼儿入托、新生入学、新兵入伍时做好筛查工作避免暴发流行。目前预防腮腺炎应以儿童和青少年为主。

第八节　风疹

风疹是由风疹病毒引起的一种急性呼吸道传染病。主要以上呼吸道轻度炎症、发热、全身红色斑丘疹、耳后、枕后及颈部淋巴结肿大，病情较轻，预后良好。孕妇在怀孕早期感染风疹，易引起胎儿先天性畸形。

一、病原学

风疹病毒为RNA病毒，属披盖病毒属。病毒抗原结构相当稳定，感染人类，能在兔肾、乳田鼠肾及绿猴肾细胞生长；外形呈粗糙球状，直径50～70 nm，由一单股RNA基因组及脂质外壳组成，内含一个电子致密核心，覆盖两层疏松外衣。病毒不耐热，在37℃和室温中很快失去活力，耐寒，-20℃可短期保存，-60℃可相对稳定保存几个月。在人体外生活力较弱，对消毒剂敏感。出疹前及疹退后5 d，在患儿的鼻咽部分泌物中可发现病毒。

二、流行病学

1. 传染源

病人、无症状带毒者和先天性风疹患者都是本病的传染源。

2. 传播途径

病原体由口、鼻及眼部的分泌物直接传给旁人，或通过呼吸道飞沫散播传染，人与人密切接触也可传染，孕妇感染风疹后病毒可经胎盘传染胎儿。

3. 人群易感性

凡未患过风疹也未接种过疫苗者对风疹普遍易感，感染后能获得持久的免疫力。

4. 流行特征

世界各地均有发病，温带地区发病率高，热带及亚热带发病率低，城市多于农村。一年四季均可发生，但以冬春季高发，3—5 月达高峰，夏秋季发病率低。每隔 6～9 a 发生一次周期流行，与易感人群的积累和人群流动有关。

三、临床表现

潜伏期 10～23 d，风疹传染性不如麻疹，症状比麻疹轻。

典型的风疹：主要表现发热、出疹、淋巴结肿大和结膜炎，病程短。主要为小的淡红色斑丘疹，先面部而后颈部，再躯干后四肢，通常 24 h 全身疹子出齐，2～5 d 疹退，不留色素。出疹严重者热度一般为 38℃左右，也有 39℃以上的风疹流行报告，疹退后热退，有耳后、枕部、颈下和颈部淋巴结肿大。风疹主要并发症：关节炎和关节痛：成年（青年）妇女中常见，疹退后出现，累及多个大小关节。脑炎：发病率约占风疹病例 1/5 000，多在出疹后 1～7 d 内发生，病程 5～21 d。发病急，症状重，突然头痛、发热、嗜睡、昏迷、颈强直，脑脊液中可查到风疹特异 IgM 抗体，及时治疗，大多预后良好，有报道病死率达到 20%。血小板减少紫癜。

无皮疹型风疹：轻度发热，无出疹。

隐性感染：占风疹感染 25%～50%，成人比例更高。

先天性风疹综合征（CRS）：母亲在怀孕早期特别是头 3 个月感染风疹，病毒通过胎盘感染胎儿，造成流产、死产和新生儿一个或多个器官畸形。以先天性白内障、心脏畸形和耳聋等为典型特征，此外还有肝脾肿大、血小板减少紫癜、心肌炎和青光眼等，统称为 CRS。

四、诊断

易感者有风疹接触史，或当地有风疹流行；根据前驱期短、上呼吸道炎症轻、低热、出疹迅速及消退快，以及枕后、耳后、颈后淋巴结肿大等即可做出临床诊断。

五、治疗

1. 一般疗法

风疹患者一般症状轻微，不需要特殊治疗。症状较显著者，应卧床休息，流质或半流质饮食。对高热、头痛、咳嗽、结膜炎者可予对症处理。

2. 并发症治疗

脑炎高热、嗜睡、昏迷、惊厥者，应按流行性乙型脑炎的原则治疗。出血倾向严重者，可用肾上腺皮质激素治疗，必要时输新鲜全血。

3. 先天性风疹

有良好的护理、教养，医护人员应与病儿父母、托儿所保育员、学校教师密切配合，共同观察病儿生长发育情况，测听力，矫治畸形，必要时采用手术治疗青光眼、白内障、先天性心脏病等。帮助学习生活知识，培养劳动能力，以便使其克服先天缺陷。

4. 药物治疗

除对症治疗外，干扰素、利巴韦林等似有助于减轻病情。

5. 支持疗法

对症治疗。可酌情给予退热剂、止咳剂及镇痛剂。喉痛用复方硼砂液漱口，皮肤瘙痒可用炉甘石洗剂或生油涂拭，结膜炎用 0.25% 氯霉素滴眼液或 10% 醋酸磺胺液滴眼数日。

六、预防

（1）发现风疹病儿，应立即隔离，隔离至出疹后 5 d。

（2）风疹流行期间，不带易感儿童去公共场所，避免与风疹患儿接触。保护孕妇，尤其妊娠初期 2～3 个月内，避免接触风疹患儿。

（3）患儿卧床休息，避免直接吹风，防止受凉后复感新邪，加重病情。发热期间，多饮水。饮食宜清淡和容易消化，不吃煎炸与油腻之物。

（4）防止搔破皮肤，引起感染。

第十章　虫媒传染病

第一节　流行性乙型脑炎

流行性乙型脑炎（简称"乙脑"）主要分布在亚洲远东和东南亚地区，经蚊传播，多见于夏秋季，临床上急起发病，有高热、意识障碍、惊厥、强直性痉挛和脑膜刺激征等，重型患者病后往往留有后遗症。

一、病原学

乙脑病毒属虫媒病毒乙组的黄病毒科，呈球形，病毒最外层是脂质包膜，镶嵌有 E 蛋白和 M 蛋白，其中 E 蛋白是病毒的主要抗原成分，具有诱导中和抗体和凝聚红细胞的能力。乙脑病毒对温度、乙醚和酸等常用消毒剂敏感，100℃ 2 min或 56℃ 30 min 即可灭活，但耐低温和干燥，用冰冻干燥法在 4℃冰箱中可保存数年。

二、流行病学

1. 传染源

乙脑是人畜共患的自然疫源性疾病，人与动物可作传染源。猪是乙脑的主要传染源，其中以幼猪为主；其次为马、牛、羊、狗、鸡、鸭等。

2. 传播途径

蚊类是主要传播媒介，库蚊、伊蚊和按蚊都能传播本病，以三带喙库蚊为主。蚊感染后可终生携带，可带病毒越冬，成为长期储存宿主。蚊子先叮咬了病猪再叮咬人，可造成人类乙脑的流行。

3. 易感人群

人类普遍易感，成人多数呈隐性感染，发病多见于 10 岁以下儿童，以 2～6 岁儿童发病率最高。

4. 流行特征

本病流行有严格的季节性，集中在 7—9 月，但由于地理环境与气候不同，华南地区的流行高峰在 6—7 月，华北地区在 7—8 月，而东北地区则在8—9 月，均与蚊虫密度曲线相一致。

三、临床表现及分型

1. 临床表现

潜伏期 10～15 d。多数症状较轻或呈隐性感染，少数出现高热、意识障碍、惊厥等中枢症状，分 4 个阶段：

（1）初期：起病急，体温急剧上升至 39～40℃，伴头痛、恶心和呕吐，部分病人有嗜睡或精神倦怠，并有颈项轻度强直，病程 1～3 d。

（2）极期：体温持续上升，可达 40℃以上。初期症状逐渐加重，意识明显障碍，嗜睡、昏睡乃至昏迷，昏迷越深，持续时间越长，病情越严重。神志不清可发生在第 1～2 d，但多见于 3～8 d。重症患者可出现全身抽搐、强直性痉挛或强直性瘫痪，少数也可软瘫。严重者可因脑实质类（尤其是脑干病变）缺氧、脑水肿、脑疝、颅内高压、低血钠性脑病等病变而出现中枢性呼吸衰竭，表现为呼吸节律不规则、双吸气、叹息样呼吸、呼吸暂停、潮式呼吸和下颌呼吸等，最后呼吸停止。体检可发现脑膜刺激征，瞳孔对光反应迟钝、消失或瞳孔散大，腹壁及提睾反射消失，深反射亢进，病理性锥体束征（如巴氏征等）可呈阳性。

（3）恢复期：极期过后体温逐渐下降，精神、神经系统症状逐日好转。重症病人仍可留在反应迟钝、痴呆、失语、吞咽困难、颜面瘫痪、四肢强直性痉挛或扭转痉挛等，少数病人也可有软瘫。经过积极治疗大多数症状可在半年内恢复。

（4）后遗症：虽经积极治疗，但发病半年后仍留有精神、神经系统症状者，称为后遗症。5%～20%患者留有后遗症，均见于高热、昏迷、抽搐等重症患者。后遗症以失语、瘫痪和精神失常为最常见。失语大多可以恢复，肢体瘫痪也能恢复，但可因并发肺炎或褥疮感染而死亡。精神失常多见于成人患者，也可逐渐恢复。

2. 临床分型

根据病情轻重，乙脑可分为四型：

（1）轻型：患者的神志始终清醒，但有不同程度的嗜睡，一般无抽搐。体温在38～39℃，多数在1周内恢复，往往依靠脑脊液和血清学检查确诊。

（2）普通型：有意识障碍如昏睡或浅昏迷，腹壁反射和提睾反射消失，可有短期的抽搐。体温一般在40℃左右，病程约10 d，无后遗症。

（3）重型：体温持续在40℃以上，神志昏迷，并有反复或持续性抽搐。浅反射消失，深反射先消失后亢进，并有病理性反射。常有定位症状和体征。可出现中枢性呼吸衰竭。病程常在2周以上，恢复期往往有不同程度的精神异常和瘫痪等表现，部分病人留有后遗症。

（4）暴发型：体温迅速上升，呈高热或过高热，伴有反复或持续强烈抽搐，于1～2 d内出现深昏迷，有瞳孔变化、脑疝和中枢性呼吸衰竭等表现，如不及时抢救，常因呼吸衰竭而死亡。幸存者都有严重后遗症。

四、辅助检查

1. 血象

白细胞总数常在1万～2万个/mm^3，中性粒细胞在80%以上；流行后期少数轻型患者，血象可在正常范围内。

2. 脑脊液

呈无色透明，压力轻度增高，白细胞计数增加，在50～500个/mm^3，个别可高达1 000/mm^{3}以上。病初2～3 d以中性粒细胞为主，以后则单核细胞增多。糖正常或偏高，蛋白质常轻度增高，氯化物正常。病初1～3 d内，脑脊液检查在少数病例可呈阴性。

3. 病毒分离

病程1周内死亡病例脑组织中可分离到乙脑病毒，也可用免疫荧光（IFT）在脑组织中找到病毒抗原。

4. 血清学检查

补体结合试验、中和试验、血凝抑制试验、特异性 IgM 抗体测定、特异性 IgM 抗体测定和单克隆抗体反向血凝抑制试验有利于诊断。

五、治疗

病人应住院治疗，病室应有防蚊、降温设备，应密切观察病情，细心护理，防止并发症和后遗症，对提高疗效具有重要意义。

1. 一般治疗

患者应隔离于有防蚊和降温设施的病室，室温控制在30℃以下。注意饮食和营养，供应足够水分，高热、昏迷、惊厥患者易失水，故宜补足量液体，但输液不宜多，以防脑水肿，加重病情。对昏迷患者宜采用鼻饲。

2. 对症治疗

（1）高热的处理：高温病人采用物理降温为主，药物降温为辅，同时降低室温，使体温保持在38℃（肛温）左右。避免用过量的退热药，以免因大量出汗而引起虚脱。

（2）惊厥的处理：可使用镇静止痉剂，如地西泮、水合氯醛、苯妥英钠、阿米妥钠等，应对发生惊厥。

（3）循环衰竭的处理：心源性心力衰竭者用强心药物，如西地兰等。

3. 肾上腺皮质激素治疗

肾上腺皮质激素有抗炎、退热、降低毛细血管通透性、保护血脑屏障、减轻脑水肿、抑制免疫复合物的形成、保护细胞溶酶体膜等作用，对重症和早期确诊的病人即可应用。

4. 后遗症和康复治疗

康复治疗的重点在于智力、吞咽、语言和肢体功能等的锻炼，可采用理疗、体疗、中药、针灸、按摩、推拿等治疗，以促进恢复。

六、预防

早期发现病人，及时隔离和治疗病人，但主要的传染源是家畜，尤其是未经流行季节的幼猪，近年来应用疫苗免疫幼猪，以减少猪群的病毒血症，从而控制人群中乙脑流行。防蚊和灭蚊是控制本病流行的重要环节，特别是针对库蚊的措施。进行预防接种是保护易感人群的重要措施。乙脑的预防主要采取两个方面的措施，即灭蚊防蚊和预防接种。

第二节 流行性斑疹伤寒

流行性斑疹伤寒（又称"虱传斑疹伤寒"）是由普氏立克次体经虱传播的一种急性流行性传染病。主要表现为急性起病、高热、头痛、皮疹、脾肿大及中枢神经症状。

一、病原学

病原体为普氏立克次体，寄生于血管内皮细胞和人虱肠壁上皮细胞内微小球杆状，革兰染色阴性。病原体的化学组成及代谢产物有蛋白质、糖、脂肪、磷脂、DNA、RNA、多种酶类、维生素及内毒素样物质。其胞壁的脂多糖层有内毒素样作用。普氏立克次体对热、紫外线、一般化学消毒剂均很敏感，56℃ 30 min 即可灭活，对低温和干燥耐受力较强，干虱粪中可存活数月。

二、流行病学

1. 传染源

病人是唯一的传染源。自发热前 1～2 d 至退热后数日均有传染性，病程第一周传染性最强。

2. 传播途径

人虱为传播媒介，主要是体虱，其次为头虱，阴虱一般不传播。人虱在适宜的温度下存活，29℃左右最活跃，以吸人血为生，叮咬患者后，立克次体在虱子肠壁上皮细胞内繁殖，胀破细胞后立克次体进入肠腔，当再次叮咬人或者人虱被人打扁破碎后立克次体从人虱体内逸出，从人体破损的皮肤进入人体而感染人类。

3. 人群易感性

人群普遍易感，病后免疫力持久可达数年，少数患者可复发。

4. 流行特征

全球范围分布，流行与人虱密切相关。寒冷地区多发，冬春季发病率较高，因穿衣服较多而洗换较少有利于人虱孳生及活动，战争、贫困等导致卫生条件差与本病流行相关。

三、临床表现

常急性发病，少数患者有头痛、头晕、畏寒、乏力等前驱症状。

1. 侵袭期

多急起发热、伴寒战、继之高热。体温于 1～2 d 内达 39～40℃，呈稽留热型，少数呈不规则或弛张热型。伴严重毒血症症状，剧烈头痛、烦躁不安、失眠、头晕、耳鸣、听力减退。言语含糊不清，全身肌肉酸痛。此时患者面颊、颈、上胸部皮肤潮红，球结膜高度充血，似酒醉貌。肺底有湿性啰音。肝脾在发热 3～4 d 后肿大、质软、压痛。

2. 发疹期

发热第 4～6 d 出现皮疹，先见于躯干、蔓延至四肢，1 d 内遍及全身。严重者手掌及足底均可见到，但面部无皮疹，下肢较少。皮疹大小形态不一，1～5 mm，边缘不整，多数孤立，偶见融合成片。初起常为充血性斑疹或丘疹、压之褪色，继之转为暗红色或出血性斑丘疹，压之不褪色、皮疹持续 1 周左右消退。退后留有棕褐色色素沉着。

随着皮疹出现，中毒症状加重，体温继续升高，可达 40～41℃。与此同时，神经精神症状加剧，神志迟钝、谵妄、狂躁、上肢震颤及无意识动作，甚至昏迷或精神错乱。亦可有脑膜刺激征，但脑脊液检查除压力增高外，多正常。循环系统脉搏常随体温升高而加速，血压偏低，严重者可休克。部分中毒重者可发生中毒性心肌炎，表现为心音低钝、心律不齐、奔马律。亦有少数患者发生支气管炎或支气管肺炎。消化系统有食欲减退、恶心、呕吐、腹胀、便秘或腹泻。多数患者脾肿大，肝肿大较少。

3. 恢复期

病程第 13～14 d 开始退热，一般 3～4 d 退净，少数病例体温可骤降至正常。随之症状好转，食欲增加，体力多在 1～2 d 内恢复正常。严重者精神症状、耳鸣、耳聋、手震颤则需较长时间方能恢复。整个病程 2～3 周。

四、辅助检查

1. 血常规检查

白细胞计数多正常。嗜酸细胞减少或消失，血小板减少。

2. 血清学检查

外斐（Weil-Felix）氏试验、立克次体凝集试验、补体结合试验、间接血凝试验和间接免疫荧光试验等，有利于早期诊断价值。

3. 病原体分离

取睾丸鞘膜和腹膜刮片或取脑、肾上腺、脾组织涂片染色镜检，可在细胞浆内查见大量立克次体。

五、诊断

流行区居民或 1 个月内到过流行区，有与带虱者接触史或被虱叮咬可能性的患者出现发热、第 4～5 d 出现出血性皮疹；剧烈头痛伴意识障碍，实验室检查外斐反应滴度大于 1∶160 或效价逐渐升高即可诊断。可做立克次氏体凝集试验、补体结合试验、间接血凝或间接免疫荧光试验检测特异性抗体。

六、治疗

1. 一般治疗

病人必须更衣灭虱。卧床休息，保持口腔、皮肤清洁，预防褥疮。注意补充维生素 C 及 B，进食营养丰富、易消化的流质软食，多饮开水。给高热量半流质饮食，供应足够水分，每日成人量宜为 3 000 ml 左右（年老者及有心功能不全者酌减），液入量每日保证 2 500～3 000 ml。

2. 病原治疗

可用多西环素，成人每日 0.2～0.3 g，顿服或分 2 次服用，连服 3 d，必要时可延至 5 d。小儿用量酌减。若联合应用甲氧苄啶疗效更好。成人每日 0.2～0.4 g，分 2 次服用，热退后继续连服 3 d。成人患者也可选用喹诺酮类药物进行治疗。

七、预防

1. 管理感染源

早期隔离病人，灭虱治疗。灭虱、洗澡、更衣后可解除隔离。必要时可刮去全身毛发。女性可用药物灭虱，如 10% 的百部酒精擦湿头发裹以毛巾，1 h 后篦洗头发，头虱与虱卵均可被杀。或用百部 30 g，加水 500 ml 煮 30 min，取滤液擦湿发根部，然后包裹，次日清洗。对密切接触者，医学观察 3 周。

2. 切断传播途径

以防虱灭虱为主，加强卫生管理，定期理发、洗澡、更衣及拆洗被褥。发现虱子，应立即灭虱。物理灭虱，可用蒸、煮、洗、烫方法，温度保持在 85℃ 以上 30 min。化学灭虱可用 0.1% ～ 0.5% DDV 等撒布在内衣或床垫上，为防耐药，上述药物可交替使用，但应注意防止中毒。

3. 预防接种

疫苗接种对象重点为部队、勘测人员、防疫医务人员、实验室工作人员、疫区居民。灭活疫苗可降低发病率，减轻症状，缩短病程。常用灭活鼠肺疫苗皮下注射。第一年共 3 次，间隔 5 ～ 10 d。成人剂量分别为 0.5 ml、1 ml、1 ml，于三角肌附着处皮下注射，以后每年加强注射 1 ml。

第三节　地方性斑疹伤寒

地方性斑疹伤寒也称鼠型斑疹伤寒，是由莫氏立克次体经鼠蚤传播而引起的自然疫源性传染病。其特征和流行型斑疹伤寒相似，但病情较轻、病程较短，皮疹很少呈出血性。

一、病原学

主要是鼠蚤体内的莫氏立克次体经人体破损的皮肤表面进入人体导致人感染莫氏立克次体，从而使人患地方性斑疹伤寒。莫氏立克次体形态及生化特点与普氏立克次体相似，但是 DNA 同源性研究显示两者并没有密切关系。莫氏立克次体接种雄性豚鼠腹腔，可引起阴囊明显肿胀，称之为豚鼠阴囊现象，是与普氏立克次体的重要鉴别方法。大、小鼠都对普氏立克次体不敏感。

二、流行病学

1. 传染源

家鼠（如褐家鼠、黄胸鼠等）为本病的主要传染源，以鼠→鼠蚤→鼠的循环流行；病人和牛、羊、猪、马、骡等也可能作为传染源。

2. 传播途径

鼠蚤吮吸病鼠血时，病原体随血进入蚤肠繁殖，但蚤并不因感染而死亡，病原体且可在蚤体长期存在。当受染蚤吮吸人血时，同时排出含病原体的蚤粪和呕吐物于皮肤上，立克次体可经抓破处进入人体；或蚤被打扁压碎后，其体内病原体也可经同一途径侵入。进食被病鼠排泄物污染的饮食也可得病，干蚤粪内的病原体偶可成为气溶胶，经呼吸道或眼结膜而使人受染。螨、蜱等节肢动物也可带有病原体，而成为传病媒介的可能。

3. 易感者

普遍易感，感染后可获得强而持久的免疫力，与流行性斑疹伤寒有交叉免疫。

4. 流行特征

散发于全球各地，多见于热带和亚热带，为自然疫源性疾病。晚夏和秋季谷物收割时多发，可与流行型斑疹伤寒同时存在；河南、河北、云南、山东、北京、辽宁等省市的病例较多。

三、临床表现

潜伏期6～14 d，平均12 d。症状、体征及临床经过与流行性斑疹伤寒相似，但病情轻、病程短。

1. 发热

起病急，疲乏、纳差、头痛等前驱期症状，体温逐渐上升。第1周末达高峰，多在39℃左右稽留热或弛张热，热程多为9～14 d，体温多逐渐恢复正常，最长25 d，可伴发冷、头痛、全身痛及结膜充血。

2. 皮疹

患者多在发病第5 d出现皮疹，初为红色斑疹，直径1～4 mm，继成暗红色斑丘疹，压之退色，极少为出血性。常初发于胸腹部，于 24 h 内迅速扩展至颈背肩臂下肢等处，颜面及掌跖部少见。皮疹出现时间及特点与流行性斑疹伤寒相似，但数量少，数日可消退。

3. 中枢神经系症状

除头痛、头晕、失眠、听力减退、烦躁不安等外，脑膜刺激征、谵妄、昏迷、大小便失禁等均属偶见。

4. 其他

患者有轻度脾肿大，心肌很少受累，故循环系统症状和体征少见，并发症亦很少发生。少数病例病情严重发生多脏器功能衰竭而死亡。呕吐。支气管炎最多见，支气管肺炎也有报道。

四、辅助检查

1. 血象

与流行性斑疹伤寒相似。

2. 血清学检查

以莫氏立克次体作抗原与病人血清进行凝集反应、补体结合试验等可与流行性斑疹伤寒相鉴别。

3. 动物接种

将发热期患者血液接种入雄性豚鼠腹腔内，接种后 5～7 d 动物发热，阴囊因睾丸鞘膜炎而肿胀，鞘膜渗出液涂片可见肿胀的细胞浆内有大量的病原体。

五、诊断

居住地区有本病发生，有鼠和被蚤叮咬史更重要。临床表现与流行性斑疹伤寒相似，但症状轻，病程短。结合外斐反应变形杆菌 OX_{19} 凝集试验阳性可作出临床诊断。确诊应做补体结合试验或立克次氏体凝集试验。

六、治疗

与流行型斑疹伤寒基本相同。患儿对多西霉素反应较佳，病情很快好转。

七、预防

1. 管理传染源

积极治疗病人，做到"四早"，即早发现、早诊断、早治疗、早隔离。

2. 切断传播途径

为防治鼠型斑疹伤寒的流行，灭鼠、灭蚤是主要方法；采用机械灭鼠、化学灭鼠、生态学灭鼠等方法消灭鼠害，灭鼠是防止蚤孳生的根本措施。灭蚤可用4%～5%的马拉硫磷、2.5%的敌百虫、2%的倍硫磷、2%的害虫敌等杀虫剂，搞好环境卫生是灭蚤的主要环节。

3. 保护易感人群

预防接种同流行型斑疹伤寒，对象为灭鼠工作人员及与莫氏立克次体有接触的实验室工作人员。

第四节　回归热

回归热是由回归热螺旋体引起的急性虫媒传染病。周期性高热，伴全身性疼痛，肝脾肿大，有黄疸和出血倾向。间歇期后，出现周期性1次或多次反复发作，寒热回归，故称回归热。回归热分为虱传流行性回归热和蜱传地方性回归热两大类。

一、病原学

回归热螺旋体属于疏螺旋体属或者包柔螺旋体属。虱传回归热病原是回归热包柔螺旋体，蜱传回归热病原有杜通包柔螺旋体、波斯包柔螺旋体；两种病原体难以区别。长为5～40 μm，宽0.3～0.5 μm，有5～10个大而不规则的疏螺旋，革兰染色阴性。回归热螺旋体对热、干燥及多种化学消毒剂敏感，但耐寒，能在0℃的凝固血块内存活100 d。

二、流行病学

1. 传染源

虱传回归热病人是唯一的传染源，从发病起到最后一次发作止，都是传染源。蜱传回归热是自然疫源性疾病，鼠类和病人是主要传染源。

2. 传播途径

虱传回归热主要媒介昆虫为体虱和头虱。以人→体虱→人的方式传播人；孕妇可通过胎盘垂直传给胎儿。蜱是蜱传回归热的传播媒介和贮存宿主，其体腔含有病原体可随蜱的吸血动作进入人体。

3. 易感人群

男女老幼均易感，病后免疫力不持久；两型回归热之间无交叉免疫。

4. 流行特征

虱传回归热世界各地均有发病，无明显地区性，卫生条件差的地区发病率较高；任何年龄均可发病，青壮年男性居多；全年以散发为主，流行季节为冬春季，高峰在3—4月。蜱传回归热有明显的地区性，以热带、亚热带为主，多发于4—8月，呈散发。

三、临床表现

1. 虱传型回归热

潜伏期2～14 d，平均7～8 d，大多急骤起病，始以畏寒、寒战和剧烈头痛，继之高热，体温1～2 d内达40℃以上，多呈稽留热，少数为弛张热或间歇热；头痛剧烈，四肢关节和全身肌肉酸痛；回归发作多数症状较轻，热程较短，经过数天后又退热进入第二个间歇期；平均周期为2周，再次发作时发热期变短，间歇期变长，最后趋于自愈。

2. 蜱传型回归热

潜伏期4～9 d，临床表现与虱传型相似，但较轻，热型不规则，复发次数较多，可达5～6次。蜱咬部位多呈紫红色隆起的炎症反应，局部淋巴结肿大、肝脾肿大、黄疸、神经症状均较虱传型为少，但皮疹较多。

四、诊断

流行病学资料、典型临床特征和实验室检查可确诊。

五、治疗

一般疗法。卧床休息，给予高热量流质饮食及足量水分，及时静脉补液，维持水电解质平衡；毒血症严重者，快速给予肾上腺皮质激素。对症处理：高热及有神经症状时，可酌情应用物理降温及镇静药物；有出血症状时可用止血药。病原治疗首选四环素族，蜱传型因有耐药菌株，选用青霉素，也可链霉素及氯霉素。应用抗生素时，剂量不宜过大，避免大量螺旋体死后溶解时出现休克反应，用药前可口服强的松预防。

六、预防

1. 清除传染源

虱传型主要应隔离病人及灭虱，病人是虱传型的唯一传染源；一旦确诊，病人应彻底灭虱、沐浴更衣，然后才可治疗。蜱传型的主要传染源为鼠类，应防鼠。

2. 切断传播途径

在疫区内，开展爱国卫生运动，普及防病知识。

3. 保护易感者

大力开展灭虱、灭鼠和蜱传叮咬。易感人群要做好防护，防止被虱和蜱传叮咬。必要时可口服强力霉素或四环素预防。

第五节　疟疾

疟疾是由按蚊叮咬传播疟原虫引起的寄生虫传染病。以间歇性寒战、高热、周期性发作、贫血和脾肿大为主要症状。根据不同的疟原虫，疟疾分为间日疟、卵圆疟、三日疟及恶性疟4种。

一、病原学

疟疾的病原体是疟原虫，可感染人类的疟原虫有4种，即间日疟原虫、卵形疟原虫、三日疟原虫、恶性疟原虫。4种疟原虫的生活史基本相同，包括在人体内和在按蚊体内两个阶段。

二、流行病学

1. 传染源

疟疾患者及疟原虫携带者是主要传染源。猴疟偶可感染人类，成为动物传染源。

2. 传播途径

疟疾的重要传播媒介是雌性按蚊，主要经叮咬人体传播；个别输入带有疟原虫血液、经母婴传播或胎盘传播而发病。

3. 人群易感性

人对疟疾普遍易感。不分年龄、性别、职业、种族，同样可感染疟疾；疟疾感染后可获得一定免疫力但不能持久；各型间无交叉免疫性，多次感染后再次感染症状会较轻。

4. 流行特征

疟疾分布遍及全球的常见病和多发病，热带和亚热带多发。有明显季节性，发病高峰多在8—10月；有明显地方性，北方疟疾有明显季节性，而南方常终年流行，主要与媒介、地形或其他社会因素有关。间日疟分布最广；恶性疟次之，以云南、贵州、广东、广西及海南为主。

三、临床表现

间日疟和卵形疟的潜伏期为14 d，恶性疟12 d，三日疟30 d。部分病人有前驱症状，疲倦、乏力、头疼、肌肉酸痛、食欲减低等。

1. 典型症状

典型症状多急起，复发者较多。一般持续2～3 d，长者一周。

寒战期：突然畏寒，感觉四肢、背部发凉，遍及全身发冷；皮肤起鸡皮疙瘩，口唇、指甲发绀，颜面苍白，全身肌肉关节酸痛。伴全身发抖，牙齿打颤，持续约10 min，乃至1 h许，寒战自然停止。

发热期：寒战开始后，体温逐渐上升，常达40℃以上。病人面部和全身潮红，球结膜充血，全身酸痛、呼吸加快，烦躁、口渴、脉洪大有力，小儿可有惊厥，此期持续2～6 h。

出汗期：先是颜面和两手出现微汗，渐至全身大汗淋漓，体温下降到正常或以下，患者自觉症状明显好转，感到全身感觉舒适，但仍有全身乏力等症状。

上述典型症状发作持续时间，一般 6～8 h；间日疟隔日发作一次，三日疟间隔 2 d 发作一次；恶性疟发作时间不定，每 1～2 d 发作一次或持续发热，卵形疟与间疟日相似，多较轻。

2. 非典型疟

由于同种疟原虫重复感染或不同疟原虫的混合感染，可使发作不典型，即缺乏典型的周期性和间歇性的规律。在临床诊断上不能因不典型而排除疟疾的可能。

四、实验室检查

1. 血象

红细胞和血红蛋白在多次发作后下降，恶性疟尤重；白细胞总数初发时可稍增，后正常或稍低，白细胞分类单核细胞常增多，并见吞噬有疟色素颗粒。

2. 疟原虫检查

血液涂片染色查疟原虫，鉴别疟原虫种类；骨髓涂片染色查疟原虫。

3. 血清学检查

现已应用的有间接免疫荧光、间接血凝与酶联免疫吸附试验等。

五、诊断

流行病学资料、临床表现、实验室检查和治疗性诊断疟疾。

六、治疗

对症治疗外，采用抗疟原虫药物治疗，如氯喹、奎宁、青蒿素等。

1. 一般治疗

一般治疗发作期应卧床休息，多喝水；发作时多次或慢性病人宜给高营养饮食。对食欲不佳者给予流质或半流质饮食，至恢复期给高蛋白饮食；吐泻不能进食者，则适当补液；有贫血者可辅以铁剂。寒战时注意保暖；高热时采用物理降温；按虫媒传染病做好隔离。

2. 病原治疗

①氯喹：用于对氯喹敏感的疟原虫感染治疗，是控制发作的首选药。一般成

人首次口服 1.0 g，6～8 h 后再服 0.5 g，第 2、3 d 各服 0.5 g，共计 2.5 g。②青蒿素：适用于凶险疟疾的抢救。成人首次口服 1.0 g，6～8 h 后再服 0.5 g，第 2、3 d 各服 0.5 g，3 d 共计 2.5 g。③硫酸奎宁：抗疟作用与氯喹大致相同，杀灭红内期原虫和退热作用。用于抗氯喹的恶性疟疾及重症病例的抢救。④其他：如盐酸氯氟菲烷、奎宁麦克斯、磷酸伯氨奎等。

七、预防

要控制和预防疟疾，贯彻预防为主的方针。针对疟疾流行的三个基本环节，采取综合性防治措施。

1. 管理传染源

健全疫情报告，及时发现病人，加强对现症状病人的管理和治疗。对带虫者进行休止期治疗或抗复发治疗。

2. 切断传播途径

消灭按蚊，防止被按蚊叮咬；消除积水、根除蚊子孳生场所及广泛使用杀虫药物。在户外执勤时，要加强个人防护，可应用驱蚊剂和使用蚊帐。

3. 保护易感者

防蚊，用蚊香、蚊帐、蚊烟、纱窗和涂驱蚊剂；预防性用药；疫苗预防。服药预防：进入疟区，特别是流行季节，在高疟区必须服药预防。一般自进入疟区前 2 周开始服药，持续到离开疟区 6～8 周。服用预防药物可出现一些副作用，重症心、肝、肾疾病及孕妇应慎用或忌用；为防止耐药株产生，每 3 个月调换 1 次药物。

第六节　黑热病

黑热病是杜氏利什曼虫引起、由白蛉传播的人兽共患的地方性寄生虫性传染病，又称内脏利什曼病。主要表现为长期不规则发热、消瘦、贫血、肝肿大，国内已控制，仅有散发。列为乙类传染病。患者皮肤上常有暗的色素沉着，并有发热，故称黑热病。

一、病原学

病原体是杜氏利什曼原虫，生活史有前鞭毛体和无鞭毛体两期，是由白蛉传播的慢性传染病。

二、流行病学

1. 传染源

病人、病犬及受染的野生动物为主要传染源。平原地区以病人为主；而丘陵地区主要以病犬为主；新疆、内蒙古地区以野生动物为主要传染源。

2. 传播途径

中华白蛉是我国黑热病的主要传播媒介，可经白蛉叮咬而感染，偶见经口、破损皮肤黏膜及胎盘、输血感染。

3. 人群易感性

人群普遍易感，以儿童和青少年为主。患病后有比较持久的免疫力。

4. 流行特征

本病为地方性传染病，分布较广，主要分布在热带、亚热带与温带等国家、地区。贫困的国家和地区（如印度东部、孟加拉、肯尼亚、埃塞俄比亚和苏丹）高发。我国平原地区人源型已基本消灭，野生动物源型尚有小规模流行。本病无明显的季节性，农村发病高于城市，不同地区发病年龄有所不同。

三、临床表现

潜伏期为 3～5 个月，起病缓慢。早期有发热、畏寒、出汗、全身不适、食欲不振等。热型不规则，为稽留热或弛张热，有时 24 h 内体温可有 2 次升高；起病半年后，患者日渐消瘦，并出现鼻出血、牙龈出血、贫血、肝脾肿大，皮肤变黑，故称为黑热病。病情常有波动，缓解和加重交替出现。久病体弱，常易发细菌性感染，如肺结核、支气管炎等。

体征常有全身性淋巴结、脾肝肿大，肿大程度与病程有关。末梢血白细胞数明显减少，以中性粒细胞为甚；患者血浆内清蛋白量减少、球蛋白量增加，出现清蛋白、球蛋白比例倒置。球蛋白中 IgG 滴度升高。此外，免疫溶血也是产生贫血的重要原因。

（1）皮肤型黑热病：多数患者有黑热病史，皮肤损害与内脏同时并发者；皮肤损伤除少数为褪色型外；皮损主要是结节、丘疹和红斑，见于身体任何部位，但面颊多见。病程可达数年之久。

（2）淋巴结型黑热病：少见，此型患者的特征是无黑热病病史，局部淋巴结肿大，腹股沟多见；花生米大小，无压痛，无红肿，嗜酸性粒细胞增多。淋巴结活检可在类上皮细胞内查见无鞭毛体。

四、辅助检查

1. 血象

全血细胞减少，白细胞多在 $1.5 \times 10^9 \sim 3.5 \times 10^9$ 个/L 以下，重者可降至 1×10^9 个/L 以下，主要是中性粒细胞和嗜酸性粒细胞减少或缺乏。中度贫血，血小板亦减少，常伴有出血倾向。血沉加快。

2. 血生化检查

血浆球蛋白显著增加，白蛋白减少，白蛋白/球蛋白比例倒置。常用的球蛋白沉淀试验于病程 3 个月后可呈阳性。

3. 病原体检查

病人骨髓、淋巴结穿刺液涂片，培养及动物接种找到病原体即可确诊。皮肤活组织检查，在皮肤结节处用消毒针头刺破皮肤，取少许组织液，或用手术刀乱取少许组织作涂片，染色，镜检也可找到病原体。

4. 免疫学检查

目前通用同源性或某些异源性抗原检测病人体内抗体。主要包括利什曼素皮内试验、补体结合试验、免疫荧光测定法、间接血凝试验、酶联免疫吸附试验、对流免疫电泳及乳胶凝集试验等。

五、诊断

根据流行病学史、临床表现以及寄生虫学检查和血清免疫学方法，予以诊断。

六、治疗

发热期间卧床休息，补充蛋白质及多种维生素，注意口腔护理及皮肤卫生，防止继发感染，贫血严重者可输血，有继发感染者可应用抗生素。

葡萄糖酸锑钠是当前治疗黑热病的首选药物，常用六日疗法，以总剂量计：成人 90～110 mg/kg，儿童 150～200 mg/kg，分 6 次，每日 1 次静脉或肌肉注射，疗效可达 95%。副作用少。经多种药物治疗无效而脾高度肿大且有脾功能亢进者，可考虑脾切除。经彻底治疗后，3～6 个月内未出现全身症状和体征时，可确认为治愈。

七、预防

1. 管理感染源、消灭白蛉

普查普治病人、控制病犬，对病犬进行捕杀。但对丘陵山区犬类的管理确有一定困难，需寻找有效措施加以控制。

2. 消灭传播媒介

每年 5—8 月为白蛉活动季节，尤其是活动早期及高峰期，以灭虫药物喷洒住房、畜舍的内外墙壁，以杀灭白蛉。对于荒漠内的野生野栖蛉种，则有赖于开垦种植、改造自然环境的方法加以控制，并避免白蛉的叮刺。在平原地区采用杀虫剂室内和畜舍滞留喷洒杀灭中华白蛉。

第七节　登革热

登革热是由登革病毒引起的一种急性传染病，在热带、亚热带地区发病较多，常出现突然发热、头痛、肌肉、关节疼痛、极度疲乏等临床表现，伴红色皮疹、淋巴结肿大及白细胞减少。

一、病原学

登革病毒归为黄病毒科中的黄病毒属，病毒颗粒呈哑铃型、棒状或球形，直径 40～50 nm。基因组为单股正链 RNA，基因组与核心蛋白一起装配成 20 面对称体的核衣壳。外层为脂蛋白组成的包膜，包膜含有型和群特异性抗原。登革病毒不耐热，60℃ 30 min 或 100℃ 2 min 即可灭活，对酸、乙醚、紫外线、甲醛敏感。

二、流行病学

1. 传染源

患者和隐性感染者为主要传染源，未发现健康带病毒者。患者在发病前 6～8 h 至病程第 6 d，具有明显的病毒血症，可使叮咬伊蚊受染。

2. 传播途径

主要传播媒介是埃及伊蚊和白伊蚊。具有传染性的伊蚊叮咬人体时即将病毒传播给人。

3. 易感人群

新疫区人群普遍易感，但以青壮年发病为主。地方性流行区发病者多为儿童。感染后对同型病毒有免疫力，并可维持多年，对异型病毒也有 1 年以上免疫力。

4. 流行特征

（1）地方性：凡有伊蚊孳生的自然条件及人口密度高的地区，均可发生地方性流行，城市中流行一段时间后，可向周围的城镇及农村传播；同一地区，城镇的发病率高于农村。

（2）季节性：发病季节与伊蚊密度、雨量相关。气温高而潮湿的热带地区，伊蚊常年繁殖，全年均可发病。广东、广西、海南为 3—10 月。

（3）空间性：传播迅速快，发病率高，病死率低；疫情常由一地向四周蔓延；可通过交通工具远距离传播，多发生在交通沿线及对外开放的城镇。

三、临床表现

登革热的临床表现以病毒型致病力和病人免疫机能的不同而异。潜伏期为 2～15 d，平均为 6 d。

1. 典型症状

登革热的发病分为潜伏期、发热期、低血压期和恢复期等阶段，典型症状主要有：①发热。为本病的首发症状，24 h 内体温可达 40℃。以不规则型多见，可持续 1～2 d，然后骤退至正常。部分病例退热 1 d 后热度又复上升，呈现双峰热或马鞍热。②周身疼痛。发热后即出现明显头痛、眼眶后疼痛、骨、关节以及肌肉疼痛。③出血。在四肢及腰部出现瘀点或瘀斑，偶有牙龈出血及鼻出血；而消化道及子宫出血则罕见。④消化道症状。个别有感觉过敏、恶心、呕吐、腹痛、腹泻、黑便。

2. 常见体征

（1）充血性改变：多数病人面部潮红，呈酒醉样面容；并常有球结膜充血，热退后消退。

（2）皮疹：皮疹多在病后 3～5 d 退热时出现，多为丘疹状、猩红热样或麻疹皮疹，呈充血性，分布在躯干及四肢，面部少见，可伴有痒感；病人年龄越小，皮疹发生率越高；下肢及背部较多、维持 3～4 d，少数经 1 周消退。个别病人于注射部位出现紫斑，甚至血肿。

3. 登革出血热

有典型登革热表现，伴有皮肤、黏膜、鼻腔、消化道、泌尿道、呼吸道、子宫、颅内等部位的大出血，尚可有肝脏肿大；血小板可下降到 $<100 \times 10^9$ 个/L。此外，可有各种凝血因子减少，血液浓缩，红细胞压积增加 20% 以上。

4. 登革休克综合征

登革热在发病 3～7 d 出现退热后，并出现登革休克综合征，病情突然恶化，表现为皮肤湿冷、口唇及指甲紫绀、脉搏细速、脉压降低及血压下降等休克症状，不及时治疗会致死。

四、治疗

登革热无特效治疗方法，一般可采取支持疗法和对症治疗；病情一旦发展成登革热和登革休克综合征，应及时进行抢救治疗。

1. 一般治疗

急性期应卧床休息，流食或半流食，防蚊隔离至退热。重型应加强护理，注意口腔皮肤清洁，保持大便通畅。

2. 对症治疗

高热时首先采用物理降温措施，慎用退热药，尤其是水杨酸制剂；出汗多、呕吐或腹泻者，应及时口服补液；有出血倾向者，可选用安络血、止血敏、维生素 K 或 C 等一般止血药；消化道出血者可给冰生理盐水洗胃；子宫出血者可用子宫收缩剂止血；大量出血者应输入新鲜血。应用肾上腺皮质激素；脑型病例应及早使用 20% 甘露醇。

五、预防

1. 消灭传染源

地方性流行区或可能流行区要做好登革热疫情监测预报工作，早发现、早诊断、及时隔离治疗。同时尽快进行特异性实验室检验，识别轻型者；加强国境卫生检疫。

2. 切断传播途径

切断本病传播主要途径是防蚊灭蚊；改善卫生环境，消灭伊蚊孳生地；喷洒杀蚊剂消灭成蚊。

3. 保护易感者

正确使用蚊帐、防蚊剂，加强自身保护；预防接种疫苗是预防登革热流行的重要措施，但目前尚未推广。

第十一章　动物源性传染病

第一节　肾综合征出血热

肾综合征出血热是由汉坦病毒引起的一种自然疫源性疾病，以发热、出血倾向、肾功能损害为主征，病死率较高。其传染源为多宿主性。

一、病原学

汉坦病毒属布尼亚病毒科，为单股、负链 RNA 病毒，圆形或卵圆形、中等大小的颗粒，基因组 RNA 可分为大（L）、中（M）、小（S）3 个不同片段。病毒对脂溶剂很敏感，易被紫外线及 γ 射线灭活，碘酒、酒精、甲醛均可将病毒杀灭。

二、流行病学

1. 传染源

肾综合征出血热以黑线姬鼠和褐家鼠为主要传染源。

2. 传播途径

为三类：一是动物源性传播，包括伤口传播、呼吸道传播、消化道传播等；二是螨媒传播，包括革螨传播、恙螨传播；三是垂直传播。

3. 人群易感性

人对汉坦病毒具有较普遍的易感性，但感染病毒后，多数呈现隐性感染。

4. 流行特征

汉坦病毒分布在亚洲，发病情况我国最重，其次为欧洲和非洲。全年均有发病，但有明显的季节性，5—7月和10月—次年1月为两个高峰。发病以青壮年农民和工人较高。

三、临床表现

典型病例潜伏期4～60 d，以两周多见，分为发热期、低血压休克期、少尿期、多尿期和恢复期。表现为发热、出血和急性肾功能衰竭三大症状。

1. 发热期

患者多以起病急、畏寒，体温一般在38～40℃，以弛张热和稽留热为主。主要表现为发热、全身中毒症状、毛细血管损伤和肾损伤。热程最短2 d，最长可达16 d，一般为4～7 d。热度越高或热程越长，病情越重。全身中毒症状多为全身酸痛、头痛、腰痛、眼眶痛，头痛、腰痛和眼眶痛称为"三痛"，头痛多为前额和颞部剧烈的持续性的疼痛，腰痛以两侧肾区为主，疼痛较剧烈，可有触压或叩击痛，眼眶痛以眼球转动时更加明显。毛细血管损伤主要表现充血、渗出和出血。皮肤出血潮红多见颜面、颈、上胸等部位，压之褪色，似酒醉貌，称为"三红"。皮肤出血点多见腋下及背部，常呈现条索状、串珠状。重症病人可出现咯血、呕血、便血、腹腔出血、阴道出血及尿血等。肾脏损害主要表现蛋白尿和镜检可发现管型等。

2. 低血压期

血压降低多发生于第4～6 d，体温下降或者退热后不久出现低血压或休克，此期持续1～3 d。病情越重，低血压休克时间越长，肾功能损害也越严重。低血压休克可分为3种情形：低血压倾向：收缩压低于13.3 kPa或波动不稳，脉压差小于2.66 kPa，脉搏增速，眼球结膜轻度水肿，血红蛋白有增高趋势；低血压：收缩压低于11.97 kPa，脉压差小于2.66 kPa，脉速细，眼睑及球结膜中度水肿，血红蛋白增高至150 g/L以上；有明显的恶心、呕吐和烦躁不安等症状。球结膜高度水肿，血红蛋白高达170 g/L以上；频繁的恶心、呕吐、肢端发凉，口唇紫绀、烦躁不安、谵妄甚至昏迷。进入低血压休克期后，各种症状有所加重。

3. 少尿期

多发生于第6～8 d，24 h尿量少于500 ml者为少尿，少于50 ml者为无尿。

尿色呈现深褐色或红黄色，甚至血尿。部分患者尿中出现膜状物。此期表现为尿量减少和组织间液体的积留，产生高血容量综合征；还因为肾功能损伤，产生尿毒症、酸中毒和电解质紊乱。

4. 多尿期

可持续数日或数周。本周尿量增多，如补液补盐不够，易引起脱水、低钾血症及低钠血症，出现休克等。

5. 恢复期

在病后 3～4 周开始恢复，一般需 1～3 个月，重症病人需半年以上才能逐渐康复。肾脏浓缩功能恢复正常，症状体征基本消失。

四、治疗

目前仍无特效治疗药物，本病以综合治疗为主，"三早一就地"是本病治疗原则，即早发现、早休息、早治疗、就近治疗。同时要注意防治休克、肾衰竭和出血"三关"，降低病死率。重点抓住以下治疗原则：

（1）发热期：一般治疗、抗病毒、减少外渗、改善中毒症状和预防 DIC。

（2）低血压休克期：补充血容量、纠正酸中毒、改善微循环功能。

（3）少尿期：稳定机体内在环境、促进利尿、导泻和透析治疗。

（4）多尿期：移行阶段至多尿早期的治疗同少尿期，多尿后期主要是维持水和电解质平衡，防治和预防继发感染。

（5）恢复期：以休息、补充营养、逐渐恢复体力等为主，出院后休息 1～3 个月，并定期复查肾脏功能，高血压和垂体功能若有异常应及时治疗。

五、预防

1. 加强疫情监测

由于新疫区不断扩大，因此应做好鼠密度、鼠带病毒率、易感人群等监测工作。

2. 管理传染源

灭鼠是防治本病的有效措施和关键措施，如能把鼠密度，特别是带病毒鼠密度降低，即可有效地降低发病率。目前常用灭鼠法有机械法和毒饵法。

3. 切断传播途径

做好食品卫生和个人卫生，做好食具消毒、食物保藏等工作，防止鼠类排泄物污染食品和食具。对发热病人的血、尿、排泄物和宿主动物的尸体及排泄物等进行严格消毒处理，防止污染环境。

4. 保护易感人群

在疫区不直接用手接触鼠类及其排泄物，防止皮肤受伤，在野外工作时要穿扎紧裤腿、袖口以防螨类叮咬。可使用疫苗接种，我国使用的疫苗有 3 种，即沙鼠肾细胞疫苗、地鼠肾细胞疫苗和乳鼠脑纯化疫苗。3 种疫苗分别肌内接种 2 针、3 针、3 针；一年后应加强一针。疫苗接种重点是流行区的高危人群，接种对象为 16 ～ 60 岁的人群。

第二节　狂犬病

狂犬病，是由狂犬病毒所致的人畜共患的中枢神经系统急性传染病，主要流行于狗、狼、猫等动物中间，人可被病兽咬伤、抓伤而患病。临床特点为高度兴奋、怕水、怕风、咽肌痉挛、进行性瘫痪、呼吸循环衰竭而死亡，病死率极高。

一、病原学

狂犬病毒的形态酷似子弹，属弹状病毒科，一端圆，另一端扁平大小约为 75 nm×180 nm，病毒中心为单股负链 RNA，外绕以核心壳和含脂蛋白及糖蛋白的包膜。

在组织细胞内的狂犬病毒，在室温或 4℃状态下其传染性可保持 1 ～ 2 周。若放置于中性甘油，在室温下可保持数周，在 4℃可保持数月。病毒对热、紫外线、日光抵抗力弱。易被强酸、强碱、甲醛、碘、乙醇、乙醚等灭活。肥皂水、去垢剂对狂犬病毒也有灭活作用。

二、流行病学

1. 传染源

狂犬病的主要储存宿主为野生动物，犬因被野生动物咬伤而感染，并可将本病传染给其他犬、家畜和人。狂犬是人类狂犬病的主要传染源；其次为猫及其他家畜。狂犬病患者不是传染源。

2. 传播途径

主要通过咬、抓伤将患病动物或带毒动物唾液内病毒带入体内而感染，也可通过其他部位皮肤、黏膜损伤而受染。

3. 人群易感性

人群普遍易感。被狂犬咬、抓伤后是否发病主要取决于伤口是否及时得到处理，是否及时、全程、足量注射疫苗，患病动物或带毒动物唾液内的病毒含量，以及咬伤程度等。

4. 流行特征

世界绝大多数国家和地区均有本病发生。在我国家犬密度较大的农村及郊区发生较多。患者大多为男性青少年。人类发生狂犬病前，往往先有犬狂犬病助流行。本病可发生于任何季节，但冬季病例较少。

三、临床表现

潜伏期一般 1～3 个月，短者 5 d，长者可达 19 年。典型的狂犬病可分为三期：

1. 前驱期

感染者开始出现全身不适、发烧、疲倦，继而恐惧不安，烦躁失眠，对声、光、风等刺激敏感而喉咙紧缩感。在愈合的伤口及其神经支配区有痒、痛及蚁行感。持续 3～5 d。

2. 兴奋期

患者各种症状达到顶峰，出现精神紧张、全身痉挛、幻觉、谵妄、怕光、怕声、怕水、怕风等症状，因此狂犬病又被称为恐水症，温度高达 38～40℃。患者常常因为咽喉部的痉挛而窒息身亡。

3. 昏迷期

如果患者能够度过兴奋期而侥幸活下来，就会进入昏迷期，本期患者深度昏迷，但狂犬病的各种症状均不再明显，大多数进入此期的患者最终衰竭而死。

四、急救措施

（1）被动物咬伤后，应立即冲洗伤口。关键是洗的方法。因为伤口像瓣膜一样多半是闭合着，所以必须掰开伤口进行冲洗。用自来水对着伤口冲洗虽然有点痛，但也要忍痛仔细地冲洗干净，这样才能尽量防止感染。冲洗之后要用干净的纱布把伤口盖上，速去医院诊治。

（2）被动物咬伤后，应及时注射狂犬病疫苗和破伤风抗毒素预防针。

五、治疗

本病发作后极为严重，病死率达 100%。

1. 一般处理

单间隔离病人，避免一切不必要的刺激，病人的分泌物和排泄物须严格消毒。

2. 加强监护

对呼吸、循环系统并发症加强监护。

3. 对症处理

输液或鼻饲以维持患者营养、水、电解质及酸碱平衡，保证呼吸道通畅、给以氧气吸入，必要时行气管切开或插管并进行器械辅助呼吸等。

4. 抗血清与疫苗联合应用

WHO 推荐用被动–主动免疫治疗以提高存活率。

六、预防

1. 管理传染源

加强犬和猫的管理，野犬应捕杀，家犬、猫应注射兽用狂犬疫苗，发病的犬、猫立即击毙、焚毁或深埋。

2. 疫苗接种

我国现用的是地鼠肾细胞培养狂犬病因定毒的甲醛灭活疫苗，免疫方法为肌肉注射 5 针，即第 0、3、7、14、30 d 各注射 2 ml，如咬伤程度严重或伤处接近中枢神经可加倍量注射疫苗，疫苗使用如不及时或剂量不足都会影响预防效果。疫苗应在有效期内使用。

3. 高价抗狂犬病毒免疫血清的使用

在人被咬伤后，除对伤口立即清洗外，还可应用高价抗狂犬病毒免疫血清，以人的免疫血清为佳，剂量为每公斤体重肌注 20～40 国际单位，其中一半注射于伤口周围。如应用马的免疫血清应有用前需做过敏试验，阴性者方可注射。

第三节　布鲁氏菌病

布鲁氏菌病（简称"布病"）是由布鲁氏菌引起的人兽共患的变态反应性传染病。长期发热、多汗、关节炎、睾丸炎、肝脾肿大，易复发，如不及时治疗，较易转变为慢性。

一、病原学

布鲁氏菌为需氧、无芽孢的革兰氏阴性小球杆菌属，是需氧菌。分为6个种19个生物型，其中流产布氏杆菌（牛种菌）、猪布氏杆菌、马尔他布氏杆菌（羊种菌）、犬布氏杆菌4种对人类致病，以绵羊、山羊为宿主的马尔他布氏杆菌致病力最强，猪布氏杆菌次之。布鲁氏菌生活力较强，但加热60℃或日光下曝晒10～20 min可杀死；对常用的物理、化学消毒剂敏感。

二、流行病学

1. 传染源

布鲁氏菌的传染源主要是牛、羊、猪，其次是骆驼、鹿、马、狗等家畜，野兔、野鼠、狐狸、狼、野羊、野牛、野猪、斑马等均为可自然感染布鲁氏菌的宿主。

2. 传播途径

布鲁氏菌可通过皮肤黏膜、消化道、呼吸道侵入机体。人感染布病的途径与职业、饮食生活习惯有关。

3. 人群易感性

人群普遍易感。患病后有较强的免疫力，各型之间有交叉免疫。其高危人群包括兽医、畜牧者、屠宰工人、皮毛工和进食被污染的动物产品或制品者。

4. 流行特征

一年四季均可发病，但以家畜流产季节为多。牧区高于农区，农区高于城市。病高峰季节为春末夏初；兽医、畜牧者、屠宰工人、皮毛工高发；以青壮年为主，男性多于女性。

三、临床表现

潜伏期为 1～3 周，短者 3 d，平均多为 2 周；长达数月或一年；分为亚临床、急性、亚急性和慢性感染四型。

（1）发热是典型的临床表现，体温多在傍晚升高，热型分为低热型、波浪热型、不规则热型、间歇热型和弛张热型 5 种，而稽留热型罕见。高热时，出现神志清醒，感觉良好；体温下降时症状增多，明显加剧，高热与病况相矛盾的现象为布病所特有特性。迁延型患者，体温出现波动．波与波间隔不一，短者 3～5 d，长者可达数周。

（2）多汗为布病的主要症状。晚上多汗，睡后出汗增多，这是布病的又一重要特征。

（3）关节痛。出现骨关节和肌肉的疼痛。与风湿病的疼痛相似，大关节呈游走性疼痛。

（4）全部病人都有疲乏无力感觉。

（5）肝、脾肿大。可见于各期患者。

（6）男性布病患者可出现睾丸炎，睾丸肿大多呈非对称性。

（7）骨关节系统的损害是布病的主要体征。

（8）神经炎引起多发性神经痛，疼痛剧烈，多见于大神经，以坐骨神经痛炎最为多见。

（9）充血性皮疹，持续时间短，血疹、水疱疹，可见皮下出血性紫斑。分布于躯干和四肢。

四、治疗

主要以抗菌疗法辅以其他疗法，慢性布病以特异性抗原疗法为主，也可用中药及中西医结合疗法。

1. 一般治疗

注意卧床休息，鼓励和安慰患者，解除顾虑，树立信心，密切配合治疗；增加营养，吃高热量、易消化的食物；给予维生素 B 和维生素 C。同时做好对症处理，头痛或失眠者口服复方阿司匹林；高热持续不退者可物理降温或服退热药。关节疼痛严重者用 5%～10% 硫酸镁局部湿热敷；关节腔有积液时关节腔穿刺，抽出积液。中毒症状严重、睾丸肿胀者，可使用激素治疗。

2. 抗生素治疗

抗生素是治疗急性期、亚急性期布病患者的首选药物。除此之外，慢性布病活动期或细菌培养阳性的患者，也应采用抗生素治疗。世界卫生组织把利福平（600～900 mg/d）并用多西环素（200 mg/d）治疗作为首选方案。有神经系统受累者选用四环素类抗生素（2 g/d，6 周）加链霉素（1 g/d，3 周）。

五、预防

1. 管理传染源

对牧场、乳厂和屠宰场的牲畜定期卫生检查；检出的病畜要及时隔离治疗，必要时宰杀之；病畜的流产物及死畜必须深埋。病、健畜分群分区放牧，病畜用过的牧场需经 3 个月自然净化后才能供健康畜使用。

2. 切断传播途径

加强对畜产品的卫生监督，禁食病畜肉及乳品。防止病畜或患者的排泄物污染水源。对与牲畜或畜产品接触密切者，要进行宣传教育，做好个人防护。

3. 保护易感人群

加强对接触羊、牛、猪、犬等牲畜的饲养员、挤奶员、兽医、屠宰人员、皮毛加工员及炊事员等个人防护的同时，要进行预防接种。免疫期均为一年，需每年接种一次。

第四节　鼠疫

鼠疫是耶尔森菌引起的烈性传染病，主要流行于鼠类和其他啮齿动物，属于自然疫源性疾病。人与染疫动物或跳蚤接触即可引起感染、发病甚至流行。主要表现在淋巴及血管系统的炎症和组织出血，以发热、淋巴结肿大、毒血症、肺炎、出血倾向等为主。

一、病原学

耶尔森氏菌，为革兰染色阴性短小杆菌，长 1～1.5 μm，宽 0.5～0.7 μm，革兰氏阴性菌；无鞭毛，无芽孢，有荚膜。鼠疫杆菌产生两种毒素、一种为鼠毒素或外毒素，为毒性蛋白质，对小鼠和大鼠有很强毒性；另一种为内毒素，为脂多糖，比其他革兰氏阴性菌内毒素毒性强，引起发热、DIC、组织器官内溶血、中毒休克、局部及全身施瓦茨曼反应。该菌在低温及有机体生存时间较长，脓痰可存活 10～20 d，尸体内可活数周至数月，蚤粪中能存活 1 个月；对光、热、干燥及一般消毒剂均敏感。

二、流行病学

1. 传染源

传染源主要为鼠类和其他啮齿动物。主要储存宿主为黄鼠类和旱獭；次要宿主为黄胸鼠、褐家鼠和黑家鼠，为人间鼠疫主要传染源。其他动物（如猫、羊、兔、狼和狐）以及带菌者也可成为传染源。

2. 传播途径

动物和人间鼠疫的传播主要以鼠蚤为媒介，构成"鼠→蚤→人"的传播方式，是鼠疫的主要传播方式；少数可因直接接触病人的痰液、脓液或病兽的皮、血、肉经破损皮肤或黏膜受染；肺鼠疫患者还可借飞沫传播鼠疫。

3. 人群易感性

人群对鼠疫普遍易感，无性别年龄差别；病后可获持久免疫力；预防接种可获一定免疫力。

4. 流行特征

世界各地存在许多自然疫源地；人间鼠疫多由野鼠传至家鼠，再传染于人；偶因狩猎、考察、施工、军事活动进入疫区而被感染。多由疫区交通工具向外传播，形成外源性鼠疫；季节性与鼠类活动、鼠蚤繁殖有关，人间鼠疫多在 6—9 月，肺鼠疫多在 10 月流行；隐性感染疫区内有无症状的咽部携带者。

三、临床表现

潜伏期一般 2～5 d，腺型鼠疫为 2～7 d，肺型鼠疫为数小时至 1～3 d，预防接种者可延长至 9～12 d。各型鼠疫的全身中毒症状相似，以畏寒或寒战开始，体温高达 40℃，伴头痛、四肢剧痛，恶心、呕吐，伴烦躁不安、意识模糊、言语不清和步态蹒跚，颜面及结膜充血如酒醉状。病人可有呼吸急促、发绀、脉搏细速、血压下降及全身极度衰竭，皮肤、黏膜有片状出血。临床上分为四型：

1. 腺鼠疫

最多见，急性起病，发热、全身毒血症状、急性出血性、坏死性淋巴结炎和严重的出血表现。累及单侧淋巴结、腹股沟、腋下和颈部。局部淋巴结明显肿大、疼痛，皮肤红肿与周围组织粘连。患者常采取被动卧位，4～5 d 后局部破溃，症状可有一过性缓解，伴有寒战、高热、乏力、头痛和全身疼痛。

2. 肺鼠疫

分原发性和继发性。原发性肺鼠疫是鼠疫最重类型，病死率极高，危害性最大。除全身中毒症状外，患者在 24～36 h 内出现剧烈胸痛、咳嗽、咳咯痰。痰最初稀薄，很快变成泡沫样血痰，含大量鼠疫杆菌。呼吸困难，颜面及全身皮肤发绀，意识丧失，死于心力衰竭。

3. 败血症鼠疫

原发性败血症型鼠疫是鼠疫中最凶险的。起病极迅速，全身中毒症状及中枢神经系统症状极为明显，并有出血倾向。多有高热、谵妄或昏迷、呼吸急促、脉搏细弱、血压下降、皮下及黏膜出血、呕血、咯血、血尿和血便等，不及时抢救，可于数小时至 24 h 内死亡。继发性败血症型鼠疫多由腺鼠疫演变而来，病程末期症状明显加剧，表现出败血症型鼠疫的症状，其严重程度较原发性者缓和，有演变为肺鼠疫、脑鼠疫的可能。

4. 其他少见类型

皮肤鼠疫、脑膜鼠疫、肠鼠疫、眼鼠疫等。

四、诊断

对第一例病人及时发现与确诊，对本病的控制与预防极为重要；临床资料根据各型临床特点；实验室诊断是确定本病最重要依据；对一切可疑病人均需作细菌学检查，对疑似鼠疫尸体，应争取病解或穿刺取材进行细菌学检查。血清学应以双份血清升高 4 倍以上作为诊断依据。

五、治疗

1. 一般治疗

急性期应给患者流质饮食，并供应充分液体，或给予葡萄糖、生理盐水静脉滴注，以利毒素排泄。做好护理工作，消除病人顾虑，达到安静休息的目的。

2. 病原治疗

治疗原则是早期、联合、足量、应用敏感的抗菌药物。腺鼠疫常用链霉素加磺胺类药物联合应用提高疗效；肺鼠疫和败血症型鼠疫常用链霉素或阿米卡星联合四环素治疗。

3. 对症治疗

烦躁不安或疼痛者用镇静止痛剂。有心衰或休克者，及时强心和抗休克治疗；有 DIC 患者采用肝素抗凝疗法；中毒症状严重者可适当使用肾上腺皮质激素。对腺鼠疫淋巴结肿，可用湿热敷或红外线照射，以免引起全身播散。结膜炎可用 0.25% 氯霉素滴眼。

六、预防

消灭传染源、切断传播途径、提高人群免疫力、加强卫生检疫防止境外传入和及时发现疫情、处理疫情等，严防鼠疫流行和疫情蔓延。

1. 灭鼠、灭蚤

消灭传染源和切断传播途径的重要措施。大力开展灭鼠、灭蚤工作，捕猎旱獭疫源动物，严禁个人私自狩猎、贩卖和剥食自毙疫源动物。

2. 预防接种

鼠疫流行区的居民，在鼠疫流行季节前一两个月进行预防接种。狩猎、专业灭鼠队及流行区开发等经常与疫源动物接触的人群，也需进行预防接种。

3. 卫生检疫

做好鼠疫疫区、边境、港埠和交通要道的检疫，杜绝传染源传入。

第五节　炭疽病

炭疽病是由炭疽杆菌引起的人畜共患的急性传染病。主要表现为皮肤坏死溃疡、焦痂和周围组织广泛水肿及毒血症症状，偶尔引致肺、肠和脑膜的急性感染，并可伴发败血症。

一、病原学

炭疽杆菌是革兰染色阳性杆菌。炭疽杆菌生活力强，一般培养基生长良好。体外形成芽孢，抵抗力极强。炭疽杆菌繁殖体于 56℃ 2 h、75℃ 1 min 即可被杀灭。常用浓度的消毒剂也能迅速杀灭。

二、流行病学

1. 传染源

牛、马、羊、骆驼是人类炭疽的主要传染源。猪、狗、狼等成为次要传染源。炭疽病人的分泌物和排泄物也具传染性。

2. 传播途径

接触感染是本病流行的主要途径。皮肤直接接触病畜及其皮毛最易受染，吸入带大量炭疽芽孢的尘埃、气溶胶或进食染菌肉类，可分别发生肺炭疽或肠炭疽。

3. 易感人群

人群普遍易感。农民、牧民、兽医、屠宰场和皮毛加工厂工人与病畜及其皮毛和排泄物、带芽孢的尘埃等的接触机会较多，发病较高。感染后有较持久的免疫力。

4. 流行特征

世界各地均有发病，以南美洲、亚洲及非洲等牧区多见，地方性流行，为一种自然疫源性疾病。集中于城镇，也暴发于城市，成为重要职业病。一年四季均可发病，夏秋季为高发。

三、临床表现

潜伏期 1～5 d，最短仅 12 h，最长 12 d。临床可分以下 5 型。

1. 皮肤炭疽

分炭疽痈和恶性水肿两型，多见于面、颈、肩、手和脚等裸露部位皮肤，初为丘疹或斑疹，第 2 d 顶部出现水疱，内含淡黄色液体，周围组织肿胀，3～4 d 呈现出血性坏死，稍下陷，周围有成群小水疱，水肿区继续扩大。第 5～7 d 水疱坏死破裂成浅小溃疡，血样分泌物结成黑色似炭块的干痂，痂下有肉芽组织形成炭疽痂。周围组织有非凹陷性水肿。黑痂坏死区的大小不等、坚实、疼痛不显著、溃疡不化脓等为其特点。

少数病例局部无黑痂形成而呈现大块状水肿，累及部位大多为组织疏松的眼睑、颈、大腿等，患处肿胀透明而坚韧，扩展迅速，可致大片坏死。全身毒血症明显，病情危重，若延误治疗，可因循环衰竭而死亡。如病原菌进入血液，可产生败血症，并继发肺炎及脑膜炎。

2. 肺炭疽

多为原发性和继发性皮肤炭疽。起病急，2～4 d有感冒样症状，缓解后再突然起病，呈双相型。表现为寒战、高热、气急、呼吸困难、喘鸣、紫绀、血样痰、胸痛等，累及颈、胸部及皮下水肿。肺部闻及湿啰音，有胸膜炎体征。病情大多危重，常并发败血症和感染性休克，偶也可继发脑膜炎。不及时抢救，常常在急性症状后24～48 h因呼吸、循环衰竭而死亡。

3. 肠道炭疽

临床症状不一，可表现为急性胃肠炎型和急腹症型。前者潜伏期12～18 h，同食者可同时或相继出现严重呕吐、腹痛、水样腹泻，多于数日内迅速康复。后者起病急骤，有严重毒血症症状、持续性呕吐、腹泻、血水样便、腹胀、腹痛等，腹部有压痛或呈腹膜炎征象，若不及时治疗，且并发败血症和感染性休克而于起病后3～4 d内死亡。

4. 脑膜型炭疽

有剧烈头痛、呕吐、抽搐，明显脑膜刺激征。病情凶险，发展特别迅速，病人可于起病2～4 d内死亡。脑脊液大多呈血性。

5. 炭疽败血型

多继发于肺疽或肠炭疽。由皮肤炭疽引起者较少。可伴高热、头痛、出血、呕吐、毒血症、感染性休克、DIC等。

四、治疗

1. 一般及对症治疗

对病人应严格隔离，给高热且流质或半流质，必要时于静脉内补液，出血严重者应适当输血。对控制局部水肿的发展及减轻毒血症有效，一般可用氢化可的松，但必须在青霉素的保护下采用。有DIC者，应及时应用肝素、潘生丁等。

2. 局部治疗

对皮肤局部病灶除取标本作诊断外,切忌挤压,也不宜切开引流,以防感染扩散而发生败血症。局部可用1:2 000高锰酸钾液洗涤,敷以四环素软膏,用消毒纱布包扎。

3. 病原治疗

以青霉素为首选。对皮肤炭疽,成人每日160万～320万单位,分次肌注,疗程7～10 d。对肺炭疽、肠炭疽、脑膜炎型及败血症型炭疽,每日剂量应增至1 000万～2 000万单位,做静脉滴注,并同时合用氨基糖苷类,疗程需延长至2～3周以上。对青霉素过敏者可采用环丙沙星、四环素、链霉素、红霉素及氯霉素等抗生素。

五、预防

1. 管理传染源

严格隔离并治疗病畜,不用其乳类。死畜严禁剥皮或煮食,应焚毁或加大量生石灰深埋在地面2 m以下。

2. 切断传播途径

必要时封锁疫区。对病人的衣服、用具、敷料、分泌物、排泄物等分别采取煮沸、含氯石灰(漂白粉)、环氧乙烷、过氧乙酸、高压蒸汽等消毒灭菌措施。对染菌及可疑染菌者应予严格消毒。畜产品加工厂须改善劳动条件,加强防护设施,工作时要穿工作服、戴口罩和手套。

3. 保护易感者

对流行区人群进行卫生宣传教育,个人应养成良好卫生习惯,防止皮肤受伤,如有皮肤破损,立即涂搽3%～5%碘酒,以免感染。对接触病畜的畜群或经常发生炭疽的畜群进行无毒芽孢菌苗接种。对接种炭疽病疫苗不推荐也不允许用于公众疾病防治。

第六节 钩端螺旋体病

钩端螺旋体病简称"钩体病",是由一组致病性钩端螺旋体(简称"钩体")

引起的急性自然疫源性传染病。以起病急、高热、倦怠无力、全身酸痛、结膜充血、腓肠肌压痛、表浅淋巴结肿大为主要症状。

一、病原学

钩体细长丝状，有 12～18 个螺旋，菌体的一端或两端弯曲成钩状。钩体革兰染色阴性的需氧菌，柯氏（korthof）培养基中生长良好。钩体对干燥非常敏感，数分钟即可死亡；极易被常用消毒剂（如稀盐酸、70% 酒精、漂白粉、肥皂水）灭活。

二、流行病学

1. 传染源

鼠类和猪是主要传染源。黑线姬鼠、猪是稻田型钩体病和洪水型钩体病的重要传染源。目前尚未证实人作为传染源的证据。

2. 传播途径

钩体病主要是直接接触传播。除个别由实验室感染外，几乎都是接触被钩体污染的环境所致。农民光脚下田，钩体直接侵入手足皮肤造成感染。

3. 人群易感性

各种人群对钩体普遍易感。感染后可获得较强的同型免疫力，但部分型间或群间也有一定交叉免疫。新入疫区的人群发病率常常高于疫区居民。

4. 流行特征

此病分布广泛，遍及世界各地，热带和亚热带地区较为严重。我国 28 个省、市、自治区有本病流行，以中南、西南、华东等地区多见。集中在夏秋季节，常以 8—9 月为高峰，呈散发流行；青壮年农民为主，男性高于女性。

三、临床表现

潜伏期 7～14 d，平均 10 d。根据钩体病时期和临床表现分为 3 型。

1. 败血症型

钩体病早期为败血症型，又称流感伤寒型钩体病。起病急、发热、头痛、肌痛、全身乏力、结膜充血、浅表淋巴结肿大触痛等，类似流行性感冒。典型症状是肌肉疼痛，以腓肠肌明显，伴有明显触痛。钩体病的眼结膜充血，不伴有明显畏光及分泌物。表浅淋巴结主要为引流上下肢的腋窝及腹股沟处肿大，质软活动，伴有触痛。如注意上述特点，结合流行病学资料，有一定的特征性。

2. 器官损害型

器官损害期在病程 4～8 d 出现。分为黄疸出血型、肺出血倾向型、肾功能损害型和脑膜炎型。

（1）黄疸出血型。轻型病例以肝脏损害、出血与肾损害。肝损害表现为食欲不振、恶心、呕吐、血清丙胺酶增高、肝脏肿大、触痛；出血：鼻出血、皮肤黏膜淤血瘀点、咯血、尿血、阴道流血等；肾损害：少尿、血尿、蛋白尿、管型尿，氮质血症和尿毒症。

（2）肺出血倾向型。肺出血型和弥漫性肺出血型两型。前者表现痰中带血，少量湿啰音，双肺散在小片阴影；后者发热、面色苍白、心悸、气急、烦躁、心慌，然后大量咯血，甚至鼻涌血窒息而死。

（3）肾功能损害型。钩体病发生肾损害十分普遍，主要表现蛋白尿及少量细胞和管型。严重的出现氮质血症，少尿或无尿，甚至肾功能衰竭。肾功能不全是引起重型黄疸出血型患者死亡的主要原因。

（4）脑膜炎型。临床上少见。多发生在 3～4 d，表现为头痛、呕吐、颈项强直、神志障碍、瘫痪、昏迷等脑炎的临床表现。钩体病患者脑脊液检查，70% 的有轻度蛋白增加及少量白细胞，约半数病例可培养分离出钩体。

3. 恢复期

部分患者退热后于恢复期可再次出现临床症状和体征，称钩端螺旋体后恢复期症状。主要有后发热、眼后发症、反应性脑膜炎和闭塞性脑动脉炎。后发热发生在热退后 1～5 d，再次发热，38℃，不需抗生素治疗，经 1～3 d 而自行退热。眼后发症多发生在波摩那群钩体感染，退热后 1 周至 1 个月出现，以葡萄膜炎、虹膜睫状体炎常见。反应性脑膜炎是指少数患者在后发热的同时出现脑膜炎表现，但脑脊液培养阴性，预后良好。闭塞性脑动脉炎病后半月至 5 个月出现，表现为偏瘫、失语、多次反复短暂肢体瘫痪。脑血管造影证实有脑基底部多发性动脉炎。

四、辅助检查

1. 血液检查

白细胞总数增高，50% 患者可达 $10 \times 10^9 \sim 20 \times 10^9$ 个/L，中性粒细胞增多，血小板减少，出凝血时间延长，血沉加快。

2. 尿液检查

约 70% 患者尿有轻度蛋白、白细胞、红细胞和管型。

3. 病原体镜检

血涂片经镀银染色、荧光抗体染色、免疫酶染色后直接镜检，可检出形态典型的钩体；加抗凝剂的血液经离心，取沉淀物制成悬滴标本，暗视野镜检，可见活的钩体。

4. 血清学检测

可用补体结合试验等检测血清抗体，双份血清抗体升高 4 倍以上才有诊断意义。

五、诊断

依靠流行病学，临床症状和实验室诊断。

六、治疗

治疗各型钩体病应做到"三早一就地"的原则，即早期发现、早期诊断、早期卧床休息和就地治疗，减少搬运过程中出现的意外情况。

1. 支持治疗

卧床休息，给予高热量、维生素 B 和维生素 C，易消化食物，保持水、电解质和酸碱平衡；出血严重者应立即输血、应用止血剂。肺大出血者，应用镇静剂；肝功能损害者应保肝治疗。

2. 抗菌治疗

钩体对青霉素高度敏感。青霉素过敏者，用庆大霉素、四环素、多西环素、吉他霉素。

3. 对症治疗

黄疸出血型患者常有肝肾功能障碍及出血倾向，给以维生素 K 注射；重型病例加用肾上腺皮质激素短程治疗；肾功能不全者采用腹膜透析或血透析治疗。弥漫型肺出血者给以适当镇静剂，大剂量氢化可的松配合抗菌药物控制病情。

七、预防

1. 控制传染源

加强田间灭鼠、家畜（主要为猪）粪尿的管理为主要措施。提倡圈猪积肥、尿粪管理，防止污染水源、稻田、池塘、河流。

2. 切断传播途径

流行地区和流行季节不得在疫水中游泳、嬉水、涉水。收割水稻前放干田水，或放农药处理，加强个人防护、皮肤涂防护药。

3. 预防接种及药物预防

钩体菌苗要在每年流行季节前半个月到 1 个月开始接种，前后注射 2 次，相隔半个月。药物预防用多西环素 200 mg，在接触疫水期间每周口服 1 次。实验室以外接触可能感染钩体者，用多西环素 200 mg，或注射青霉素 2 ～ 3 d，预防发病。

4. 开展群众性综合性预防措施

灭鼠和预防接种是控制钩体病暴发流行，减少发病的关键。

第十二章 蠕虫传染病

第一节 血吸虫病

血吸虫是一种寄生虫,寄生于人体的血吸虫主要有5种,即日本血吸虫、埃及血吸虫、曼氏血吸虫、间插血吸虫和湄公血吸虫。我国流行的是日本血吸虫病。

一、病原学

日本血吸虫寄生于人和哺乳动物的肠系膜静脉血管中,雌雄异体,发育分成虫、虫卵、毛蚴、母胞蚴、子胞蚴、尾蚴及童虫等7个阶段。虫卵随血流进入肝脏,或随粪便排出。虫卵在水中数小时孵化成毛蚴。毛蚴在水中钻入钉螺体内,发育成母胞蚴、子胞蚴,直至尾蚴。尾蚴从螺体逸入水中,遇到人和哺乳动物,即钻入皮肤变为童虫,以后进入静脉或淋巴管,移行至肠系膜静脉中,直至发育为成虫,再产卵。血吸虫尾蚴侵入人体至发育为成虫约35 d。

二、流行病学

1. 传染源

粪便中排卵的感染者或感染动物均为传染源。血吸虫终宿主除人之外,还有牛、羊、马、猪、犬、鼠、兔、獐、猴、狐、豹等。

2. 传播途径

血吸虫病是通过接触传播，即当人、畜接触含有血吸虫尾蚴的水体而感染。也可因饮用疫水或漱口时被尾蚴侵入口腔黏膜受染。

3. 人群易感性

易感者是对血吸虫有感受性的人或动物，无性别、年龄和种族差异。

4. 流行特点

血吸虫病是地方性疾病，主要分布在亚洲、非洲、拉丁美洲的 73 个国家。日本血吸虫病分布于中国、日本、菲律宾、印度尼西亚、泰国等亚洲国家和地区；我国 13 个省、市、自治区有本病分布；全年均可发病，集中在 4—10 月，以 5—8 月高发。

三、临床表现

急性血吸虫病：潜伏期平均为 40 d，多数在 3 周～2 个月。主要症状为发热与变态反应。热型以间歇型和弛张型为多，重者可为持续型，体温可在 40℃左右持续较长时间，可伴有神志迟钝、昏睡、谵妄、相对脉缓等毒血症症状。热程一般在 1 个月左右，重者达数月。大多数病人有肝脾肿大，有的出现腹水。

慢性血吸虫病：接触疫水 1～2 天后，可出现尾蚴性皮炎。一般无明显症状，少数有轻度的肝脾肿大。如感染较重，可出现腹泻、腹痛、黏液血便等。病人有不同程度的消瘦、乏力。

晚期血吸虫病：根据临床症状可分为 4 种类型，即巨脾型、腹水型、结肠增殖型及侏儒型。

四、诊断

有疫水接触史；典型的症状和体征，粪便检查找到血吸虫卵，或血清学检查发现（血吸虫）抗体或（和）抗原，且滴度很高。

五、治疗

查出的病人、病畜要及时治疗。20 世纪 70 年代我国合成了吡喹酮，是一种安全、有效、使用方便的治疗药物。对晚期患者常在接受中药调理后，再做杀虫治疗或外科手术治疗等。

六、预防

1. 控制传染源

在疫区，每年对病人病畜开展普查与普治是控制传染源的重要措施。

2. 切断传播途径

灭螺是切断传播途径的关键。灭螺应结合农田基本建设，兴修水利，彻底改变钉螺孳生和生存分布的环境；因地制宜采用物理方法和化学药物灭螺。加强粪便管理，防止人畜粪便污染水源，严格做到无害化处理。保护水源，改善用水，做到饮用水消毒处理。

3. 保护易感人群

严禁接触疫水，禁止在疫水游泳、戏水；收割、捕捞、作战训练必须与疫水接触时，穿桐油布鞋、长筒胶鞋、塑料防护裤，确实做好个人防护措施。

第二节　弓形虫病

弓形虫病又称弓形体病，是由球虫弓形体所引起的一种寄生原虫性人畜共患传染病。为隐性感染，临床表现比较复杂，症状和体征缺乏特异性，易造成误诊，弓形虫可引起中枢神经系统损害和全身性传播感染。先天感染可导致胎儿畸形，且病死率较高。

一、病原学

弓形虫属顶端复合物亚门、孢子虫纲，细胞内寄生性原虫；生活史有 5 种形态，即滋养体、包囊、裂殖体、配子体和卵囊。感染早期：弓形虫播散到全身器官及组织，引起相应的病变。感染晚期：机体对弓形虫产生特异性抗体，在组织内形成包囊，原有病变趋于静止状态。入侵人体后，部分人不产生症状，属隐性感染；少数隐性感染者，当免疫功能低下时能导致病变；病原体在宿主细胞内增殖后，使细胞变性肿胀以致细胞破裂，弓形体再侵入其他细胞，如此反复引起组织器官的损害。

二、流行病学

1. 传染源

弓形虫主要传染源是哺乳类动物和禽类。猫为最大传染源，其次猪、羊、狗、鼠等为重要传染源。患者作为传染源的意义不大。

2. 传播途径

先天弓形虫病是经胎盘传染的；获得弓形虫病主要是经口感染，食入被卵囊污染的食物和水，吃未煮熟的肉、蛋、奶感染；其次是接触感染，密切接触了猫、狗、猪等的黏液、痰和唾液被感染；实验人员和尸解受伤受染。其他是输血、器官移植和工作意外感染。

3. 易感人群

人群普遍易感。动物饲养员、屠宰人员、医务人员、胎儿、免疫抑制治疗者以及肿瘤、器官移植和艾滋病患者为高危人群，较易感染。

4. 流行特征

本病分布全球，动物、人的感染均极普遍；其次猪、犬、羊、牛、马易被感染；农村发病率高于城镇，成人高于儿童；国内发病率远低于某些西方国家，与生活饮食习惯有关。

三、临床表现

多数是没有症状的带虫者，仅少数人发病。临床上轻型多为隐性感染，重者可出现多器官功能损害。

1. 先天性弓形虫病

主要发生在初次感染的孕妇，呈急性经过。母体感染如发生在妊娠早期，多引起流产、死产或生下发育缺陷儿；妊娠中期感染，多出现死胎、早产和严重的脑、眼疾患；妊娠晚期感染，胎儿发育可以正常，但可有早产，或出生数月或数年后才逐渐出现症状，如心脏畸形、心脏传导阻滞、耳聋、小头畸形或智力低下。

2. 获得性弓形虫病

因虫体侵袭部位和机体反应性不同而呈现不同的临床表现。轻者多为隐性感染，主要表现为淋巴结肿大。重者则出现中枢神经系统症状。在艾滋病及恶性肿瘤等免疫功能低下者，常表现为脑炎、脑膜脑炎、癫痫和精神异常。眼病表现以脉络膜视网膜炎为多见，成人表现为视力突然下降，婴幼儿可表现出对外界事物反应迟钝，也有出现虹膜睫状体炎等，多见双侧变，视力障碍的同时常伴全身反应或多器官病损。

四、辅助检查

1. 病原检查

（1）直接镜检：用常规染色法或者免疫细胞化学法检测可发现弓形虫的滋养体或包囊。

（2）分离弓形虫：将体液或组织液接种小白鼠腹腔或做组织细胞培养，分离弓形虫。

（3）弓形虫 DNA 检测：应用核酸原位杂交或聚合酶链反应（PCR）方法检测弓形虫 DNA，有助于弓形虫感染诊断。

2. 免疫学检查

（1）检测抗体：以完整虫体作为抗原来检测血清中抗虫体表膜的抗体。常用的检测方法有：①染色试验（DT）：检测 IgG 抗体，抗体效价 1∶256 提示为活动性感染，1∶1 024 为急性感染。②间接荧光抗体试验：检测 IgM 和 IgG 抗体，血清抗体效价 1∶64 为既往感染。③间接血凝试验（IHA）：试验方法简便，但一般在病后一个月左右出现阳性。结果判断同 IFAT。④酶联免疫吸附试验（ELISA）：可检查 IgM 与 IgG 抗体，可用于抗原鉴定。⑤放射免疫试验（RIA）：具有高度敏感性和特异性。

（2）检测抗原：用免疫学方法检测宿主细胞内的病原（速殖子或包囊）、在血清及体液中的代谢或裂解产物（循环抗原）是早期诊断和确诊的可靠方法。

3. 皮内试验

以受染小白鼠腹腔液或鸡胚液做抗原，常出现延迟性、结核菌素反应，可用作流行病学调查。

五、诊断

本病临床表现复杂，诊断较难。临床表现，如脉络膜视网膜炎及积水、小头畸形、脑钙化等应考虑本病可能。确诊有赖于实验室检查。

六、治疗

1. 病原治疗

多数用于治疗本病的药物对滋养体有较强的活性，而对包囊无效。目前抗弓形虫有效药物：乙胺嘧啶和磺胺嘧啶、螺旋霉素、乙胺嘧啶、克拉霉素、红霉素、克拉霉素、磺胺嘧啶等联合用药。

2. 支持疗法

可采用加强免疫功能的措施。对眼弓形虫病和弓形虫脑炎等可应用肾上腺皮质激素以防治脑水肿等。

七、预防

1. 控制传染源

控制病猫；妊娠妇女应做血清学检查；妊娠初期感染本病者应做人工流产，中、后期感染者应予治疗；供血者血清学检查弓形虫抗体阳性的不应供血；器官移植者血清抗体阳性者亦不宜使用。

2. 切断传染途径

勿与猫、狗等密切接触，防止猫粪污染食物、饮用水和饲料。不吃生的或不熟的肉类和生乳、生蛋等。

3. 保护易感人群

加强卫生宣教、搞好环境卫生和个人卫生。加强对动物饲养员、屠宰人员和医护人员的个人防护，并定期检查。

第三节　蛔虫病

蛔虫病是由蛔线虫引起的一种最常见肠道寄生虫性传染病。临床上以腹痛、消化不良、胃肠功能紊乱等为主要症状，还可引起肠梗阻并发症。

一、病原学

蛔虫成虫为长圆柱形，形似蚯蚓的线虫，寄生于小肠上段，呈乳白色或粉红色。雌虫每日产卵约 20 万个，虫卵分受精卵和未受精卵，后者不能发育。受精卵随粪便排出，在适宜的环境下发育为含杆状蚴卵（感染性虫卵），此时被人吞食后即可受感染，整个发育过程需 10～11 周，最终发育为成虫。宿主体内的成虫数目约一至数十条，最多可寄生 1 000 多条。蛔虫卵在外界的抵抗力很强，5～10℃土壤可存活 2 年，干燥环境中可存活 2～3 周，不易被化学药物杀死。加热至 60～65℃水中 5 min 即死亡。直射阳光能很快杀死蛔虫卵。

二、流行病学

1. 传染源

肠道蛔虫感染者、病人是本病的传染源。

2. 传播途径

主要传播途径是粪—口传播，食入了被虫卵污染的食物、饮水感染；其次吸入附在尘土上的蛔虫卵经鼻咽部进入消化管感染。

3. 人群易感性

人群普遍易感，动物实验表明，多次感染可产生一定免疫力，可阻止移行中的幼虫发育为成虫，但尚缺乏人体方面的资料，成人感染率降低可能与免疫力增强有关。

4. 流行特征

蛔虫病是最常见的蠕虫病，是一种世界性分布的疾病，发展中国家的农村发病率尤高。世界上大约 1/4 的人感染蛔虫。我国地理分布极广，人群感染蛔虫的季节与当地的气候、生产和生活活动密切相关，除冬季外一般均能引起传播，以 7、8 月最高。地区分布农村高于城市，与当地粪便污染环境及卫生状况差有关。年龄分布是儿童高于成人，无性别差异。

三、临床表现

1. 幼虫期致病

可出现发热、咳嗽、哮喘、血痰以及血中嗜酸性粒细胞比例增高等临床征象。

2. 成虫期致病

①患者常有食欲不振、恶心、呕吐以及间歇性脐周疼痛等表现；②可出现荨

麻疹、皮肤瘙痒、血管神经性水肿以及结膜炎等症状；③突发性右上腹绞痛，并向右肩、背部及下腹部放射。疼痛呈间歇性加剧，伴有恶心、呕吐等。

四、辅助检查

由于蛔虫产卵量大，采用直接涂片法，查 1 张涂片的检出率为 80% 左右，查 3 张涂片可达 95%。对直接涂片阴性者，可采用沉淀集卵法或饱和盐水浮聚法，检出效果更好。

五、诊断

自患者粪便中检查出虫卵，即可确诊。对粪便中查不到虫卵，而临床表现疑似蛔虫病者，可用驱虫治疗性诊断，根据患者排出虫体的形态进行鉴别。疑为肺蛔症或蛔虫幼虫引起的过敏性肺炎的患者，可检查痰中蛔蚴确诊。

六、治疗

积极治疗病人和带虫者是控制传染源的重要措施。驱虫治疗既可降低感染率，减少传染源，又可改善儿童的健康状况。驱虫时间宜在感染高峰之后的秋、冬季节，学龄儿童可采用集体服药。再感染者，每隔 3～4 个月驱虫 1 次；有并发症者，及时送医院治疗，常用的驱虫药物有丙硫咪唑、甲苯咪唑、旋咪唑和枸橼酸哌嗪。

七、预防

加强宣传教育，普及卫生知识，注意饮食卫生和个人卫生，做到饭前、便后洗手，不生食未洗净的蔬菜及瓜果，不饮生水，防止食入蛔虫卵，减少感染机会。

使用无害化人粪做肥料，防止粪便污染环境是切断蛔虫传播途径的重要措施。在使用人粪做肥料的地区，采用五格三池贮粪法使粪便中虫卵大部分沉降在池底。利用沼气池发酵，既可解决农户照明、煮饭；又有利于粪便无害化处理。可半年左右清除 1 次粪渣。此时，绝大部分虫卵已失去感染能力。还可采用泥封堆肥法，3 d 后，粪堆内温度可上升至 52℃或更高，可以杀死蛔虫卵。

第四节 肠绦虫病

肠绦虫病系由寄生在肠道内幼绦虫所引起的传染性疾病。我国所见主要是牛肉绦虫病与猪肉绦虫病。上腹隐痛，少数可有消瘦、乏力、食欲亢进等临床症状，偶有神经过敏、磨牙、失眠等神经系统症状。短膜壳绦虫感染轻者常无症状，重度感染可有腹痛、腹泻、食欲减退、头昏、消瘦等症状。

一、病原学

绦虫属扁平动物门的绦虫纲，多节绦虫亚纲的圆叶目与假叶目。我国以牛带绦虫与猪带绦虫最多见，其次是短膜壳和长膜壳绦虫；肠绦虫为雌雄共体，人是猪肉绦虫和牛肉绦虫及短膜壳绦虫的终宿主。猪肉绦虫成虫乳白色，扁长如带、分节，寄生于人体小肠，头节埋于黏膜内。牛肉绦虫生活史与猪肉绦虫相同。被吞入的虫卵发育为成虫需 2～4 周，猪肉绦虫在人体内存活 25 年以上，牛肉绦虫寿命可达 30～60 年。

二、流行病学

1. 传染源

绦虫病患者是猪带绦虫与牛带绦虫的唯一传染源，不断从粪便中排出虫卵，使猪、牛感染后引起牛与猪的囊尾蚴病。

2. 传播途径

（1）生食或食未煮熟的含有囊尾蚴的猪肉或牛肉而感染。

（2）菜刀、砧板生熟不分所致交叉污染。

3. 人群易感性

人群普遍易感，以猪带绦虫多见，感染囊尾蚴后可产生一定程度的带虫免疫。

4. 流行特征

带绦虫病呈世界性分布，其中牛带绦虫在有吃生的或未熟牛肉习惯的地区或民族中感染率较高，呈地方性流行，而在一般地区仅有散在感染，在我国分布较广，以男性为多。猪带绦虫在国内分布普遍，感染率0.1%～1%，发病以青壮年为多，男性多于女性，有食生猪肉习俗的少数民族地区感染率较高，现已明显下降，主要与人的饮食习惯及对猪的饲养方法改善有关。

三、临床表现

潜伏期一般2～3个月，亦有长达5～6个月。

主要表现是粪便中出现带状节片。牛带绦虫孕节活动性强，可自动从肛门逸出，对病人精神构成威胁。患者也可有消化不良、腹痛、腹泻、恶心、呕吐及神经系统症状（如头痛、头晕、失眠、磨牙等），但多不严重。病久则脾胃功能受损，加之绦虫吸食营养物质，故在上述症状的基础上常伴有面色萎黄或苍白、形体消瘦、倦怠乏力、食欲不振等症状。亦可有皮肤瘙痒、荨麻疹等过敏症状。女性患者症状出现率高且表现重。个别可因感染量多或虫体结团而发生肠梗阻。

四、辅助检查

1. 粪便检查

大多可找到绦虫卵，尤以粪便厚涂片的检出阳性率较高。但镜检不能鉴别其种类。

2. 肛拭涂片检查

肛拭检查时牛带绦虫感染诊断比粪便查卵为高，而猪带绦虫感染的肛拭检查阳性率远较牛带绦虫感染者为低。

3. 妊娠体节检查

绦虫种类的鉴别在于检查其妊娠体节内子宫的主要分支。服驱虫药后发现虫头，亦可从有无小钩而予以区别。

4. 免疫学检查

以不同虫体匀浆或虫体蛋白质作抗原进行皮内试验、环状沉淀试验、乳胶凝集试验等，阳性率可达73%～99%。

五、诊断

流行病学资料有生食或食未煮熟的猪肉或牛肉及屠宰场工作史；临床表现多

有白色扁平节片自粪便中排出或从肛门自动逸出史；实验室检查粪便多次检查大多数可查到虫卵。绦虫种类的鉴别主要根据妊娠节片子宫分枝的数目。

六、治疗

肠绦虫病以驱虫治疗为主。

1. 吡喹酮

为新型广谱抗蠕虫药，高效抗绦虫药。成人剂量 0.5 g，儿童 0.2 ～0.3 g，空腹、顿服，1 h 后服泻药，效果良好，不良反应轻。

2. 灭绦灵（氯硝柳胺）

氯硝柳胺原为杀灭钉螺的药物，但对猪及牛带绦虫均有良好疗效。剂量为空腹先服 1 g，隔 1 h 再服 1 g，服药时将药片充分嚼碎吞下，而饮水量应少，使药物在十二指肠上部即达较高浓度。2 h 后服泻药。小儿剂量减半。

3. 甲苯咪唑

广谱驱虫药，成人 300 mg/d，分 2 次口服，连服 3 d。疗效好，不良反应少。有致畸作用，孕妇不宜使用。

4. 槟榔、南瓜子合用

南瓜子与槟榔合用治疗牛带绦虫治愈率较高，治疗绦虫病时都采用两药合用。早晨空腹南瓜子仁粉 60 ～120 g，2 h 后服槟榔煎剂（槟榔 60 ～90 g，水煎 1 h）再过 0.5 h 服泻药。一般在 3 h 内即有完整活动的虫体排出，少数患者可能于下午或次日排出虫体。

5. 仙鹤草

用根芽全粉 30 ～50 g，服后不需给泻剂。亦可用草芽浸膏、鹤草酚单体或鹤草酚粗晶片，但应服硫酸镁导泻。

6. 丙硫咪唑

对绦虫也有较好疗效，剂量是每天 400 mg，连服 6 d。

七、预防

开展卫生宣传，彻底治疗病人，减少以至消除传染源。

加强屠宰工作管理，严格肉类检疫，不准出售米猪肉或有囊虫的牛肉。猪肉在 −12℃储藏 12 h，囊尾蚴即可死亡。冷藏牛肉在 −23 ～ −22℃保存 10 d 才能保证杀死肉中的囊尾蚴。纠正吃生肉和未经煮熟的猪、牛肉的习惯，将肉类煮熟烧透，菜刀与菜板应生熟分开。

搞好粪便管理，防止粪便污染草地、水源，加强猪、牛管理，防止牲畜受绦虫感染，以杜绝人畜感染。

第五节　丝虫病

丝虫病是由线形动物门的丝虫总科通常称为丝虫的一类线虫寄生于人体所引起。丝虫是由其中间宿主——吸血节肢动物传播并寄生于人体及其他脊椎动物，包括哺乳类、禽类、爬行类、两栖类的寄生线虫的统称。

一、病原学

病原体为马丝状线虫、指形丝状线虫和鹿丝状线虫，为丝虫目、丝状科、丝状属之线虫。马丝状线虫雄虫长 40～80 mm；雌虫长 70～150 mm，尾端呈圆锥形；微丝蚴长 190～256 μm。丝状线虫雄虫长 40～60 mm；雌虫长 60～120 mm，尾端为一球形的纽扣状膨大，表面有小刺；微丝蚴有鞘，长 240～260 μm。指形丝状线虫雄虫长 40～50 mm；雌虫长 60～80 mm，尾末为一小的球形膨大，其表面光滑或稍粗糙；微丝蚴大小与鹿丝状线相似。丝虫成虫可寄居于人和动物的淋巴系统、皮下组织、体腔和心血管等处。丝虫成虫细长如丝，雌虫产出的幼虫称微丝蚴。

二、流行病学

1. 传染源

带微丝蚴的人是本病的主要传染源。马来丝虫还可在猫、犬、猴等哺乳动物体内寄生，有可能成为动物传染源。

2. 传播途径

通过雌蚊叮咬传播。班氏丝虫病主要传播媒介是淡色库蚊、致乏库蚊，马来丝虫以中华按蚊为主要媒介。

3. 人群易感性

人群普遍易感。男女发病率无明显差异。20～25 岁的感染率与发病率最高，

1 岁以下者极少。病后免疫力低，常反复感染。

4. 流行特征

班氏丝虫病的分布很广，以亚洲和非洲较为严重。美国的南卡罗来纳州，欧洲的葡萄牙、西班牙、意大利和希腊等地曾有班氏丝虫病流行，但现在已不存在。我国有班氏和马来两种丝虫病流行，分布于山东、河南、湖北、安徽、江苏、上海、浙江、江西、福建、广东、海南、湖南、广西、贵州、四川、重庆16 个省、自治区、直辖市的 864 个县、市。

三、临床表现

潜伏期早者 3 个月，晚者 2 年，一般约 1 年。

1. 急性期

（1）淋巴结炎和淋巴管炎：呈不定时周期发作，每月或数月发作一次。发作时患者畏寒发热，全身乏力。

（2）丝虫热：周期性突然发生寒战，高热，持续 2 d 至 1 周消退。

（3）精囊炎、附睾炎、睾丸炎：主要见于班氏丝虫病。

2. 慢性期

由淋巴系统增生和阻塞引起，但多数病例炎症和阻塞性病变常交叉重叠出现。

（1）淋巴结肿大和淋巴管曲张。

（2）阴囊淋巴肿。

（3）鞘膜腔。

（4）象皮肿。

检查：①白细胞总数和分类。白细胞总数在 $10 \times 10^9 \sim 20 \times 10^9$ 个/L，嗜酸性粒细胞显著增高。②微丝蚴检查。是确诊丝虫病主要依据。一般在晚 10 时至次晨 2 时间验血，阳性率较高。③活组织检查。血中微丝蚴检查阴性者可取皮下结节、浅表淋巴结、附睾结节等病变组织活检，确定诊断。

四、治疗

1. 对症治疗

（1）急性淋巴管炎及淋巴结炎：可口服强的松、保太松、阿司匹林，疗程 2～3 d。有细菌感染者加用抗菌药物。

（2）乳糜尿：卧床休息，抬高骨盆部，多饮开水，多食淡菜，限制脂肪、蛋白饮食，并用中药治疗。

（3）象皮肿：①保持患肢皮肤清洁，避免挤压摩擦及外伤。②辐射热烘绑疗法：将患肢放入砖砌腿炉或电烘箱内，温度60～100℃，每日或隔日1次，每次30 min，1个月为一疗程，1 a内可行2～3个疗程。③外科疗法：对下肢严重者可施行皮肤移植术，阴囊象皮肿可施行整形术。

2. 病原治疗

（1）海群生（又名乙胺秦、益群生）：对微丝幼和成虫均有杀灭作用。海群生对马来丝虫病疗效比班氏丝虫病迅速完全。

（2）左旋咪唑：对微丝蚴有较好疗效。剂量4～5 mg/（kg·d），分2次服，疗程5 d。与海群生合用可提高疗效。

第六节　姜片虫病

姜片虫病是由布氏姜片吸虫（简称姜片虫）寄生于人、猪小肠内所致的人畜共患肠道寄生虫性传染病。由生食受姜片虫囊蚴污染的菱角、藕节、荸荠等水生植物而感染。临床上以腹痛、腹泻为主要表现，严重时可引起全身症状。

一、病原学

姜片虫呈肉红色，质地柔软不透明，呈长椭圆形。经甲醛液或乙醇固定后，呈灰白色，边缘颜色较深、质地变硬，形似姜片，所以称为姜片虫。其引起的疾病则被称为姜片虫病。虫体长20～75 mm（个别可达104 mm），宽8～20 mm，厚0.5～3 mm。雌雄同体，虫体的前端和腹面各有1个口吸盘和腹吸盘。成虫多寄生在人和猪的十二指肠和空肠内，偶尔也寄生于胃及大肠内。

二、流行病学

1. 传染源

人和猪是姜片虫的终宿主，因而病人和受感染的猪为本病主要传染源，猪是姜片虫重要宿主。

2. 传播途径

流行区人群因生食含有姜片虫囊蚴的水生植物，将囊蚴吞入而感染。另有实验证实，姜片虫尾蚴可在水面上成囊，因而饮用生水亦有可能受感染。

3. 人群易感性

普遍易感，以 5～20 岁的儿童与青少年的发病率为最高，这与生食水生植物有关。感染后人对再感染无明显保护性免疫。

4. 流行特点

姜片虫流行于东南亚各国，前苏联、古巴、南非等地也偶有病例发生。国内除东北、内蒙古、新疆、西藏、青海和宁夏外，其余各省（区、市）均有人或猪姜片虫病流行，以水乡为主要流行区，并取决于居民是否有生食水生植物的习惯。姜片虫感染具有明显的季节性，一般在 9—10 月。

三、临床表现

潜伏期为 1～3 个月。

感染轻者多无症状或症状轻微，如食欲缺乏，偶有上腹部不适。感染较重者，常有间歇性上腹部隐痛、恶心、呕吐、食欲减退、腹泻，或腹泻与便秘交替出现。腹泻每日数次，量多，有奇臭，内含未消化食物。更严重者，如儿童，可出现全身乏力、精神萎靡、消瘦、贫血，有不同程度的水肿，少数病人由于长期慢性腹泻，呈水样便，或常有黏液血便，严重营养不良，继发肠道和肺部感染而发热，并可发展成全身衰竭而死亡。久病儿童可有生长发育障碍、智力低下、睡眠不安、维生素缺乏等症状。大量感染者（虫体数可达数千条）偶因虫体成团而并发肠梗阻。

四、诊断

流行区感染史有重要参考意义。具有消化不良、慢性腹泻、上腹部隐痛、食欲减退、营养不良等症状，并有生食水生植物或饮生水习惯者，应考虑本病。粪便中查出姜片虫卵或在吐、泻物中发现成虫时，可确诊为本病。

五、治疗

1. 一般治疗

重症病人应首先加强支持疗法，改善营养，纠正贫血，然后进行驱虫治疗。

2. 驱虫治疗

吡喹酮可作为治疗本病的首选药物，具有高效、低毒、使用方便等优点，且不良反应轻微。常用剂量为 15～20 mg/kg，1 次服药，治后 1 个月粪便虫卵转阴。

硫氯酚（别丁）成人剂量为 3 g，儿童为 50 mg/kg，晚间顿服或连服 2 晚，便秘者可加服泻药，1 次服药后疗效可达 70% 以上。少数病人可有轻度腹泻、腹痛等不良反应。

其他（如槟榔煎剂、硝硫氰胺）亦有一定疗效。

六、预防

1. 管理传染源

普查、普治病人，直至治愈。流行区猪应圈养，猪姜片虫病可用药物（如吡喹酮或硫氯酚等）治疗。

2. 切断传播途径

教育儿童勿生食或啃食带皮壳的菱角、荸荠等水生植物；不喝生水。猪食的青饲料或其他水生植物应煮熟后喂用，管好猪粪。养殖水生植物的池塘禁用新鲜粪便，粪便须经无害化灭卵处理后才可施用。积极开展养鱼灭螺或化学灭螺，如可应用生石灰、硫酸铵或茶籽饼杀死扁卷螺。

第七节　蛲虫病

蛲虫病是由蠕形住肠线虫寄生于人体引起的一种肠道寄生虫性传染病。以肛周瘙痒为主要变现，多发于小儿；严重者可出现阑尾炎、盆腔炎、腹膜炎、肠梗阻等不同的并发症。

一、病原学

蛲虫呈乳白色细线状，约 1 cm 长，寄生在小肠下段、回盲部、结肠和直肠。雌虫于夜间移行至肛门皮肤皱褶处附近产卵，虫卵在 6 h 内发育为含幼虫的感染性虫卵，被吞食后在肠内发育成成虫，此过程需 2～4 周。成虫寿命短，不超过2 个月。

二、流行病学

1. 传染源

人是蛲虫唯一的终宿主，病人是唯一传染源，排出体外的虫卵即具有传染性。

2. 传播途径

经口传播，肛门—手—口直接传播成为自身重复感染的主要途径。其次间接接触感染，接触虫卵污染的衣裤、玩具、被褥、家具等物品引起集体机构或家庭成员间感染。此外，空气吸入感染。

3. 人群易感性

人对本病普遍易感，并可反复多次感染。儿童及托幼机构最多见。

4. 流行特点

农村和偏远的地区感染率更高，男女之间无明显差别。有明显季节性，以11 月为高发，5 月次之，8 月最低；呈现家庭聚集。

三、临床表现

蛲虫病是小儿时期常见的寄生虫病，多见于 2～9 岁的儿童。以肛门和会阴部瘙痒、睡眠不安为特征。在集体儿童机构可引起流行。

雌虫移行至肛门及会阴部致局部奇痒，多在睡眠后发作而影响睡眠。造成小儿夜惊、哭闹、烦躁、食欲不振、恶心呕吐、腹泻、腹痛、消瘦等。蛲虫在肛门移行至女孩尿道或阴道可引起尿道和阴道感染。如钻入阑尾或腹膜，还可致阑尾炎、腹膜炎。

四、治疗

驱蛲虫治疗可快速有效治愈，由于感染途径和生活史的特性治疗需重复1～2次。

1. 病原治疗

阿苯达唑、甲苯咪唑为驱蛲虫的首选药物。阿苯达唑200 mg顿服，2周后重复1次；甲苯咪唑100 mg/d，成人与儿童剂量相同，连服3 d，治愈率接近达100%。

2. 外用药物

如蛲虫膏、2%白降汞软膏于肛门周围，有杀虫和止痒的双重作用。

五、预防

根据本病流行特点，单靠药物不易根治，需采取综合性防治措施。

1. 控制传染源

发现集体性儿童机构或家庭内感染者，应进行蛲虫感染普查，非单个病例应进行普查，7～10 d后重复治疗1次，以消除传染源。

2. 切断传播途径

是防治的基本环节之一。感染者要剪短指甲，饭前、便后洗手，勤换内衣裤并行煮沸消毒处理。对污染物品要进行煮沸或高温高压处理。加强卫生宣传教育，让群众了解蛲虫病的防治知识。

第八节 包虫病

包虫病是棘球绦虫的幼虫寄生在人体所致的一种人兽共患寄生虫病。呈现地方性，称之地方性寄生虫病；在流行区带有职业性损害的特点，被列为某些人群的职业病；从全球范围讲，为少数民族或宗教部落所特有的一种常见病和多发病。

一、病原学

细粒棘球绦虫长仅 1.5～6 mm，由 1 个头节和 3 个体节组成。成虫寄生于狗的小肠内，但狼、狐、豺等野生动物亦可为其终宿主。虫卵呈圆形，有双层胚膜，其形态与带绦虫虫卵相似，对外界抵抗力较强。

二、流行病学

1. 传染源

家犬和狐狸等野生动物是包虫病的主要传染源。

2. 传播途径

直接感染主要由于与狗密切接触，其皮毛上虫卵污染手指后经口感染。狗粪中虫卵污染蔬菜或水源，尤其人畜共饮同一水源，也可造成间接感染。虫卵随风飘扬，也可能经呼吸道感染。

3. 人群易感性

人感染主要与环境卫生以及不良卫生习惯有关。患者以农民与牧民为多，兄弟民族远较汉族为多。包虫囊生长缓慢，一般在儿童期感染，至青壮年期才出现明显症状。男女发病率无明显差别。

4. 流行特点

包虫病呈全球性分布，主要流行于畜牧地区，在中国以甘肃、宁夏、青海、新疆、内蒙古、西藏、四川西部、陕西为多见。河北与东北等省亦有散发病例。

三、临床表现

包虫病的病程缓慢，潜伏期 1～30 年。临床表现视其寄生部位、囊肿大小以及有无并发症而异。因寄生虫的虫种不同，临床上可表现为单房型、多房型和混合型包虫病。临床上根据棘球蚴所寄生的脏器，而命名为相应的包虫病。

1. 肝包虫病

是临床上最常见的一种棘球蚴病，其次是肺包虫病。

（1）症状：包虫囊压迫邻近组织或牵拉肝脏，可引起患者肝区疼痛，坠胀不适，上腹饱满、食欲减退。巨大肝包虫囊肿可使横膈抬高，活动受限，甚至出现呼吸困难。压迫胆总管可引起阻塞性黄疸。

（2）体征：包虫囊多位于肝脏右叶，近肝表面。体检时可发现右上腹或上腹部无痛性肿块，与肝脏相连。表面光滑，质地坚韧，有时可扪及波动感。肝包虫囊向下生长，压迫肝门区胆总管与门静脉，可引起阻塞性黄疸，门脉高压，甚至出现腹水。肝脏顶部包虫囊向上生长，引起膈肌升高，向胸腔突起。

2. 肺包虫病

感染早期往往无明显症状，常经体检透视而发现。囊肿长大压迫肺组织与支气管，患者可出现胸痛、咳嗽、血痰、气急，甚至呼吸困难。肺部棘球蚴囊破裂，可突然咳出大量清水样液或粉皮样内囊碎片和子囊。临床表现为阵发性呛咳，呼吸困难。可伴有过敏反应，甚至休克。若大血管破裂，可出现大咯血。

3. 脑包虫病

发病率较低，主要见于儿童。好发于脑顶叶及额叶，小脑脑室及颅底部少见，亦可见于硬脑膜及颅骨间等处。临床表现与一般占位性病变相似，出现癫痫、颅内压增高的症状，常被误诊为肿瘤。询问病史及脑 CT、脑磁共振等检查，有助于明确诊断。

4. 其他部位

眼包虫病很少见，主要见于眼眶。也可寄生在肾、膀胱、输尿管、前列腺、精索、卵巢、输卵管、子宫和阴道等泌尿生殖器官。此外，心、脾、肌肉、胰腺等部位也有棘球蚴寄生的报道，其症状与良性肿瘤相似。

包虫在人体多部位寄生，临床表现颇为复杂，但共同的表现可归纳为以下几个方面：①压迫和刺激症状：在包虫囊寄生的局部有轻微疼痛和坠胀感，如肝包虫病常见肝区胀痛、肺包虫病常见呼吸道刺激症状，脑包虫病有颅内压增高等一系列症状。②全身中毒症状：包括食欲减退、体重减轻、消瘦、发育障碍等。③局部包块：肝和腹腔包虫病常可触及不同大小包块，表面光滑，境界清楚。④过敏症状：常见的有皮肤瘙痒、荨麻疹、血管神经性水肿等，包虫破时经常引起严重的过敏性休克。晚期病人可见恶病质现象。

四、治疗

手术是首选治疗方法，对寄生人体各脏器包虫病主要是采取内囊穿刺摘除术、内囊完整摘除术等外科手术治疗。阿苯达唑、吡喹酮和甲苯达唑等药物对于早期体积较小的包虫病均有一定的疗效。新研制的阿苯达唑乳剂临床试验证明，在一定程度上可取代手术治疗。

五、预防

1. 加强流行区犬的处理和管制

包虫流行区野犬应一律灭绝，家犬严加限制，对必用的牧羊犬、猎犬或警犬等必须挂牌登记。定期驱绦虫和药物监测应列为常规制度，重度流行区规定每隔6周投药驱绦一次；轻度流行区改为3个月投药一次。

2. 严格肉食卫生检查

肉联厂或屠宰场要认真执行肉食的卫生检疫，病畜肝、肺等脏器感染包虫，必须妥善进行无活化处理，采用集中焚烧、挖坑深埋、药液毒等方法，切忌喂狗。

3. 大力开展卫生宣教

宣教方式可多样化，内容要简单通俗易懂、讲求实效，并要充分发动群众，做到家喻户晓，人人皆知。

第十三章　其他传染病

第一节　传染性单核细胞增多症

传染性单核细胞增多症（传单）是由 EB 病毒引起的一种急性或亚急性淋巴细胞良性增生的传染病。临床特征为发热、咽痛、淋巴结及肝脾肿大，周围血中淋巴细胞增多，并出现异型淋巴细胞，血清嗜异性抗体及 EB 病毒抗体阳性。

一、病原学

EB 病毒是一种嗜淋巴细胞的 DNA 病毒，属疱疹病毒属，主要侵入淋巴细胞。病毒颗粒在电镜下呈球形，直径 150～180 mm，病毒核酸为双链 DNA，通常以线性分子插入宿主细胞染色体 DNA 的整合方式和以环状分子游离细胞中的形式存在。EB 病毒有膜壳抗原、膜抗原、早期抗原、补体结合抗原、EB 病毒核抗原、淋巴细胞检查的膜抗原等 6 种。

二、流行病学

1. 传染源
患者和 EBV 携带者为传染源。
2. 传播途径
传播途径主要经口密切接触而传播（口—口传播），飞沫传播虽然有可能，但并不重要。

3. 人群易感性

本病多见于儿童及青少年，性别差异不大，6 岁以下儿童多呈隐性或轻型感染，15 岁以上感染后多出现典型症状。发病后可获得持久免疫力，第二次发病罕见。

4. 流行特点

本病世界各地均有发生，多呈散发性，也可引起小流行。一年四季均可发病。以晚秋至初春为多。

三、临床表现

发热，大多数为 38 ～40℃，个别可达 40℃以上，持续 1 ～2 周或 3 ～4 周。咽峡炎：咽痛是咽炎常见症状之一，但非咽炎所独有，许多其他疾病也会出现咽痛。咽部的疼痛感觉神经纤维来源于舌咽神经、三叉神经、副神经和迷走神经。可引起咽痛的疾病包括以下三类：咽部疾病引起的咽痛：各种咽部黏膜、咽充血明显，扁桃体肿大，有渗出。软硬腭交界处及咽弓处可出现小出血点或瘀点。淋巴结肿大为常见，全身淋巴结可累及，以颈部最常见。肝脾肿大及黄疸。可出现皮疹，头痛、呕吐，脑膜脑炎、瘫痪、昏迷等神经系统及心肺肾等器官受损。

四、诊断

发热、咽峡炎、淋巴结肝脾肿大、皮疹及头痛、脑膜炎等表现。血象中白细胞升高，见异型淋巴细胞 >10% 。嗜异凝集试验阳性。抗 EB 病毒抗体试验阳性。

五、治疗

发现病人及时隔离。目前尚无特效疗法。仅做对症治疗。肌肉注射恢复期血清 30 ～300 ml，可获得疗效。如并发脑膜脑炎、心肌炎、自身溶血性贫血或血小板减少性紫癜者，可使用皮质类固醇激素。也有人认为氯喹对严重患者有效。

六、预防

加强体育锻炼，提高机体抵抗力。减少口与口接触，减少本病发生。

第二节　破伤风

破伤风是由破伤风杆菌侵入人体伤口、生长繁殖、产生毒素可引起的一种急性传染病。破伤风杆菌及其毒素不能侵入正常的皮肤和黏膜，故破伤风都发生在伤后。一切开放性损伤均有发生破伤风的可能。

一、病原学

破伤风杆菌属于梭菌属的厌氧菌，细长杆状，有芽孢。芽孢不着色，无荚膜，大部分有鞭毛，能运动。对活组织、淋巴、血液无侵袭力，但可产生毒素引起发病。繁殖体与一般细菌抵抗力无太大差别，一般方法即可杀灭。芽孢抵抗力极强，可耐煮沸 15～90 min，120℃高压蒸汽 10 min。在 2% 过氧化氢中可生存24 h，阳光照射下可生存 18 d 以上。

二、流行病学

1. 传染源

家畜及人的粪便中带有该菌，其芽孢广泛存在于土壤浅层、污泥和尘埃中。

2. 传播途径

破伤风杆菌随泥土或异物进入伤口，或由伤口的不洁处理而被污染。

3. 人群易感性

人群普遍易感，但其发病率与伤口污染的机会大小以及伤口的处理是否恰当有密切关系。病后有一定的免疫力，但可再感染。

4. 流行特征

新生儿破伤风在不发达国家中，农村的发病率高于城市。破伤风发病无明显季节性，以农民为主，工人、学生次之，军人可因负伤受污染而患病。

三、临床表现

潜伏期通常 7～8 d，但也有短仅 2～4 h 或长达几个月或数年。典型表现为肌肉持续性强直收缩及阵发性抽搐，最初出现咀嚼不便，咀嚼肌紧张，疼痛性强直，张口困难，苦笑面容，吞咽困难，颈项强直，角弓反张，呼吸困难，甚至窒息。严重时往往危及生命。对声、光、震动、饮水、注射可诱发阵发性疼挛，患者神志始终清楚，感觉也无异常。一般无高热。肌肉的强直性收缩仅限于创伤附近或伤肢，一般潜伏期较长，症状较轻，预后较好。

除可发生骨折、尿潴留和呼吸停止外尚可发生以下并发症：窒息、肺部感染、酸中毒、循环衰竭。

四、实验室检查

白细胞总数及中性粒细胞增高；脑脊液偶有轻度蛋白质的增加；部分病例伤口分泌物培养可分离出破伤风杆菌。

五、诊断

急性起病，张口困难，苦笑面容，躯干与四肢肌肉持续强直，甚至阵发性疼挛等，而神志清醒。近期有创伤及伤口感染史。创伤组织或脓液的厌氧培养分离出破伤风杆菌。

六、治疗

1. 单间隔离

减少刺激，保持安静，严防交叉感染。

2. 伤口处理

彻底清创，用双氧水或 1∶1 000 的高锰酸钾液体冲洗，或湿敷伤口，开放伤口，绝禁缝合。伤口已愈合，一般不需清创。

3. 破伤风抗毒血清的应用

T. A. T 10 万～20 万单位，或 5 万单位加入 5% 葡萄糖溶液 500～1 000 ml 静滴。以后每日肌注 5 000～10 000 单位，直至症状好转。用前必须皮试，伤口周围也可注射 5 000～10 000 单位，必要时鞘内注射，人体破伤风免疫球蛋白也可应用，免于皮试。

4. 控制、解除肌肉强直性收缩

可用冬眠灵或苯巴比妥钠、10% 水合氯醛、安定、杜冷丁等。抽搐严重时可用硫喷妥钠液体静注。

5. 预防性气管切开

有呼吸困难时应及时气管切开，切开后应加强护理，及时吸痰，防止感染。

6. 抗生素的应用

静脉滴注青霉素 G，对青霉素过敏者可改用红霉素等。

七、预防

1. 正确处理伤口，及时彻底清创

对于一般小的伤口，可先用自来水或井水把伤口外面的泥、灰冲洗干净。有条件的可用碘酒等消毒剂处理伤口、包扎，迅速送医院进一步治疗。

2. 注意产妇卫生，器械严格消毒

3. 注射预防针

及时注射破伤风类毒素预防破伤风，避免发病。

第三节　梅毒

梅毒是由梅毒螺旋体引起的一种慢性传染病。包括主要通过性接触而传播的后天梅毒和通过胎盘传播的先天性梅毒。我国将其列为乙类传染病进行管理，分为一期梅毒、二期梅毒、三期梅毒和潜伏梅毒。

一、病原学

梅毒螺旋体是一种纤细的螺旋形微生物，透明不易染色故名苍白螺旋体，在暗视野显微镜下观察到螺旋体有 4～6 根鞭毛。梅毒螺旋体在人体外存活力低，干燥和阳光直射下很快死亡；40℃时失去传染力，56℃ 3～5 min、煮沸立即死亡；低温潮湿的环境下可存活数小时。对肥皂水和常用消毒剂敏感，能迅速杀灭。

二、流行病学

1. 传染源

梅毒是人类独有的传染病，病人和隐性梅毒患者是唯一的传染源。

2. 传播途径

性行为传播是梅毒的主要传播途径，占 95%；其次是其他直接接触（如接吻、哺乳）和接触病人分泌物传播而感染；此外，还有胎传，染梅毒的孕妇通过胎盘传染给胎儿。

3. 人群易感性

人群对梅毒螺旋体普遍易感。感染梅毒螺旋体后，机体逐渐产生免疫力，病期内不会再感染。

4. 流行特征

全球均有发病，集中在东南亚和非洲；一年四季均可发病和流行，不存在季节、年龄和性别差异，自然因素对本病流行无明显影响；嫖娼、妓女为高危人群。

三、临床表现

1. 获得性显性梅毒

（1）一期梅毒

主要特征是硬下疳，多发生在阴茎、龟头、冠状沟、包皮、尿道口、大小阴唇、阴蒂等部位，在感染苍白螺旋体后 2 个月内出现，呈单发、圆形或椭圆形、边界清晰的溃疡，高出皮面，软骨样硬度，4～6 周可自愈，留浅表的瘢痕或轻微色素沉着。

（2）二期梅毒

表现为二期梅毒疹，硬下疳消退后发生或重叠发生，出现多部位损害和多样病灶；常常侵犯皮肤、黏膜、骨骼、内脏、心血管、神经系统；梅毒进入二期时，梅毒实验室诊断均为阳性。梅毒疹。疹型为斑疹、丘疹、脓疱性梅毒疹及扁平湿疣、掌跖梅毒疹等多样性，反复发作、广泛对称、不痛不痒、愈后不留瘢痕，治疗后迅速消退。复发性梅毒疹。原发性梅毒疹自行消退后，20% 的二期梅毒病人复发，二期梅毒症状均可重新出现，多为环状丘疹。其他出现黏膜损害、毒性脱发、骨关节损害、眼梅毒、神经梅毒、复发梅毒和全身浅表淋巴结肿大。

（3）三期梅毒

1/3 的显性梅毒感染发生三期梅毒。

结节性梅毒疹好发于头皮、肩胛、背部及四肢的伸侧；树胶样肿好发于小腿部，为深溃疡形成，萎缩样瘢痕；发生在上额部时，组织坏死穿孔；鼻中隔骨质破坏形成马鞍鼻；舌部病变者成穿凿性溃疡；阴道损害形成膀胱阴道漏或直肠阴道漏。关节结节是梅毒性纤维瘤缓慢生长的皮下纤维结节，具对称性、大小不等、质硬、不活动、无痛、可自消。心血管梅毒主要侵犯主动脉弓部位，梅毒性心脏病。神经梅毒：梅毒性脑膜炎、脑血管梅毒、脑膜树胶样肿、麻痹性痴呆；实质性神经梅毒系脑或脊髓的实质性病损，前者形成麻痹性痴呆，后者表现为脊髓后根及后索的退行性变，感觉异常，共济失调等多种病征，即脊髓痨。

2. 获得性隐性梅毒

后天感染 TP 后未形成显性梅毒或显性梅毒经一定的活动期后症状暂时消退，梅毒血清试验阳性、脑脊液检查正常，获得性隐（潜伏）性梅毒；感染后 2 年内的称为早期潜伏梅毒；感染后 2 年以上的称为晚期潜伏梅毒。

3. 妊娠梅毒

孕期发生显性或隐性梅毒称为妊娠梅毒。妊娠梅毒时，苍白螺旋体可通过胎盘或脐静脉传给胎儿，形成以后所生婴儿的先天梅毒。孕妇因发生小动脉炎导致胎盘组织坏死，造成流产、早产、死胎，但近 1/6 的此病孕妇可生健康儿。

4. 先天性显性梅毒

早期先天梅毒：患儿出生后 3 周出现症状，全身淋巴结肿大，无粘连、无痛、质硬，多有梅毒性鼻炎；出生后 6 周出现皮肤损害，呈水疱、大疱型皮损或斑丘疹、丘疹鳞屑性损害；可发生骨软骨炎、骨膜炎，肝、脾肿大，血小板减少和贫血。无硬下疳表现是先天梅毒的特征。

晚期先天梅毒：多发生在 2 岁以后。一类是早期病变所致的骨、齿、眼、神经及皮肤的永久性损害，如马鞍鼻、郝秦森氏齿等，无活动性。另一类是仍具活动性损害所致的临床表现，如角膜炎、神经性耳聋、神经系统表现异常、脑脊液变化、肝脾肿大、鼻或颚树胶肿、关节积水、骨膜炎、指炎及皮肤黏膜损害。

5. 先天潜伏梅毒

未经治疗，无临床表现，但血清反应阳性，年龄小于 2 岁者为早期先天潜伏梅毒，大于 2 岁者为晚期先天潜伏梅毒。

四、诊断

主要根据病史、体格检查和实验室检查确诊。

五、治疗

治疗原则：做到早诊断、早治疗、疗程规则、剂量足够，做好性伙伴同查同治，定期进行临床和实验室随访。

（1）治疗要坚持早期进行、足量用药的原则。青霉素是治疗梅毒首选，对青霉素过敏，可选用四环素、红霉素。

（2）注意生活细节，防止传染他人。自己的内裤、毛巾及时单独清洗，煮沸消毒，不与他人同盆而浴。发生硬下疳或外阴、肛周扁平湿疣时，可以使用清热解毒、除湿杀虫的中草药煎水熏洗坐浴。

（3）早期梅毒患者要求禁止房事，患病两年以上者也应该尽量避免性生活，发生性接触时必须使用避孕套。如果患者未婚，那么待梅毒治愈后方允许结婚。

（4）患病期间不宜怀孕。如果患者发生妊娠，治疗要尽早开始。是否保留胎儿，应根据孕妇的意愿执行。

（5）二期梅毒发生时会出现全身反应，此时需要卧床休息。患病期间注意营养，增强免疫力。

六、预防与控制

1. 疫情报告与监测

（1）报告：建立健全疫情报告制度，按法规要求上报疫情，并进行流行病学个案调查。

（2）监测：疾病监测机构应纳入梅毒的监测。通过监测了解人群梅毒发生与流行情况和影响因素，预测其变动与发展的趋向，评价预防措施的效果。①高危人群监测：一期梅毒患者发病前的性伴侣；二期梅毒患者发病前1年的性伴侣；梅毒患者的家属；出租车与长途汽车司机；被拘留、收容、劳教单位内的暗娼、嫖客、流氓及被劳改的性犯罪人员等的筛检。②梅毒病人的监测：早期梅毒经充分治疗后，随访2～3年，治疗后第1年内每3个月复查1次，以后每半年复查1次，如无复发即可终止观察。晚期梅毒与晚期潜伏梅毒，在治疗后需观察3年来判断。胎儿及先天（胎传）梅毒的监测，孕妇检出梅毒进行系统治疗，就能防止胎传梅毒的发生。③入境人员检测：为防止梅毒由国外传入我国，对在国外居留3个月以上的我国居民回国和外籍人员、华侨、港澳台同胞入境应持有所涉及国、地区的卫生检疫机关或公立医院的健康证明。

2. 消除传染源

梅毒病人是梅毒的主要传染源。早期发现并治愈病人是消除传染源的根本办法，治疗期间应避免性生活。在婚前、产前、供血、就业、参军等各种健康检查及高危人群普查中进行梅毒血清学筛查，以便早期发现、早期正规治疗病人。对在3个月内接触过传染性梅毒的配偶或性伴侣应追踪检查和治疗，以防梅毒传播蔓延。

3. 切断传播途径

（1）梅毒是可以预防的。加强对梅毒防治常识及其危害性的宣传教育和可防性，是其防治措施的关键。

（2）梅毒主要通过性接触传染，因此应有良好的性道德观，洁身自爱，注意个人卫生等，并推广使用避孕套。

（3）对服务行业人员应定期进行体检，发现梅毒患者，应立即调离原岗位。

（4）严格供血人员体检筛查，杜绝经输血传播。

（5）加强预防性消毒，杀灭潜在传染源排出的病原体。加强对公共场所（如旅馆、浴池、游泳池等）的卫生管理，定期消毒，尤其是便器、浴盆、毛巾、公用浴巾的消毒。对理发用具要定期消毒，并对其执行情况、消毒效果进行检查考核。

（6）医护人员每检查完一个梅毒患者，均应进行手消毒；诊疗室、病房应定期消毒；应使用一次性医疗用品；非一次医疗器械消毒要彻底，防止医源性传播。

4. 保护健康人群、保护下一代

目前尚无疫苗进行人工免疫，故应加强婚前及产前梅毒筛查工作，如发现患了梅毒，治愈后才能结婚或怀孕。妊娠后发现患了梅毒，应在妊娠早期积极治疗，防止胎儿受感染。在妊娠初3个月及妊娠末3个月各进行1个疗程治疗，因为妊娠早期，当螺旋体还未进入胎儿体内时，对母亲进行治疗，可避免传染胎儿；妊娠晚期再进行1次治疗，主要为了使已受感染的胎儿在宫内得到治疗，防止先天梅毒患儿发生，同时母亲也得到治疗。

第四节　淋病

是由淋病奈瑟菌所致的泌尿生殖系统化脓性炎性传染病。感染尿道、子宫颈内膜，也可侵犯直肠、眼结膜和咽部以及血行播散性感染，是常见的性传播疾病之一。

一、病原学

淋病的病原体是淋病奈瑟菌，又称淋球菌或淋病双球菌。淋病奈瑟菌呈卵圆形或圆形，常成对排列，两菌接触面扁平或稍凹，呈双肾形，革兰染色阴性。淋病奈瑟菌为需氧菌，适宜在温暖、潮湿的环境中生长，初次分离培养时，营养要求高。能分解葡萄糖，产酸不产气，不分解其他糖类，可产生氧化酶和过氧化氢酶。不耐干热和寒冷，干燥环境 1～2 h 死亡；一般消毒容易将它杀死，1:4 000 硝酸银溶液 7 min 可将其杀死，在 1% 碳酸 3 min 内死亡。在不完全干燥的条件上，附着在衣裤和被褥上则能生存 18～24 h。

二、流行病学

1. 传染源

人是淋球菌的唯一天然宿主，淋病患者是传播淋病的主要传染源。

2. 传播途径

淋病主要通过不洁性交而传染，性接触传播是淋病的主要传染形式；也可通过污染的衣裤、床上用品、毛巾、浴盆、马桶间接感染；孕妇淋病患者可通过产道、羊膜腔内感染传给胎儿。

3. 人群易感性

人群对淋病普遍易感；感染后获得免疫力较低，再感染和慢性感染普遍存在。

4. 流行特征

性生活能力者 2% 被感染，男性与患淋病的女性一次性交后可有 25% 的感染机会，性交次数增多感染机会增加。15～29 岁患者占淋病病人总数的 3/4。

三、临床表现

男性潜伏期 2～14 d，通常以尿道轻度不适起病，数小时后出现尿痛和脓性分泌物。当病变扩展至后尿道时可出现尿频、尿急。检查可见脓性黄绿色尿道分泌物，尿道口红肿。

女性通常在感染后 7～12 d 开始出现症状，虽然症状一般轻微，但有时开始就很严重，有尿痛、尿频和阴道分泌物。子宫颈和较深部位的生殖器官是最常被感染的部位，其次依次为尿道、直肠、尿道旁腺管和前庭大腺。子宫颈可发红变脆伴有黏液脓性或脓性分泌物。压迫耻骨联合时，可从尿道、尿道旁腺管或前庭大腺挤出脓液。输卵管炎是常见的并发症。

在妇女或男性同性恋者，直肠淋病常见。女性常无症状，但可有肛周症状和直肠分泌物。男性同性恋者，严重直肠感染较常见。病人可以发现粪便包有黏液脓性分泌物，并诉排便或直肠交媾时疼痛。口—生殖器接触所致的淋菌性咽炎通常无症状，但有些病人可诉喉痛和吞咽不适；咽和扁桃体发红，渗出，偶有水肿。

在女性婴儿和青春前期少女，可有外阴部刺激、红斑、水肿伴脓性阴道分泌物及直肠炎。患儿可诉尿痛或排尿困难，家长可发现其内裤有污染。

四、诊断

（1）病史：绝大多数患者在 1 周内有不洁性交史。极少数患者通过非性接触的途径而受染。

（2）临床表现：主要是尿道炎或宫颈炎。前者表现为尿频、尿急、尿痛、尿道口有脓性分泌物。后者表现为阴道有脓性分泌物、宫颈口红肿、有脓性分泌物。一般来说，男性的症状远较女性为突出。除此之外，有性病的高危人群中对于咽喉、直肠、眼结膜等泌尿生殖道部位以外的急性炎症，也应考虑到淋球菌所致的可能。

（3）实验室检查：男性急性尿道炎尿道拭子涂片查到白细胞内革兰阴性双球菌可以确诊；对于女性，尿道或宫颈拭子涂片有多数白细胞，且胞内有革兰阴性双球菌，可初步诊断，并给予治疗，但确诊需有培养阳性的结果。

五、治疗

1. 治疗原则

早期诊断、早期治疗。及时、足量、规则用药。针对不同的病情采用相应的治疗方法。追踪性伴，同时治疗。治疗后密切随访。注意同时有无沙眼衣原体等感染。

2. 一般处理

治疗期间禁止性生活，注意隔离。污染物（如内裤、浴巾以及其他衣物等）应煮沸消毒。分开使用洗浴用具。禁止与婴幼儿、儿童同床、同浴。

3. 治疗方案

参照中国疾病预防控制中心性病控制中心 2006 年颁布的《性传播疾病临床诊疗指南》。急性无并发症淋病推荐使用单次大剂量给药方法。使用高效抗生素，如头孢曲松钠、大观霉素。淋病并发沙眼衣原体感染常见，所以应考虑采用能同时有效治疗沙眼衣眼体的高效抗生素，如阿奇霉素。

六、预防

淋病是危害较大的性病之一，但是淋病的传染有其独特的途径，对淋病的预防注意以下几点：

（1）宣传性传播疾病知识，提倡高尚的道德情操，严禁嫖娼卖淫，提倡洁身自好，反对性自由、性解放。

（2）做好性传播疾病预防工作，做好淋病患者治疗工作。预防性使用抗生素可减少感染的危险。可在性交前后各服用氟哌酸或阿莫西林，可有效预防性病的感染；使用安全套可降低淋球菌感染发病率；患者注意个人卫生与隔离，不与家人、小孩尤其女孩同床、同浴。在公共浴池，不入池浴，提倡淋浴。患病后要及时治疗，以免传染给配偶及他人；患病后要注意隔离，未治愈前应避免性生活。性伴同时治疗。

（3）应当经常用肥皂清洗阴部和手，不要用带脓汁的手去揉擦眼睛。新生儿出生时，经过有淋病母亲的阴道，淋菌侵入眼睛会引起眼睛发炎，为了预防发生新生儿眼病，对每一个新生儿都要用 1% 硝酸银 1 滴进行点眼预防。

第五节　急性出血性结膜炎

急性出血性结膜炎是一种传染性极高的急性流行性眼病，俗称"红眼病"。立体电影院提供的供观众使用的眼镜是文化娱乐场所传播"红眼病"的主要媒介。急性出血性结膜炎为丙类传染病，该病病程短，预后良好。该病传染性极强，发病急，症状重，一旦暴发流行，发病人数多，波及面广，对经济和社会生活有严重影响。

一、病原学

急性出血性结膜炎的病原体是多源性的，可由多种病毒和细菌引起，但主要是由肠道病毒 70 型、柯萨奇病毒 A24 变异株、腺病毒引起。主要通过眼—手—眼或眼—污染物品—眼传播。感染所引起的免疫力时间很短，容易再次感染。

二、流行病学

1. 传染源

急性患者是本病主要的传染源，在急性发作期的眼睛分泌物可排出大量病毒。

2. 传播途径

眼睛接触病原污染物是引起急性出血性结膜炎的主要原因。生活中直接接触及经水传播是本病主要的传播方式。最常见的是病原体通过污染的手、毛巾、眼镜、物品、脸盆、游泳池水等接触眼部间接传播。

3. 易感人群

人群普遍易感、常造成大范围暴发流行。

4. 流行特征

在急性出血性结膜炎流行期间，不分年龄、性别易被传染。在矿山、工厂、学校等集体生活人群中，易形成暴发流行。游泳池、浴池、理发店等公共场所，往往是引起暴发流行的场所。由于该病在密切接触者中极易传播，在同班组、同宿舍、家庭中，往往是数人先后或同时患病。多发于夏秋季、多见于成人、自然病程短、无特殊治疗药物、预后较好、极个别伴有神经系统症状。

三、临床表现

急性出血性结膜炎潜伏期很短，一般为 1～2 d。感染肠道病毒 70 型、柯萨奇病毒 A24 变异株后，有些人数小时内即可发病。

急性出血性结膜炎的主要临床表现为轻重不等的怕光、流泪、眼痛、异物感、眼肿胀、球结膜水肿，与急性细菌性结膜炎症状相似，但分泌物少且为浆液性。急性出血性结膜炎常双眼罹病。有些病人发生球结膜下点状或片状出血。肠道病毒 70 型和柯萨奇病毒 A24 变异株所致的急性出血性结膜炎，球结膜下出血的比例较高。肠道病毒 70 型感染者，偶可并发神经系统症状。

四、诊断

急性出血性结膜炎的诊断：凡急起眼睑红肿、结膜充血、球结膜水肿出血，而全身症状不明显者，应定为急性出血性结膜炎可疑病例，如果病人具备可疑病例症状，且具备下列情况者，即可确诊为急性出血性结膜炎：本地有急性出血性结膜炎流行；曾与急性出血性结膜炎病人接触过；发病前 24 h 内曾在游泳池游泳，在电影院看电影使用公用眼镜，在公用澡堂洗澡，到理发店理发或曾共用毛巾、手帕、脸盆等。

五、治疗

患者应休息，并隔离治疗。用 1% 冷盐水洗眼，并用 4% 吗啉双胍眼药水滴眼，有明显疗效。利福平、氯霉素眼药水滴眼，可预防继发感染，减轻症状，缩短疗程。

急性出血性结膜炎一般 7～10 d 可自愈，治疗及时者 4～7 d 可痊愈，无后遗症，但球结膜血管扩张、出血斑可持续较长时间。

六、预防

该病传染性很强，但也不难预防。预防主要是切断传播途径，措施如下：

（1）加强公共场所卫生管理，严格执行卫生标准和要求。本地区有急性出血性结膜炎流行时，应暂时关闭游泳池、公共浴池、理发店、电影院等公共场所，其他公共场所应加强对公共用具、公共设施的消毒。

（2）不共用脸盆、毛巾、手帕等。

（3）勤用流动水洗手，不用手揉眼睛。

（4）矿山、工厂、学校等单位，对患者应暂停其上工、入学、予以隔离治疗。

（5）医院内要做到防止院内感染。

（6）广泛向群众宣传预防知识，提高群众自我保健能力。

附录 1

中华人民共和国传染病防治法

(2004 年 8 月 28 日第十届全国人民代表大会常务委员会第十一次会议修订)

第一章 总 则

第一条 为了预防、控制和消除传染病的发生与流行，保障人体健康和公共卫生，制定本法。

第二条 国家对传染病防治实行预防为主的方针，防治结合、分类管理、依靠科学、依靠群众。

第三条 本法规定的传染病分为甲类、乙类和丙类。

甲类传染病是指：鼠疫、霍乱。

乙类传染病是指：传染性非典型肺炎、艾滋病、病毒性肝炎、脊髓灰质炎、人感染高致病性禽流感、麻疹、流行性出血热、狂犬病、流行性乙型脑炎、登革热、炭疽、细菌性和阿米巴性痢疾、肺结核、伤寒和副伤寒、流行性脑脊髓膜炎、百日咳、白喉、新生儿破伤风、猩红热、布鲁氏菌病、淋病、梅毒、钩端螺旋体病、血吸虫病、疟疾。

丙类传染病是指：流行性感冒、流行性腮腺炎、风疹、急性出血性结膜炎、麻风病、流行性和地方性斑疹伤寒、黑热病、包虫病、丝虫病，除霍乱、细菌性和阿米巴性痢疾、伤寒和副伤寒以外的感染性腹泻病。

上述规定以外的其他传染病，根据其暴发、流行情况和危害程度，需要列入乙类、丙类传染病的，由国务院卫生行政部门决定并予以公布。

第四条 对乙类传染病中传染性非典型肺炎、炭疽中的肺炭疽和人感染高致病性禽流感，采取本法所称甲类传染病的预防、控制措施。其他乙类传染病和突发原因不明的传染病需要采取本法所称甲类传染病的预防、控制措施的，由国务院卫生行政部门及时报经国务院批准后予以公布、实施。

省、自治区、直辖市人民政府对本行政区域内常见、多发的其他地方性传染病，可以根据情况决定按照乙类或者丙类传染病管理并予以公布，报国务院卫生行政部门备案。

第五条　各级人民政府领导传染病防治工作。

县级以上人民政府制定传染病防治规划并组织实施，建立健全传染病防治的疾病预防控制、医疗救治和监督管理体系。

第六条　国务院卫生行政部门主管全国传染病防治及其监督管理工作。县级以上地方人民政府卫生行政部门负责本行政区域内的传染病防治及其监督管理工作。

县级以上人民政府其他部门在各自的职责范围内负责传染病防治工作。

军队的传染病防治工作，依照本法和国家有关规定办理，由中国人民解放军卫生主管部门实施监督管理。

第七条　各级疾病预防控制机构承担传染病监测、预测、流行病学调查、疫情报告以及其他预防、控制工作。

医疗机构承担与医疗救治有关的传染病防治工作和责任区域内的传染病预防工作。城市社区和农村基层医疗机构在疾病预防控制机构的指导下，承担城市社区、农村基层相应的传染病防治工作。

第八条　国家发展现代医学和中医药等传统医学，支持和鼓励开展传染病防治的科学研究，提高传染病防治的科学技术水平。

国家支持和鼓励开展传染病防治的国际合作。

第九条　国家支持和鼓励单位和个人参与传染病防治工作。各级人民政府应当完善有关制度，方便单位和个人参与防治传染病的宣传教育、疫情报告、志愿服务和捐赠活动。

居民委员会、村民委员会应当组织居民、村民参与社区、农村的传染病预防与控制活动。

第十条　国家开展预防传染病的健康教育。新闻媒体应当无偿开展传染病防治和公共卫生教育的公益宣传。

各级各类学校应当对学生进行健康知识和传染病预防知识的教育。

医学院校应当加强预防医学教育和科学研究，对在校学生以及其他与传染病防治相关人员进行预防医学教育和培训，为传染病防治工作提供技术支持。

疾病预防控制机构、医疗机构应当定期对其工作人员进行传染病防治知识、技能的培训。

第十一条　对在传染病防治工作中做出显著成绩和贡献的单位和个人，给予表彰和奖励。

对因参与传染病防治工作致病、致残、死亡的人员，按照有关规定给予补助、抚恤。

第十二条 在中华人民共和国领域内的一切单位和个人，必须接受疾病预防控制机构、医疗机构有关传染病的调查、检验、采集样本、隔离治疗等预防、控制措施，如实提供有关情况。疾病预防控制机构、医疗机构不得泄露涉及个人隐私的有关信息、资料。

卫生行政部门以及其他有关部门、疾病预防控制机构和医疗机构因违法实施行政管理或者预防、控制措施，侵犯单位和个人合法权益的，有关单位和个人可以依法申请行政复议或者提起诉讼。

第二章 传染病预防

第十三条 各级人民政府组织开展群众性卫生活动，进行预防传染病的健康教育，倡导文明健康的生活方式，提高公众对传染病的防治意识和应对能力，加强环境卫生建设，消除鼠害和蚊、蝇等病媒生物的危害。

各级人民政府农业、水利、林业行政部门按照职责分工负责指导和组织消除农田、湖区、河流、牧场、林区的鼠害与血吸虫危害，以及其他传播传染病的动物和病媒生物的危害。

铁路、交通、民用航空行政部门负责组织消除交通工具以及相关场所的鼠害和蚊、蝇等病媒生物的危害。

第十四条 地方各级人民政府应当有计划地建设和改造公共卫生设施，改善饮用水卫生条件，对污水、污物、粪便进行无害化处理。

第十五条 国家实行有计划的预防接种制度。国务院卫生行政部门和省、自治区、直辖市人民政府卫生行政部门，根据传染病预防、控制的需要，制定传染病预防接种规划并组织实施。用于预防接种的疫苗必须符合国家质量标准。

国家对儿童实行预防接种证制度。国家免疫规划项目的预防接种实行免费。医疗机构、疾病预防控制机构与儿童的监护人应当相互配合，保证儿童及时接受预防接种。具体办法由国务院制定。

第十六条 国家和社会应当关心、帮助传染病病人、病原携带者和疑似传染病病人，使其得到及时救治。任何单位和个人不得歧视传染病病人、病原携带者和疑似传染病病人。

传染病病人、病原携带者和疑似传染病病人，在治愈前或者在排除传染病嫌疑前，不得从事法律、行政法规和国务院卫生行政部门规定禁止从事的易使该传染病扩散的工作。

第十七条 国家建立传染病监测制度。

国务院卫生行政部门制定国家传染病监测规划和方案。省、自治区、直辖市人民政府卫生行政部门根据国家传染病监测规划和方案，制定本行政区域的传染病监测计划和工作方案。

各级疾病预防控制机构对传染病的发生、流行以及影响其发生、流行的因素，进行监测；对国外发生、国内尚未发生的传染病或者国内新发生的传染病，进行监测。

第十八条　各级疾病预防控制机构在传染病预防控制中履行下列职责：

（一）实施传染病预防控制规划、计划和方案；

（二）收集、分析和报告传染病监测信息，预测传染病的发生、流行趋势；

（三）开展对传染病疫情和突发公共卫生事件的流行病学调查、现场处理及其效果评价；

（四）开展传染病实验室检测、诊断、病原学鉴定；

（五）实施免疫规划，负责预防性生物制品的使用管理；

（六）开展健康教育、咨询，普及传染病防治知识；

（七）指导、培训下级疾病预防控制机构及其工作人员开展传染病监测工作；

（八）开展传染病防治应用性研究和卫生评价，提供技术咨询。

国家、省级疾病预防控制机构负责对传染病发生、流行以及分布进行监测，对重大传染病流行趋势进行预测，提出预防控制对策，参与并指导对暴发的疫情进行调查处理，开展传染病病原学鉴定，建立检测质量控制体系，开展应用性研究和卫生评价。

设区的市和县级疾病预防控制机构负责传染病预防控制规划、方案的落实，组织实施免疫、消毒、控制病媒生物的危害，普及传染病防治知识，负责本地区疫情和突发公共卫生事件监测、报告，开展流行病学调查和常见病原微生物检测。

第十九条　国家建立传染病预警制度。

国务院卫生行政部门和省、自治区、直辖市人民政府根据传染病发生、流行趋势的预测，及时发出传染病预警，根据情况予以公布。

第二十条　县级以上地方人民政府应当制定传染病预防、控制预案，报上一级人民政府备案。

传染病预防、控制预案应当包括以下主要内容：

（一）传染病预防控制指挥部的组成和相关部门的职责；

（二）传染病的监测、信息收集、分析、报告、通报制度；

（三）疾病预防控制机构、医疗机构在发生传染病疫情时的任务与职责；

（四）传染病暴发、流行情况的分级以及相应的应急工作方案；

（五）传染病预防、疫点疫区现场控制，应急设施、设备、救治药品和医疗器械以及其他物资和技术的储备与调用。

地方人民政府和疾病预防控制机构接到国务院卫生行政部门或者省、自治区、直辖市人民政府发出的传染病预警后，应当按照传染病预防、控制预案，采取相应的预防、控制措施。

第二十一条 医疗机构必须严格执行国务院卫生行政部门规定的管理制度、操作规范，防止传染病的医源性感染和医院感染。

医疗机构应当确定专门的部门或者人员，承担传染病疫情报告、本单位的传染病预防、控制以及责任区域内的传染病预防工作；承担医疗活动中与医院感染有关的危险因素监测、安全防护、消毒、隔离和医疗废物处置工作。

疾病预防控制机构应当指定专门人员负责对医疗机构内传染病预防工作进行指导、考核，开展流行病学调查。

第二十二条 疾病预防控制机构、医疗机构的实验室和从事病原微生物实验的单位，应当符合国家规定的条件和技术标准，建立严格的监督管理制度，对传染病病原体样本按照规定的措施实行严格监督管理，严防传染病病原体的实验室感染和病原微生物的扩散。

第二十三条 采供血机构、生物制品生产单位必须严格执行国家有关规定，保证血液、血液制品的质量。禁止非法采集血液或者组织他人出卖血液。

疾病预防控制机构、医疗机构使用血液和血液制品，必须遵守国家有关规定，防止因输入血液、使用血液制品引起经血液传播疾病的发生。

第二十四条 各级人民政府应当加强艾滋病的防治工作，采取预防、控制措施，防止艾滋病的传播。具体办法由国务院制定。

第二十五条 县级以上人民政府农业、林业行政部门以及其他有关部门，依据各自的职责负责与人畜共患传染病有关的动物传染病的防治管理工作。

与人畜共患传染病有关的野生动物、家畜家禽，经检疫合格后，方可出售、运输。

第二十六条 国家建立传染病菌种、毒种库。

对传染病菌种、毒种和传染病检测样本的采集、保藏、携带、运输和使用实行分类管理，建立健全严格的管理制度。

对可能导致甲类传染病传播的以及国务院卫生行政部门规定的菌种、毒种和传染病检测样本，确需采集、保藏、携带、运输和使用的，须经省级以上人民政府卫生行政部门批准。具体办法由国务院制定。

第二十七条 对被传染病病原体污染的污水、污物、场所和物品，有关单位和个人必须在疾病预防控制机构的指导下或者按照其提出的卫生要求，进行严格消毒处理；拒绝消毒处理的，由当地卫生行政部门或者疾病预防控制机构进行强制消毒处理。

第二十八条　在国家确认的自然疫源地计划兴建水利、交通、旅游、能源等大型建设项目的，应当事先由省级以上疾病预防控制机构对施工环境进行卫生调查。建设单位应当根据疾病预防控制机构的意见，采取必要的传染病预防、控制措施。施工期间，建设单位应当设专人负责工地上的卫生防疫工作。工程竣工后，疾病预防控制机构应当对可能发生的传染病进行监测。

第二十九条　用于传染病防治的消毒产品、饮用水供水单位供应的饮用水和涉及饮用水卫生安全的产品，应当符合国家卫生标准和卫生规范。

饮用水供水单位从事生产或者供应活动，应当依法取得卫生许可证。

生产用于传染病防治的消毒产品的单位和生产用于传染病防治的消毒产品，应当经省级以上人民政府卫生行政部门审批。具体办法由国务院制定。

第三章　疫情报告、通报和公布

第三十条　疾病预防控制机构、医疗机构和采供血机构及其执行职务的人员发现本法规定的传染病疫情或者发现其他传染病暴发、流行以及突发原因不明的传染病时，应当遵循疫情报告属地管理原则，按照国务院规定的或者国务院卫生行政部门规定的内容、程序、方式和时限报告。

军队医疗机构向社会公众提供医疗服务，发现前款规定的传染病疫情时，应当按照国务院卫生行政部门的规定报告。

第三十一条　任何单位和个人发现传染病病人或者疑似传染病病人时，应当及时向附近的疾病预防控制机构或者医疗机构报告。

第三十二条　港口、机场、铁路疾病预防控制机构以及国境卫生检疫机关发现甲类传染病病人、病原携带者、疑似传染病病人时，应当按照国家有关规定立即向国境口岸所在地的疾病预防控制机构或者所在地县级以上地方人民政府卫生行政部门报告并互相通报。

第三十三条　疾病预防控制机构应当主动收集、分析、调查、核实传染病疫情信息。接到甲类、乙类传染病疫情报告或者发现传染病暴发、流行时，应当立即报告当地卫生行政部门，由当地卫生行政部门立即报告当地人民政府，同时报告上级卫生行政部门和国务院卫生行政部门。

疾病预防控制机构应当设立或者指定专门的部门、人员负责传染病疫情信息管理工作，及时对疫情报告进行核实、分析。

第三十四条　县级以上地方人民政府卫生行政部门应当及时向本行政区域内

的疾病预防控制机构和医疗机构通报传染病疫情以及监测、预警的相关信息。接到通报的疾病预防控制机构和医疗机构应当及时告知本单位的有关人员。

第三十五条　国务院卫生行政部门应当及时向国务院其他有关部门和各省、自治区、直辖市人民政府卫生行政部门通报全国传染病疫情以及监测、预警的相关信息。

毗邻的以及相关的地方人民政府卫生行政部门，应当及时互相通报本行政区域的传染病疫情以及监测、预警的相关信息。

县级以上人民政府有关部门发现传染病疫情时，应当及时向同级人民政府卫生行政部门通报。

中国人民解放军卫生主管部门发现传染病疫情时，应当向国务院卫生行政部门通报。

第三十六条　动物防疫机构和疾病预防控制机构，应当及时互相通报动物间和人间发生的人畜共患传染病疫情以及相关信息。

第三十七条　依照本法的规定负有传染病疫情报告职责的人民政府有关部门、疾病预防控制机构、医疗机构、采供血机构及其工作人员，不得隐瞒、谎报、缓报传染病疫情。

第三十八条　国家建立传染病疫情信息公布制度。

国务院卫生行政部门定期公布全国传染病疫情信息。省、自治区、直辖市人民政府卫生行政部门定期公布本行政区域的传染病疫情信息。

传染病暴发、流行时，国务院卫生行政部门负责向社会公布传染病疫情信息，并可以授权省、自治区、直辖市人民政府卫生行政部门向社会公布本行政区域的传染病疫情信息。

公布传染病疫情信息应当及时、准确。

第四章　疫情控制

第三十九条　医疗机构发现甲类传染病时，应当及时采取下列措施：

（一）对病人、病原携带者，予以隔离治疗，隔离期限根据医学检查结果确定；

（二）对疑似病人，确诊前在指定场所单独隔离治疗；

（三）对医疗机构内的病人、病原携带者、疑似病人的密切接触者，在指定场所进行医学观察和采取其他必要的预防措施。

拒绝隔离治疗或者隔离期未满擅自脱离隔离治疗的，可以由公安机关协助医疗机构采取强制隔离治疗措施。

医疗机构发现乙类或者丙类传染病病人，应当根据病情采取必要的治疗和控制传播措施。

医疗机构对本单位内被传染病病原体污染的场所、物品以及医疗废物，必须依照法律、法规的规定实施消毒和无害化处置。

第四十条 疾病预防控制机构发现传染病疫情或者接到传染病疫情报告时，应当及时采取下列措施：

（一）对传染病疫情进行流行病学调查，根据调查情况提出划定疫点、疫区的建议，对被污染的场所进行卫生处理，对密切接触者，在指定场所进行医学观察和采取其他必要的预防措施，并向卫生行政部门提出疫情控制方案；

（二）传染病暴发、流行时，对疫点、疫区进行卫生处理，向卫生行政部门提出疫情控制方案，并按照卫生行政部门的要求采取措施；

（三）指导下级疾病预防控制机构实施传染病预防、控制措施，组织、指导有关单位对传染病疫情的处理。

第四十一条 对已经发生甲类传染病病例的场所或者该场所内的特定区域的人员，所在地的县级以上地方人民政府可以实施隔离措施，并同时向上一级人民政府报告；接到报告的上级人民政府应当即时作出是否批准的决定。上级人民政府作出不予批准决定的，实施隔离措施的人民政府应当立即解除隔离措施。

在隔离期间，实施隔离措施的人民政府应当对被隔离人员提供生活保障；被隔离人员有工作单位的，所在单位不得停止支付其隔离期间的工作报酬。

隔离措施的解除，由原决定机关决定并宣布。

第四十二条 传染病暴发、流行时，县级以上地方人民政府应当立即组织力量，按照预防、控制预案进行防治，切断传染病的传播途径，必要时，报经上一级人民政府决定，可以采取下列紧急措施并予以公告：

（一）限制或者停止集市、影剧院演出或者其他人群聚集的活动；

（二）停工、停业、停课；

（三）封闭或者封存被传染病病原体污染的公共饮用水源、食品以及相关物品；

（四）控制或者扑杀染疫野生动物、家畜家禽；

（五）封闭可能造成传染病扩散的场所。

上级人民政府接到下级人民政府关于采取前款所列紧急措施的报告时，应当即时作出决定。

紧急措施的解除，由原决定机关决定并宣布。

第四十三条 甲类、乙类传染病暴发、流行时，县级以上地方人民政府报经上一级人民政府决定，可以宣布本行政区域部分或者全部为疫区；国务院可以决定并宣布跨省、自治区、直辖市的疫区。县级以上地方人民政府可以在疫区内采取本法第四十二条规定的紧急措施，并可以对出入疫区的人员、物资和交通工具实施卫生检疫。

省、自治区、直辖市人民政府可以决定对本行政区域内的甲类传染病疫区实施封锁；但是，封锁大、中城市的疫区或者封锁跨省、自治区、直辖市的疫区，以及封锁疫区导致中断干线交通或者封锁国境的，由国务院决定。

疫区封锁的解除，由原决定机关决定并宣布。

第四十四条　发生甲类传染病时，为了防止该传染病通过交通工具及其乘运的人员、物资传播，可以实施交通卫生检疫。具体办法由国务院制定。

第四十五条　传染病暴发、流行时，根据传染病疫情控制的需要，国务院有权在全国范围或者跨省、自治区、直辖市范围内，县级以上地方人民政府有权在本行政区域内紧急调集人员或者调用储备物资，临时征用房屋、交通工具以及相关设施、设备。

紧急调集人员的，应当按照规定给予合理报酬。临时征用房屋、交通工具以及相关设施、设备的，应当依法给予补偿；能返还的，应当及时返还。

第四十六条　患甲类传染病、炭疽死亡的，应当将尸体立即进行卫生处理，就近火化。患其他传染病死亡的，必要时，应当将尸体进行卫生处理后火化或者按照规定深埋。

为了查找传染病病因，医疗机构在必要时可以按照国务院卫生行政部门的规定，对传染病病人尸体或者疑似传染病病人尸体进行解剖查验，并应当告知死者家属。

第四十七条　疫区中被传染病病原体污染或者可能被传染病病原体污染的物品，经消毒可以使用的，应当在当地疾病预防控制机构的指导下，进行消毒处理后，方可使用、出售和运输。

第四十八条　发生传染病疫情时，疾病预防控制机构和省级以上人民政府卫生行政部门指派的其他与传染病有关的专业技术机构，可以进入传染病疫点、疫区进行调查、采集样本、技术分析和检验。

第四十九条　传染病暴发、流行时，药品和医疗器械生产、供应单位应当及时生产、供应防治传染病的药品和医疗器械。铁路、交通、民用航空经营单位必须优先运送处理传染病疫情的人员以及防治传染病的药品和医疗器械。县级以上人民政府有关部门应当做好组织协调工作。

第五章　医疗救治

第五十条　县级以上人民政府应当加强和完善传染病医疗救治服务网络的建

设，指定具备传染病救治条件和能力的医疗机构承担传染病救治任务，或者根据传染病救治需要设置传染病医院。

第五十一条 医疗机构的基本标准、建筑设计和服务流程，应当符合预防传染病医院感染的要求。

医疗机构应当按照规定对使用的医疗器械进行消毒；对按照规定一次使用的医疗器具，应当在使用后予以销毁。

医疗机构应当按照国务院卫生行政部门规定的传染病诊断标准和治疗要求，采取相应措施，提高传染病医疗救治能力。

第五十二条 医疗机构应当对传染病病人或者疑似传染病病人提供医疗救护、现场救援和接诊治疗，书写病历记录以及其他有关资料，并妥善保管。

医疗机构应当实行传染病预检、分诊制度；对传染病病人、疑似传染病病人，应当引导至相对隔离的分诊点进行初诊。医疗机构不具备相应救治能力的，应当将患者及其病历记录复印件一并转至具备相应救治能力的医疗机构。具体办法由国务院卫生行政部门规定。

第六章 监督管理

第五十三条 县级以上人民政府卫生行政部门对传染病防治工作履行下列监督检查职责：

（一）对下级人民政府卫生行政部门履行本法规定的传染病防治职责进行监督检查；

（二）对疾病预防控制机构、医疗机构的传染病防治工作进行监督检查；

（三）对采供血机构的采供血活动进行监督检查；

（四）对用于传染病防治的消毒产品及其生产单位进行监督检查，并对饮用水供水单位从事生产或者供应活动以及涉及饮用水卫生安全的产品进行监督检查；

（五）对传染病菌种、毒种和传染病检测样本的采集、保藏、携带、运输、使用进行监督检查；

（六）对公共场所和有关单位的卫生条件和传染病预防、控制措施进行监督检查。

省级以上人民政府卫生行政部门负责组织对传染病防治重大事项的处理。

第五十四条 县级以上人民政府卫生行政部门在履行监督检查职责时，有权进入被检查单位和传染病疫情发生现场调查取证，查阅或者复制有关的资料和采集样本。被检查单位应当予以配合，不得拒绝、阻挠。

第五十五条 县级以上地方人民政府卫生行政部门在履行监督检查职责时，

发现被传染病病原体污染的公共饮用水源、食品以及相关物品，如不及时采取控制措施可能导致传染病传播、流行的，可以采取封闭公共饮用水源、封存食品以及相关物品或者暂停销售的临时控制措施，并予以检验或者进行消毒。经检验，属于被污染的食品，应当予以销毁；对未被污染的食品或者经消毒后可以使用的物品，应当解除控制措施。

　　第五十六条　卫生行政部门工作人员依法执行职务时，应当不少于两人，并出示执法证件，填写卫生执法文书。

　　卫生执法文书经核对无误后，应当由卫生执法人员和当事人签名。当事人拒绝签名的，卫生执法人员应当注明情况。

　　第五十七条　卫生行政部门应当依法建立健全内部监督制度，对其工作人员依据法定职权和程序履行职责的情况进行监督。

　　上级卫生行政部门发现下级卫生行政部门不及时处理职责范围内的事项或者不履行职责的，应当责令纠正或者直接予以处理。

　　第五十八条　卫生行政部门及其工作人员履行职责，应当自觉接受社会和公民的监督。单位和个人有权向上级人民政府及其卫生行政部门举报违反本法的行为。接到举报的有关人民政府或者其卫生行政部门，应当及时调查处理。

第七章　保障措施

　　第五十九条　国家将传染病防治工作纳入国民经济和社会发展计划，县级以上地方人民政府将传染病防治工作纳入本行政区域的国民经济和社会发展计划。

　　第六十条　县级以上地方人民政府按照本级政府职责负责本行政区域内传染病预防、控制、监督工作的日常经费。

　　国务院卫生行政部门会同国务院有关部门，根据传染病流行趋势，确定全国传染病预防、控制、救治、监测、预测、预警、监督检查等项目。中央财政对困难地区实施重大传染病防治项目给予补助。

　　省、自治区、直辖市人民政府根据本行政区域内传染病流行趋势，在国务院卫生行政部门确定的项目范围内，确定传染病预防、控制、监督等项目，并保障项目的实施经费。

　　第六十一条　国家加强基层传染病防治体系建设，扶持贫困地区和少数民族地区的传染病防治工作。

　　地方各级人民政府应当保障城市社区、农村基层传染病预防工作的经费。

　　第六十二条　国家对患有特定传染病的困难人群实行医疗救助，减免医疗费用。具体办法由国务院卫生行政部门会同国务院财政部门等部门制定。

　　第六十三条　县级以上人民政府负责储备防治传染病的药品、医疗器械和其他物资，以备调用。

第六十四条　对从事传染病预防、医疗、科研、教学、现场处理疫情的人员，以及在生产、工作中接触传染病病原体的其他人员，有关单位应当按照国家规定，采取有效的卫生防护措施和医疗保健措施，并给予适当的津贴。

第八章　法律责任

第六十五条　地方各级人民政府未依照本法的规定履行报告职责，或者隐瞒、谎报、缓报传染病疫情，或者在传染病暴发、流行时，未及时组织救治、采取控制措施的，由上级人民政府责令改正，通报批评；造成传染病传播、流行或者其他严重后果的，对负有责任的主管人员，依法给予行政处分；构成犯罪的，依法追究刑事责任。

第六十六条　县级以上人民政府卫生行政部门违反本法规定，有下列情形之一的，由本级人民政府、上级人民政府卫生行政部门责令改正，通报批评；造成传染病传播、流行或者其他严重后果的，对负有责任的主管人员和其他直接责任人员，依法给予行政处分；构成犯罪的，依法追究刑事责任：

（一）未依法履行传染病疫情通报、报告或者公布职责，或者隐瞒、谎报、缓报传染病疫情的；

（二）发生或者可能发生传染病传播时未及时采取预防、控制措施的；

（三）未依法履行监督检查职责，或者发现违法行为不及时查处的；

（四）未及时调查、处理单位和个人对下级卫生行政部门不履行传染病防治职责的举报的；

（五）违反本法的其他失职、渎职行为。

第六十七条　县级以上人民政府有关部门未依照本法的规定履行传染病防治和保障职责的，由本级人民政府或者上级人民政府有关部门责令改正，通报批评；造成传染病传播、流行或者其他严重后果的，对负有责任的主管人员和其他直接责任人员，依法给予行政处分；构成犯罪的，依法追究刑事责任。

第六十八条　疾病预防控制机构违反本法规定，有下列情形之一的，由县级以上人民政府卫生行政部门责令限期改正，通报批评，给予警告；对负有责任的主管人员和其他直接责任人员，依法给予降级、撤职、开除的处分，并可以依法吊销有关责任人员的执业证书；构成犯罪的，依法追究刑事责任：

（一）未依法履行传染病监测职责的；

（二）未依法履行传染病疫情报告、通报职责，或者隐瞒、谎报、缓报传染病疫情的；

（三）未主动收集传染病疫情信息，或者对传染病疫情信息和疫情报告未及时进行分析、调查、核实的；

（四）发现传染病疫情时，未依据职责及时采取本法规定的措施的；

（五）故意泄露传染病病人、病原携带者、疑似传染病病人、密切接触者涉及个人隐私的有关信息、资料的。

第六十九条 医疗机构违反本法规定，有下列情形之一的，由县级以上人民政府卫生行政部门责令改正，通报批评，给予警告；造成传染病传播、流行或者其他严重后果的，对负有责任的主管人员和其他直接责任人员，依法给予降级、撤职、开除的处分，并可以依法吊销有关责任人员的执业证书；构成犯罪的，依法追究刑事责任：

（一）未按照规定承担本单位的传染病预防、控制工作、医院感染控制任务和责任区域内的传染病预防工作的；

（二）未按照规定报告传染病疫情，或者隐瞒、谎报、缓报传染病疫情的；

（三）发现传染病疫情时，未按照规定对传染病病人、疑似传染病病人提供医疗救护、现场救援、接诊、转诊的，或者拒绝接受转诊的；

（四）未按照规定对本单位内被传染病病原体污染的场所、物品以及医疗废物实施消毒或者无害化处置的；

（五）未按照规定对医疗器械进行消毒，或者对按照规定一次使用的医疗器具未予销毁，再次使用的；

（六）在医疗救治过程中未按照规定保管医学记录资料的；

（七）故意泄露传染病病人、病原携带者、疑似传染病病人、密切接触者涉及个人隐私的有关信息、资料的。

第七十条 采供血机构未按照规定报告传染病疫情，或者隐瞒、谎报、缓报传染病疫情，或者未执行国家有关规定，导致因输入血液引起经血液传播疾病发生的，由县级以上人民政府卫生行政部门责令改正，通报批评，给予警告；造成传染病传播、流行或者其他严重后果的，对负有责任的主管人员和其他直接责任人员，依法给予降级、撤职、开除的处分，并可以依法吊销采供血机构的执业许可证；构成犯罪的，依法追究刑事责任。

非法采集血液或者组织他人出卖血液的，由县级以上人民政府卫生行政部门予以取缔，没收违法所得，可以并处十万元以下的罚款；构成犯罪的，依法追究刑事责任。

第七十一条 国境卫生检疫机关、动物防疫机构未依法履行传染病疫情通报职责的，由有关部门在各自职责范围内责令改正，通报批评；造成传染病传播、流行或者其他严重后果的，对负有责任的主管人员和其他直接责任人员，依法给予降级、撤职、开除的处分；构成犯罪的，依法追究刑事责任。

第七十二条 铁路、交通、民用航空经营单位未依照本法的规定优先运送处理传染病疫情的人员以及防治传染病的药品和医疗器械的，由有关部门责令限期改正，给予警告；造成严重后果的，对负有责任的主管人员和其他直接责任人员，依法给予降级、撤职、开除的处分。

第七十三条 违反本法规定，有下列情形之一，导致或者可能导致传染病传播、流行的，由县级以上人民政府卫生行政部门责令限期改正，没收违法所得，可以并处五万元以下的罚款；已取得许可证的，原发证部门可以依法暂扣或者吊销许可证；构成犯罪的，依法追究刑事责任：

（一）饮用水供水单位供应的饮用水不符合国家卫生标准和卫生规范的；

（二）涉及饮用水卫生安全的产品不符合国家卫生标准和卫生规范的；

（三）用于传染病防治的消毒产品不符合国家卫生标准和卫生规范的；

（四）出售、运输疫区中被传染病病原体污染或者可能被传染病病原体污染的物品，未进行消毒处理的；

（五）生物制品生产单位生产的血液制品不符合国家质量标准的。

第七十四条 违反本法规定，有下列情形之一的，由县级以上地方人民政府卫生行政部门责令改正，通报批评，给予警告，已取得许可证的，可以依法暂扣或者吊销许可证；造成传染病传播、流行以及其他严重后果的，对负有责任的主管人员和其他直接责任人员，依法给予降级、撤职、开除的处分，并可以依法吊销有关责任人员的执业证书；构成犯罪的，依法追究刑事责任：

（一）疾病预防控制机构、医疗机构和从事病原微生物实验的单位，不符合国家规定的条件和技术标准，对传染病病原体样本未按照规定进行严格管理，造成实验室感染和病原微生物扩散的；

（二）违反国家有关规定，采集、保藏、携带、运输和使用传染病菌种、毒种和传染病检测样本的；

（三）疾病预防控制机构、医疗机构未执行国家有关规定，导致因输入血液、使用血液制品引起经血液传播疾病发生的。

第七十五条 未经检疫出售、运输与人畜共患传染病有关的野生动物、家畜家禽的，由县级以上地方人民政府畜牧兽医行政部门责令停止违法行为，并依法给予行政处罚。

第七十六条 在国家确认的自然疫源地兴建水利、交通、旅游、能源等大型建设项目，未经卫生调查进行施工的，或者未按照疾病预防控制机构的意见采取必要的传染病预防、控制措施的，由县级以上人民政府卫生行政部门责令限期改正，给予警告，处五千元以上三万元以下的罚款；逾期不改正的，处三万元以上十万元以下的罚款，并可以提请有关人民政府依据职责权限，责令停建、关闭。

第七十七条 单位和个人违反本法规定，导致传染病传播、流行，给他人人身、财产造成损害的，应当依法承担民事责任。

第九章 附 则

第七十八条 本法中下列用语的含义：

（一）传染病病人、疑似传染病病人：指根据国务院卫生行政部门发布的《中华人民共和国传染病防治法规定管理的传染病诊断标准》，符合传染病病人和疑似传染病病人诊断标准的人。

（二）病原携带者：指感染病原体无临床症状但能排出病原体的人。

（三）流行病学调查：指对人群中疾病或者健康状况的分布及其决定因素进行调查研究，提出疾病预防控制措施及保健对策。

（四）疫点：指病原体从传染源向周围播散的范围较小或者单个疫源地。

（五）疫区：指传染病在人群中暴发、流行，其病原体向周围播散时所能波及的地区。

（六）人畜共患传染病：指人与脊椎动物共同罹患的传染病，如鼠疫、狂犬病、血吸虫病等。

（七）自然疫源地：指某些可引起人类传染病的病原体在自然界的野生动物中长期存在和循环的地区。

（八）病媒生物：指能够将病原体从人或者其他动物传播给人的生物，如蚊、蝇、蚤类等。

（九）医源性感染：指在医学服务中，因病原体传播引起的感染。

（十）医院感染：指住院病人在医院内获得的感染，包括在住院期间发生的感染和在医院内获得出院后发生的感染，但不包括入院前已开始或者入院时已处于潜伏期的感染。医院工作人员在医院内获得的感染也属医院感染。

（十一）实验室感染：指从事实验室工作时，因接触病原体所致的感染。

（十二）菌种、毒种：指可能引起本法规定的传染病发生的细菌菌种、病毒毒种。

（十三）消毒：指用化学、物理、生物的方法杀灭或者消除环境中的病原微生物。

（十四）疾病预防控制机构：指从事疾病预防控制活动的疾病预防控制中心以及与上述机构业务活动相同的单位。

（十五）医疗机构：指按照《医疗机构管理条例》取得医疗机构执业许可

证，从事疾病诊断、治疗活动的机构。

第七十九条 传染病防治中有关食品、药品、血液、水、医疗废物和病原微生物的管理以及动物防疫和国境卫生检疫，本法未规定的，分别适用其他有关法律、行政法规的规定。

第八十条 本法自 2004 年 12 月 1 日起施行。

中华人民共和国传染病防治法实施办法

（1991 年 10 月 4 日国务院批准　1991 年 12 月 6 日卫生部令第 17 号发布施行）

第一章　总　则

第一条　根据《中华人民共和国传染病防治法》（以下简称《传染病防治法》）的规定，制定本办法。

第二条　国家对传染病实行预防为主的方针，各级政府在制定社会经济发展规划时，必须包括传染病防治目标，并组织有关部门共同实施。

第三条　各级政府卫生行政部门对传染病防治工作实施统一监督管理。

受国务院卫生行政部门委托的其他有关部门卫生主管机构，在本系统内行使《传染病防治法》第三十二条第一款所列职权。

军队的传染病防治工作，依照《传染病防治法》和本办法中的有关规定以及国家其他有关规定，由中国人民解放军卫生主管部门实施监督管理。

第四条　各级各类卫生防疫机构按照专业分工承担传染病监测管理的责任和范围，由省级政府卫生行政部门确定。

铁路、交通、民航、厂（场）矿的卫生防疫机构，承担本系统传染病监测管理工作，并接受本系统上级卫生主管机构和省级政府卫生行政部门指定的卫生防疫机构的业务指导。

第五条　各级各类医疗保健机构承担传染病防治管理的责任和范围，由当地政府卫生行政部门确定。

第六条　各级政府对预防、控制传染病做出显著成绩和贡献的单位和个人，应当给予奖励。

第二章　预　防

第七条　各级政府应当组织有关部门，开展传染病预防知识和防治措施的卫生健康教育。

第八条　各级政府组织开展爱国卫生活动。

铁路、交通、民航部门负责组织消除交通工具的鼠害和各种病媒昆虫的危害。

农业、林业部门负责组织消除农田、牧场及林区的鼠害。

国务院各有关部委消除钉螺危害的分工，按照国务院的有关规定办理。

第九条 集中式供水必须符合国家《生活饮用水卫生标准》。

各单位自备水源，未经城市建设部门和卫生行政部门批准，不得与城镇集中式供水系统连接。

第十条 地方各级政府应当有计划地建设和改造公共卫生设施。

城市应当按照城市环境卫生设施标准修建公共厕所、垃圾粪便的无害化处理场和污水、雨水排放处理系统等公共卫生设施。

农村应当逐步改造厕所，对粪便进行无害化处理，加强对公共生活用水的卫生管理，建立必要的卫生管理制度。饮用水水源附近禁止有污水池、粪堆（坑）等污染源。禁止在饮用水水源附近洗刷便器和运输粪便的工具。

第十一条 国家实行有计划的预防接种制度。

中华人民共和国境内的任何人均应按照有关规定接受预防接种。

各省、自治区、直辖市政府卫生行政部门可以根据当地传染病的流行情况，增加预防接种项目。

第十二条 国家对儿童实行预防接种证制度。

适龄儿童应当按照国家有关规定，接受预防接种。适龄儿童的家长或者监护人应当及时向医疗保健机构申请办理预防接种证。

托幼机构、学校在办理入托、入学手续时，应当查验预防接种证，未按规定接种的儿童应当及时补种。

第十三条 各级各类医疗保健机构的预防保健组织或者人员，在本单位及责任地段内承担下列工作：

（一）传染病疫情报告和管理；

（二）传染病预防和控制工作；

（三）卫生行政部门指定的卫生防疫机构交付的传染病防治和监测任务。

第十四条 医疗保健机构必须按照国务院卫生行政部门的有关规定，严格执行消毒隔离制度，防止医院内感染和医源性感染。

第十五条 卫生防疫机构和从事致病性微生物实验的科研、教学、生产等单位必须做到：

（一）建立健全防止致病性微生物扩散的制度和人体防护措施；

（二）严格执行实验操作规程，对实验后的样品、器材、污染物品等，按照有关规定严格消毒后处理；

（三）实验动物必须按照国家有关规定进行管理。

第十六条 传染病的菌（毒）种分为下列 3 类：

一类：鼠疫耶尔森氏菌、霍乱弧菌；天花病毒、艾滋病病毒；

二类：布氏菌、炭疽菌、麻风杆菌；肝炎病毒、狂犬病毒、出血热病毒、登革热病毒；斑疹伤寒立克次体；

三类：脑膜炎双球菌、链球菌、淋病双球菌、结核杆菌、百日咳嗜血杆菌、白喉棒状杆菌、沙门氏菌、志贺氏菌、破伤风梭状杆菌；钩端螺旋体、梅毒螺旋体；乙型脑炎病毒、脊髓灰质炎病毒、流感病毒、流行性腮腺炎病毒、麻疹病毒、风疹病毒。

国务院卫生行政部门可以根据情况增加或者减少菌（毒）种的种类。

第十七条 国家对传染病菌（毒）种的保藏、携带、运输实行严格管理：

（一）菌（毒）种的保藏由国务院卫生行政部门指定的单位负责。

（二）一、二类菌（毒）种的供应由国务院卫生行政部门指定的保藏管理单位供应。三类菌（毒）种由设有专业实验室的单位或者国务院卫生行政部门指定的保藏管理单位供应。

（三）使用一类菌（毒）种的单位，必须经国务院卫生行政部门批准；使用二类菌（毒）种的单位必须经省级政府卫生行政部门批准；使用三类菌（毒）种的单位，应当经县级政府卫生行政部门批准。

（四）一、二类菌（毒）种，应派专人向供应单位领取，不得邮寄；三类菌（毒）种的邮寄必须持有邮寄单位的证明，并按照菌（毒）种邮寄与包装的有关规定办理。

第十八条 对患有下列传染病的病人或者病原携带者予以必要的隔离治疗，直至医疗保健机构证明其不具有传染性时，方可恢复工作：

（一）鼠疫、霍乱；

（二）艾滋病、病毒性肝炎、细菌性和阿米巴痢疾、伤寒和副伤寒、炭疽、斑疹伤寒、麻疹、百日咳、白喉、脊髓灰质炎、流行性脑脊髓膜炎、猩红热、流行性出血热、登革热、淋病、梅毒；

（三）肺结核、麻风病、流行性腮腺炎、风疹、急性出血性结膜炎。

第十九条 从事饮水、饮食、整容、保育等易使传染病扩散工作的从业人员，必须按照国家有关规定取得健康合格证后方可上岗。

第二十条 招用流动人员 200 人以上的用工单位，应当向当地政府卫生行政部门指定的卫生防疫机构报告，并按照要求采取预防控制传染病的卫生措施。

第二十一条　被甲类传染病病原体污染的污水、污物、粪便，有关单位和个人必须在卫生防疫人员的指导监督下，按照下列要求进行处理：

（一）被鼠疫病原体污染

1. 被污染的室内空气、地面、四壁必须进行严格消毒，被污染的物品必须严格消毒或者焚烧处理；

2. 彻底消除鼠疫疫区内的鼠类、蚤类；发现病鼠、死鼠应当送检：解剖检验后的鼠尸必须焚化；

3. 疫区内啮齿类动物的皮毛不能就地进行有效的消毒处理时，必须在卫生防疫机构的监督下焚烧。

（二）被霍乱病原体污染

1. 被污染的饮用水，必须进行严格消毒处理；

2. 污水经消毒处理后排放；

3. 被污染的食物要就地封存，消毒处理；

4. 粪便消毒处理达到无害化；

5. 被污染的物品，必须进行严格消毒或者焚烧处理。

第二十二条　被伤寒和副伤寒、细菌性痢疾、脊髓灰质炎、病毒性肝炎病原体污染的水、物品、粪便，有关单位和个人应当按照下列要求进行处理：

（一）被污染的饮用水，应当进行严格消毒处理；

（二）污水经消毒处理后排放；

（三）被污染的物品，应当进行严格消毒处理或者焚烧处理；

（四）粪便消毒处理达到无害化。

死于炭疽的动物尸体必须就地焚化，被污染的用具必须消毒处理，被污染的土地、草皮消毒后，必须将 10 厘米厚的表层土铲除，并在远离水源及河流的地方深埋。

第二十三条　出售、运输被传染病病原体污染或者来自疫区可能被传染病病原体污染的皮毛、旧衣物及生活用品等，必须按照卫生防疫机构的要求进行必要的卫生处理。

第二十四条　用于预防传染病的菌苗、疫苗等生物制品，由各省、自治区、直辖市卫生防疫机构统一向生物制品生产单位订购，其他任何单位和个人不得经营。

用于预防传染病的菌苗、疫苗等生物制品必须在卫生防疫机构监督指导下使用。

第二十五条　凡从事可能导致经血液传播传染病的美容、整容等单位和个人，必须执行国务院卫生行政部门的有关规定。

第二十六条　血站（库）、生物制品生产单位，必须严格执行国务院卫生行政部门的有关规定，保证血液、血液制品的质量，防止因输入血液、血液制品引起病毒性肝炎、艾滋病、疟疾等疾病的发生。任何单位和个人不准使用国务院卫生行政部门禁止进口的血液和血液制品。

第二十七条　生产、经营、使用消毒药剂和消毒器械、卫生用品、卫生材料、一次性医疗器材、隐形眼镜、人造器官等必须符合国家有关标准，不符合国家有关标准的不得生产、经营和使用。

第二十八条　发现人畜共患传染病已在人、畜间流行时，卫生行政部门与畜牧兽医部门应当深入疫区，按照职责分别对人、畜开展防治工作。

传染病流行区的家畜家禽，未经畜牧兽医部门检疫不得外运。

进入鼠疫自然疫源地捕猎旱獭应按照国家有关规定执行。

第二十九条　狂犬病的防治管理工作按照下列规定分工负责：

（一）公安部门负责县以上城市养犬的审批与违章养犬的处理，捕杀狂犬、野犬。

（二）畜牧兽医部门负责兽用狂犬病疫苗的研制、生产和供应；对城乡经批准的养犬进行预防接种、登记和发放"家犬免疫证"；对犬类狂犬病的疫情进行监测和负责进出口犬类的检疫、免疫及管理。

（三）乡（镇）政府负责辖区内养犬的管理，捕杀狂犬、野犬。

（四）卫生部门负责人用狂犬病疫苗的供应、接种和病人的诊治。

第三十条　自然疫源地或者可能是自然疫源地的地区计划兴建大型建设项目时，建设单位在设计任务书批准后，应当向当地卫生防疫机构申请对施工环境进行卫生调查，并根据卫生防疫机构的意见采取必要的卫生防疫措施后，方可办理开工手续。

兴建城市规划内的建设项目，属于在自然疫源地和可能是自然疫源地范围内的，城市规划主管部门在核发建设工程规划许可证明中，必须有卫生防疫部门提出的有关意见及结论。建设单位在施工过程中，必须采取预防传染病传播和扩散的措施。

第三十一条　卫生防疫机构接到在自然疫源地和可能是自然疫源地范围内兴办大型建设项目的建设单位的卫生调查申请后，应当及时组成调查组到现场进行调查，并提出该地区自然环境中可能存在的传染病病种、流行范围、流行强度及预防措施等意见和结论。

第三十二条　在自然疫源地或者可能是自然疫源地内施工的建设单位，应当设立预防保健组织负责施工期间的卫生防疫工作。

第三十三条　凡在生产、工作中接触传染病病原体的工作人员，可以按照国家有关规定申领卫生防疫津贴。

第三章　疫情报告

第三十四条　执行职务的医疗保健人员、卫生防疫人员为责任疫情报告人。

责任疫情报告人应当按照本办法第三十五条规定的时限向卫生行政部门指定的卫生防疫机构报告疫情，并做疫情登记。

第三十五条　责任疫情报告人发现甲类传染病和乙类传染病中的艾滋病、肺炭疽的病人、病原携带者和疑似传染病病人时，城镇于 6 小时内，农村于 12 小时内，以最快的通讯方式向发病地的卫生防疫机构报告，并同时报出传染病报告卡。

责任疫情报告人发现乙类传染病病人、病原携带者和疑似传染病病人时，城镇于 12 小时内，农村于 24 小时内向发病地的卫生防疫机构报出传染病报告卡。

责任疫情报告人在丙类传染病监测区内发现丙类传染病病人时，应当在 24 小时内向发病地的卫生防疫机构报出传染病报告卡。

第三十六条　传染病暴发、流行时，责任疫情报告人应当以最快的通讯方式向当地卫生防疫机构报告疫情。接到疫情报告的卫生防疫机构应当以最快的通讯方式报告上级卫生防疫机构和当地政府卫生行政部门，卫生行政部门接到报告后，应当立即报告当地政府。

省级政府卫生行政部门接到发现甲类传染病和发生传染病暴发、流行的报告后，应当于 6 小时内报告国务院卫生行政部门。

第三十七条　流动人员中的传染病病人、病原携带者和疑似传染病病人的传染病报告、处理由诊治地负责，其疫情登记、统计由户口所在地负责。

第三十八条　铁路、交通、民航、厂（场）矿的卫生防疫机构，应当定期向所在地卫生行政部门指定的卫生防疫机构报告疫情。

第三十九条　军队的传染病疫情，由中国人民解放军卫生主管部门根据军队有关规定向国务院卫生行政部门报告。

军队的医疗保健和卫生防疫机构，发现地方就诊的传染病病人、病原携带者、疑似传染病病人时，应当按照本办法第三十五条的规定报告疫情，并接受当地卫生防疫机构的业务指导。

第四十条　国境口岸所在地卫生行政部门指定的卫生防疫机构和港口、机场、铁路卫生防疫机构和国境卫生检疫机关在发现国境卫生检疫法规定的检疫传染病时，应当互相通报疫情。

发现人畜共患传染病时，卫生防疫机构和畜牧兽医部门应当互相通报疫情。

第四十一条　各级政府卫生行政部门指定的卫生防疫机构应当对辖区内各类医疗保健机构的疫情登记报告和管理情况定期进行核实、检查、指导。

第四十二条　传染病报告卡片邮寄信封应当印有明显的"红十字"标志及写明××卫生防疫机构收的字样。

邮电部门应当及时传递疫情报告的电话或者信卡，并实行邮资总付。

第四十三条　医务人员未经县级以上政府卫生行政部门批准，不得将就诊的淋病、梅毒、麻风病、艾滋病病人和艾滋病病原携带者及其家属的姓名、住址和个人病史公开。

第四章　控　制

第四十四条　卫生防疫机构和医疗保健机构传染病的疫情处理实行分级分工管理。

第四十五条　艾滋病的监测管理按照国务院有关规定执行。

第四十六条　淋病、梅毒病人应当在医疗保健机构、卫生防疫机构接受治疗。尚未治愈前，不得进入公共浴池、游泳池。

第四十七条　医疗保健机构或者卫生防疫机构在诊治中发现甲类传染病的疑似病人，应当在二日内作出明确诊断。

第四十八条　甲类传染病病人和病原携带者以及乙类传染病中的艾滋病、淋病、梅毒病人的密切接触者必须按照有关规定接受检疫、医学检查和防治措施。

前款以外的乙类传染病病人及病原携带者的密切接触者，应当接受医学检查和防治措施。

第四十九条　甲类传染病疑似病人或者病原携带者的密切接触者，经留验排除是病人或者病原携带者后，留验期间的工资福利待遇由所属单位按出勤照发。

第五十条　发现甲类传染病病人、病原携带者或者疑似病人的污染场所，卫生防疫机构接到疫情报告后，应立即进行严格的卫生处理。

第五十一条　地方各级政府卫生行政部门发现本地区发生从未有过的传染病或者国家已宣布消除的传染病时，应当立即采取措施，必要时，向当地政府报告。

第五十二条　在传染病暴发、流行区域，当地政府应当根据传染病疫情控制的需要，组织卫生、医药、公安、工商、交通、水利、城建、农业、商业、民政、邮电、广播电视等部门采取下列预防、控制措施：

（一）对病人进行抢救、隔离治疗；

（二）加强粪便管理，清除垃圾、污物；

（三）加强自来水和其他饮用水的管理，保护饮用水源；

（四）消除病媒昆虫、钉螺、鼠类及其他染疫动物；

（五）加强易使传染病传播扩散活动的卫生管理；

（六）开展防病知识的宣传；

（七）组织对传染病病人、病原携带者、染疫动物密切接触人群的检疫、预防服药、应急接种等；

（八）供应用于预防和控制疫情所必需的药品、生物制品、消毒药品、器械等；

（九）保证居民生活必需品的供应。

第五十三条 县级以上政府接到下一级政府关于采取《传染病防治法》第二十五条规定的紧急措施报告时，应当在二十四小时内做出决定。下一级政府在上一级政府作出决定前，必要时，可以临时采取《传染病防治法》第二十五条第一款第（一）、（四）项紧急措施，但不得超过二十四小时。

第五十四条 撤销采取《传染病防治法》第二十五条紧急措施的条件是：

（一）甲类传染病病人、病原携带者全部治愈，乙类传染病病人、病原携带者得到有效的隔离治疗；病人尸体得到严格消毒处理；

（二）污染的物品及环境已经过消毒等卫生处理；有关病媒昆虫、染疫动物基本消除；

（三）暴发、流行的传染病病种，经过最长潜伏期后，未发现新的传染病病人，疫情得到有效的控制。

第五十五条 因患鼠疫、霍乱和炭疽病死亡的病人尸体，由治疗病人的医疗单位负责消毒处理，处理后应当立即火化。

患病毒性肝炎、伤寒和副伤寒、艾滋病、白喉、炭疽、脊髓灰质炎死亡的病人尸体，由治疗病人的医疗单位或者当地卫生防疫机构消毒处理后火化。

不具备火化条件的农村、边远地区，由治疗病人的医疗单位或者当地卫生防疫机构负责消毒后，可选远离居民点 500 米以外、远离饮用水源 50 米以外的地方，将尸体在距地面两米以下深埋。

民族自治地方执行前款的规定，依照《传染病防治法》第二十八条第三款的规定办理。

第五十六条 医疗保健机构、卫生防疫机构经县级以上政府卫生行政部门的批准可以对传染病病人尸体或者疑似传染病病人的尸体进行解剖查验。

第五十七条 卫生防疫机构处理传染病疫情的人员，可以凭当地政府卫生行政部门出具的处理疫情证明及有效的身份证明，优先在铁路、交通、民航部门购票，铁路、交通、民航部门应当保证售给最近 1 次通往目的地的车、船、机票。

交付运输的处理疫情的物品应当有明显标志，铁路、交通、民航部门应当保证用最快通往目的地的交通工具运出。

第五十八条　用于传染病监督控制的车辆，其标志由国务院卫生行政部门会同有关部门统一制定。任何单位和个人不得阻拦依法执行处理疫情任务的车辆和人员。

第五章　监　督

第五十九条　地方各级政府卫生行政部门、卫生防疫机构和受国务院卫生行政部门委托的其他有关部门卫生主管机构推荐的传染病管理监督员，由省级以上政府卫生行政部门聘任并发给证件。

省级政府卫生行政部门聘任的传染病管理监督员，报国务院卫生行政部门备案。

第六十条　传染病管理监督员执行下列任务：

（一）监督检查《传染病防治法》及本办法的执行情况；

（二）进行现场调查，包括采集必需的标本及查阅、索取、翻印复制必要的文字、图片、声象资料等，并根据调查情况写出书面报告；

（三）对违法单位或者个人提出处罚建议；

（四）执行卫生行政部门或者其他有关部门卫生主管机构交付的任务；

（五）及时提出预防和控制传染病措施的建议。

第六十一条　各级各类医疗保健机构内设立的传染病管理检查员，由本单位推荐，经县级以上政府卫生行政部门或受国务院卫生行政部门委托的其他部门卫生主管机构批准并发给证件。

第六十二条　传染病管理检查员执行下列任务：

（一）宣传《传染病防治法》及本办法，检查本单位和责任地段的传染病防治措施的实施和疫情报告执行情况；

（二）对本单位和责任地段的传染病防治工作进行技术指导；

（三）执行卫生行政部门和卫生防疫机构对本单位及责任地段提出的改进传染病防治管理工作的意见；

（四）定期向卫生行政部门指定的卫生防疫机构汇报工作情况遇到紧急情况及时报告。

第六十三条　传染病管理监督员、传染病管理检查员执行任务时，有关单位和个人必须给予协助。

第六十四条　传染病管理监督员的解聘和传染病管理检查员资格的取消，由原发证机关决定，并通知其所在单位和个人。

第六十五条 县级以上政府卫生行政部门和受国务院卫生行政部门委托的部门，可以成立传染病技术鉴定组织。

第六章 罚 则

第六十六条 有下列行为之一的，由县级以上政府卫生行政部门责令限期改正，可以处 5 000 元以下的罚款；情节较严重的，可以处 5 000 元以上 2 万元以下的罚款，对主管人员和直接责任人员由其所在单位或者上级机关给予行政处分：

（一）集中式供水单位供应的饮用水不符合国家规定的《生活饮用水卫生标准》的；

（二）单位自备水源未经批准与城镇供水系统连接的；

（三）未按城市环境卫生设施标准修建公共卫生设施致使垃圾、粪便、污水不能进行无害化处理的；

（四）对被传染病病原体污染的污水、污物、粪便不按规定进行消毒处理的；

（五）对被甲类和乙类传染病病人、病原携带者、疑似传染病病人污染的场所、物品未按照卫生防疫机构的要求实施必要的卫生处理的；

（六）造成传染病的医源性感染、医院内感染、实验室感染和致病性微生物扩散的；

（七）生产、经营、使用消毒药剂和消毒器械、卫生用品、卫生材料、一次性医疗器材、隐形眼镜、人造器官等不符合国家卫生标准，可能造成传染病的传播、扩散或者造成传染病的传播、扩散的；

（八）准许或者纵容传染病病人、病原携带者和疑似传染病病人，从事国务院卫生行政部门规定禁止从事的易使该传染病扩散的工作的；

（九）传染病病人、病原携带者故意传播传染病，造成他人感染的；

（十）甲类传染病病人、病原携带者或者疑似传染病病人，乙类传染病中艾滋病、肺炭疽病人拒绝进行隔离治疗的；

（十一）招用流动人员的用工单位，未向卫生防疫机构报告并未采取卫生措施，造成传染病传播、流行的；

（十二）违章养犬或者拒绝、阻挠捕杀违章犬，造成咬伤他人或者导致人群中发生狂犬病的。

前款所称情节较严重的，是指下列情形之一：

（一）造成甲类传染病、艾滋病、肺炭疽传播危险的；

（二）造成除艾滋病、肺炭疽之外的乙、丙类传染病暴发、流行的；

（三）造成传染病菌（毒）种扩散的；

（四）造成病人残疾、死亡的；

（五）拒绝执行《传染病防治法》及本办法的规定，屡经教育仍继续违法的。

第六十七条　在自然疫源地和可能是自然疫源地的地区兴建大型建设项目未经卫生调查即进行施工的，由县级以上政府卫生行政部门责令限期改正，可以处 2 000 元以上 2 万元以下的罚款。

第六十八条　单位和个人出售、运输被传染病病原体污染和来自疫区可能被传染病病原体污染的皮毛、旧衣物及生活用品的，由县级以上政府卫生行政部门责令限期进行卫生处理，可以处出售金额 1 倍以下的罚款；造成传染病流行的，根据情节，可以处相当出售金额 3 倍以下的罚款，危害严重，出售金额不满 2 000 元的，以 2 000 元计算；对主管人员和直接责任人员由所在单位或者上级机关给予行政处分。

第六十九条　单位和个人非法经营、出售用于预防传染病菌苗、疫苗等生物制品的，县级以上政府卫生行政部门可以处相当出售金额 3 倍以下的罚款，危害严重，出售金额不满 5 000 元的，以 5 000 元计算；对主管人员和直接责任人员由所在单位或者上级机关根据情节，可以给予行政处分。

第七十条　有下列行为之一的单位和个人，县级以上政府卫生行政部门报请同级政府批准，对单位予以通报批评；对主管人员和直接责任人员由所在单位或者上级机关给予行政处分：

（一）传染病暴发、流行时，妨碍或者拒绝执行政府采取紧急措施的；

（二）传染病暴发、流行时，医疗保健人员、卫生防疫人员拒绝执行各级政府卫生行政部门调集其参加控制疫情的决定的；

（三）对控制传染病暴发、流行负有责任的部门拒绝执行政府有关控制疫情决定的；

（四）无故阻止和拦截依法执行处理疫情任务的车辆和人员的。

第七十一条　执行职务的医疗保健人员、卫生防疫人员和责任单位，不报、漏报、迟报传染病疫情的，由县级以上政府卫生行政部门责令限期改正，对主管人员和直接责任人员由其所在单位或者上级机关根据情节，可以给予行政处分。

个体行医人员在执行职务时，不报、漏报、迟报传染病疫情的，由县级以上政府卫生行政部门责令限期改正，限期内不改的，可以处 100 元以上 500 元以下罚款；对造成传染病传播流行的，可以处 200 元以上 2 000 元以下罚款。

第七十二条　县级政府卫生行政部门可以作出处 1 万元以下罚款的决定；决

定处1万元以上罚款的，须报上一级政府卫生行政部门批准。

受国务院卫生行政部门委托的有关部门卫生主管机构可以作出处2 000元以下罚款的决定；决定处2 000元以上罚款的，须报当地县级以上政府卫生行政部门批准。

县级以上政府卫生行政部门在收取罚款时，应当出具正式的罚款收据。罚款全部上缴国库。

第七章　附　则

第七十三条　《传染病防治法》及本办法的用语含义如下：

传染病病人、疑似传染病病人：指根据国务院卫生行政部门发布的《中华人民共和国传染病防治法规定管理的传染病诊断标准》，符合传染病病人和疑似传染病病人诊断标准的人。

病原携带者：指感染病原体无临床症状但能排出病原体的人。

暴发：指在1个局部地区，短期内，突然发生多例同1种传染病病人。

流行：指1个地区某种传染病发病率显著超过该病历年的一般发病率水平。

重大传染病疫情：指《传染病防治法》第二十五条所称的传染病的暴发、流行。

传染病监测：指对人群传染病的发生、流行及影响因素进行有计划地、系统地长期观察。

疫区：指传染病在人群中暴发或者流行，其病原体向周围传播时可能波及的地区。

人畜共患传染病：指鼠疫、流行性出血热、狂犬病、钩端螺旋体病、布鲁氏菌病、炭疽、流行性乙型脑炎、黑热病、包虫病、血吸虫病。

自然疫源地：指某些传染病的病原体在自然界的野生动物中长期保存并造成动物间流行的地区。

可能是自然疫源地：指在自然界中具有自然疫源性疾病存在的传染源和传播媒介，但尚未查明的地区。

医源性感染：指在医学服务中，因病原体传播引起的感染。

医院内感染：指就诊患者在医疗保健机构内受到的感染。

实验室感染：指从事实验室工作时，因接触病原体所致的感染。

消毒：指用化学、物理、生物的方法杀灭或者消除环境中的致病性微生物。

卫生处理：指消毒、杀虫、灭鼠等卫生措施以及隔离、留验、就地检验等医学措施。

卫生防疫机构：指卫生防疫站、结核病防治研究所（院）、寄生虫病防治研究所（站）、血吸虫病防治研究所（站）、皮肤病性病防治研究所（站）、地方病防治研究所（站）、鼠疫防治站（所）、乡镇预防保健站（所）及与上述机构专业相同的单位。

　　医疗保健机构：指医院、卫生院（所）、门诊部（所）、疗养院（所）、妇幼保健院（站）及与上述机构业务活动相同的单位。

　　第七十四条　省、自治区、直辖市政府可以根据《传染病防治法》和本办法制定实施细则。

　　第七十五条　本办法由国务院卫生行政部门负责解释。

　　第七十六条　本办法自发布之日起施行。

附录 3

各种传染病的潜伏期、传染期、隔离期、接触者观察及其管理办法

| 病名 | | 潜伏期 | | 传染期 | 隔离期 | 接触者观察期及管理办法 |
		最短～最长	常见			
鼠疫	腺鼠疫 肺鼠疫	2～8 d 数小时～ 3 d	3～6 d 1～3 d	自发病起直至痊愈为止的整个病程	腺鼠疫隔离至淋巴结消退，肺鼠疫应在临床症状消失后，痰连续培养 6 次阴性方能出院	留验 9 d，同时接种鼠疫菌苗
霍乱		数小时～ 6 d	8～14 d	潜伏期末即可排菌，临床症状期传染性最大，病后带菌自数天至 4 周不等，少数可数月至 1 a 以上	临床症状消失后，隔日大便培养，连续 2 次阴性或症状消失后 14 d 解除隔离	留验 5 d，并连续做粪便培养 2 次，阴性者解除隔离
病毒性肝炎	甲型	15～50 d	3～4 周	潜伏期末至发病 2 周内传染性最大，少数在病后某段时期仍可排病毒	临床症状消失，肝功能恢复正常，但不少于病后 30 d，幼托机构隔离 40 d	密切接触者医学观察 45 d，接触后 2 周内注射正常人免疫球蛋白可防止发病或减轻症状
	乙型	50～180 d	100 d 左右	潜伏期末即有传染性，长者可达 1 a 以上	急性期应隔离到 HbsAg 阴转，恢复期仍不阴转者按 HbsAg 携带者处理	做 HbsAg、抗 HBc、抗 HBs、HbeAg、抗 Hbe 检测，均阴性者接种乙肝疫苗
	丙型	2～26 周	7.4 周	潜伏期末即有传染性，临床症状期传染最大，慢性病人亦有传染性，最长达 6 a	急性期隔离至病情稳定，慢性病例按病原携带者处理	目前无法定措施
	丁型	2 周～ 6 个月		急性感染后 HDAg 血症可持续 25 d，慢性感染者在 HDAg 与抗 - HD 消失前均有传染性	同乙型肝炎	目前无法定措施
	戊型	2～9 周	6 周	发病前 2 周至发病后 2 周从粪便中排出	自发病起隔离 3 周	医学观察 45 d

病名	潜伏期 最短~最长	潜伏期 常见	传染期	隔离期	接触者观察期及管理办法
细菌性痢疾	数小时~7 d	1～3 d	潜伏期末即可排出病原体，临床症状期传染性最大，病后带菌常见，多为间歇排菌，绝大部分在病后1～2周停止，少数可长达数年	临床症状消失后，连续2年3次粪检阴性或大便正常后1周可解除隔离	医学观察7 d，饮食行业人员观察期间应送粪便培养1次，阴性者方可复工
流行性脑脊髓膜炎	1～10 d	3～4 d	潜伏期末即有传染性，普通型患者之传染性可持续6～7周	临床症状消失后3 d，但不少于病后7 d	医学观察7 d，可服利福平预防发病
流行性感冒	数小时~3 d	1～2 d	潜伏期末出现退热时止，传染期约1周	退热后2 d	在大流行时，集体单位应进行检疫，出现发热等症状者，应早期隔离
麻疹	6～21 d，被动免疫后可延至28 d	10～11 d	潜伏期末至出疹后5 d	隔离至出疹后5 d	医学观察21 d，如接受过被动免疫者应延至28 d
百日咳	2～21 d	7～10 d	潜伏期的最后1～2 d至发病2～3周内传染性最大，一般在病后4周即无传染性	发病起40 d或自痉咳后30 d	医学观察21 d
白喉	1～7 d	2～4 d	潜伏期末至整个病程均有传染性，部分患者在恢复期仍继续排菌	症状消失后鼻咽分泌物2次（间隔2天）培养阴性或症状消失后30 d可解除隔离	医学观察7 d
猩红热	1～12 d	2～5 d	潜伏期末至整个病程均有传染性，至皮肤脱屑阶段则无传染性	症状消失后咽拭培养3次阴性，可解除隔离，一般不少于病后1周	医学观察7～12 d
水痘	10～21 d	15 d	潜伏期末至皮肤发疹和水泡时传染性最强	隔离至脱痂为止，但不得少于发病后2周	医学观察21 d
流行性腮腺炎	8～30 d	14～21 d	腮腺肿大前7 d至肿大后9 d	从发病起至腮腺肿大完全消退	成人一般不检疫，托幼机构儿童医学观察21 d
流行性乙型脑炎	4～21 d	10～14 d	病毒血症时间短，一般在发病后5 d内	隔离至体温正常为止，室内做好防蚊、灭蚊	不检疫
疟疾 间日疟	10 d~数月	14 d	疟疾现症病人和无症状带虫者，当其周围血液中有成熟配子体时就有传染性	不需隔离，但患者应给以系统治疗，居室内应做好防蚊、灭蚊	不检疫
疟疾 三日疟	10～45 d	30 d			
疟疾 恶性疟	5～12 d	10 d			

病名	潜伏期		传染期	隔离期	接触者观察期及管理办法
	最短~最长	常见			
登革热	3~15 d	5~7 d	潜伏期末至病后3 d，少数至病后6 d	起病后7 d	不检疫
布鲁氏菌病	3 d~1 a左右	7~14 d	发病后第2周可在尿中发现病原体，可保持2~3个月	临床症状消失后解除隔离	不检疫
流行性出血热	5~46 d	7~14 d	急性期血液、尿液中有病原体具有传染性，可经破损皮肤感染	隔离至急性症状消失止	不检疫
钩端螺旋体病	1~30 d	7~13 d	发病后第2周可在尿中发现病原体，可保持2~4个月，个别1 a以上，但作为传染源意义不大	隔离至症状消失，应注意尿的消毒处理，防止接触传播	不检疫
炭疽病	12小时~12 d	1~3 d	主要为动物病，人经动物感染，人与人之间亦可经分泌物而受感染，但较少见，肺炭疽可经呼吸道传播	皮肤炭疽隔离至创伤口痊愈、痂皮脱落为止，其他类型患者在症状消失后细菌培养2次阴性后取消隔离	医学观察8 d，与患者和病者接触之物品应进行消毒
狂犬病	12 d~1 a或长至5 a	30~60 d	个别情况下，可从唾液中分离到病毒，但未见人传人之事例	患者须住院隔离	不检疫
阿米巴痢疾	4 d~数月或更长	10~18 d	从发病早期排出滋养体到晚期粪便中含有大量包囊都有传染性	隔离至症状消失，大便连续3次检查滋养体及包囊阴性解除隔离	对饮食行业从业人员进行包囊检查、阳性者停止工作进行治疗
伤寒和副伤寒	伤寒3~42 d 副伤寒2~15 d	12~14 d 8~10 d	潜伏期末即可排菌；病人从大、小便排菌，相当一部分病人在恢复期仍可继续排菌2~3周，少数在1 a以上，甚至终身	体温正常15 d可解除隔离，可热退后5 d和10 d做2次大便培养，阴性者可解除隔离	医学观察21 d，副伤寒为15 d，饮食行业人员观察期间应送大便培养1次，阴性者方可工作
脊髓灰质炎	3~35 d	7~14 d	发病前10 d至病后4周均有传染性，少数可达4个月	隔离期不少于病后40 d	医学观察20 d，对5岁以下儿童注射胎盘球蛋白或丙种球蛋白，可防止发病或减轻症状
艾滋病	6个月~10 a以上	9 d~10 a	血中检出HIV抗体起即有传染性	应立即采取隔离措施，并送卫生行政部门指定单位治疗	严密观察，长期追踪，在观察的6个月及1 a时采血检测

参考文献

［1］Acosta M，Cazorla D，Garvett M. Enterobiasis among schoolchildren in a rural population from Estado Falcon，Venezuela，and its relation with socioeconomic level. Invest Clin，2002，43（3）：173-181.

［2］Nithikathkul C，Changsap B，Wannapinyosheep S，et al. The prevalence of enterobiasis in children attending mobile health clinic of Huachiew Chalermprakiet University. Southeast Asian J Trop Med Public Health，2001.

［3］Yang G J，Vounatsou P，Zhou X N，et al. . A potential impact of climate change and water resource development on the transmission of Schistosoma japonicum in china. Parassi-tologia，2005，47，47（1）：127-134.

［4］Zhou X N，Yang G J，Yang K，et al. Potential impact of climate change on schistosomiasis transmission in China. American Journal of Tropical Medicine and Hygiene，2008.

［5］WHO. 紧急状态下传染病控制现场手册［M］. 北京：人民卫生出版社，2006.

［6］查鉴良，吴德莲，柯士钫，等. 幼儿园蛲虫感染儿童蛲虫卵排出和自孵动态［J］. 实用寄生虫杂志，1993，1（4）：17.

［7］陈兴保，吴观陵. 现代寄生虫病学［M］. 北京：人民军医出版社，2002.

［8］陈耀声. 传染病学［M］. 西安：第四军医大学出版社，2005.

［9］何文英，朱会宾，李秀宏，等. 实用传染病学［M］. 北京：中国环境科学出版社，2010.

［10］李刚. 传染病学［M］. 北京：人民卫生出版社，2007.

［11］李梦东，王宇明. 实用传染病学［M］. 北京：人民卫生出版社，2004.

［12］连志浩. 流行病学（第三版）［M］. 北京：人民卫生出版社，1992.

［13］梁万年. 疾病预防控制人员传染病防治培训教材［M］. 北京：人民卫生出版社，2003.

［14］梅振华，杨本兴，李华，等. 实用传染病预防与管理［M］. 郑州：郑州大学出版社，2001.

［15］南俊华. 传染病防治、医疗服务监督［M］. 北京：法律出版社，2007.

［16］潘孝彰．新发传染病［M］．北京：人民卫生出版社，2004.

［17］彭文伟．传染病学（第6版）［M］．北京：人民卫生出版社，2007.

［18］彭文伟．传染病学（第4版）［M］．北京：人民卫生出版社，2004.

［19］田庚善，傅希贤．现代传染病学诊疗手册［M］．北京：北京医科大学，中国协和医科大学联合出版社，1994.

［20］王爱霞．临床医护人员传染病防治培训教材［M］．北京：人民卫生出版社，2004.

［21］卫生监督培训教材系列教材编委会．传染病防治监督管理分册［M］．北京：中国工商出版社，1999.

［22］杨绍基，任红．传染病学（第7版）［M］．北京：人民卫生出版社，2009.

［23］杨永超，孙振海，李秀宏，等．实用公共卫生学［M］．北京：中国石化出版社，2009.

［24］张惠欣，曹秀芬，赵丽娟，等．实用传染病防治与管理［M］．北京：中国环境科学出版社，2012.

［25］郑全庆．流行病学［M］．西安：西安交通大学版社，2010.